Heidelberger Taschenbücher Band 241

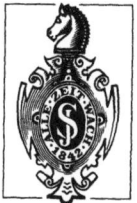

P. Fritsch   B. Trenkwalder
W.-B. Schill

Venerologie und Andrologie

Mit 45 Abbildungen und 21 Tabellen

Springer-Verlag
Berlin Heidelberg New York Tokyo

Universitäts-Professor Dr. Peter Fritsch
Universitätsklinik für Dermatologie und Venerologie
Anichstr. 35, A-6020 Innsbruck

Professor Dr. Wolf-Bernhard Schill
Dermatologische Klinik und Poliklinik der Universität
Frauenlobstr. 9-11, D-8000 München 2

Dr. Burghard Trenkwalder
Universitätsklinik für Dermatologie und Venerologie
Anichstr. 35, A-6020 Innsbruck

ISBN-13:978-3-540-13761-0   e-ISBN-13:978-3-642-70019-4
DOI: 10.1007/978-3-642-70019-4

CIP-Kurztitelaufnahme der Deutschen Bibliothek. *Fritsch, Peter:* Venerologie und Andrologie / P. Fritsch ; B. Trenkwalder ; W.-B. Schill. - Berlin ; Heidelberg ; New York ; Tokyo : Springer, 1985. (Heidelberger Taschenbücher ; Bd. 241)
ISBN-13:978-3-540-13761-0

NE: Trenkwalder, Burghard:; Schill, Wolf-Bernhard:; GT

Das Werk ist urheberrechtlich geschützt. Die dadurch begründeten Rechte, insbesondere die der Übersetzung des Nachdruckes, der Entnahme von Abbildungen, der Funksendung, der Wiedergabe auf photomechanischem oder ähnlichem Wege und der Speicherung in Datenverarbeitungsanlagen bleiben, auch bei nur auszugsweiser Verwertung, vorbehalten. Die Vergütungsansprüche des § 54, Abs. 2 UrhG werden durch die „Verwertungsgesellschaft Wort", München, wahrgenommen.

© by Springer-Verlag Berlin Heidelberg 1985

Die Wiedergabe von Gebrauchsnamen, Handelsnamen, Warenbezeichnungen usw. in diesem Werk berechtigt auch ohne besondere Kennzeichnung nicht zu der Annahme, daß solche Namen im Sinne der Warenzeichen- und Markenschutz-Gesetzgebung als frei zu betrachten wären und daher von jedermann benutzt werden dürften.
Produkthaftung: Für Angaben über Dosierungsanweisungen und Applikationsformen kann vom Verlag keine Gewähr übernommen werden. Derartige Angaben müssen vom jeweiligen Anwender im Einzelfall anhand anderer Literaturstellen auf ihre Richtigkeit überprüft werden.

Gesamtherstellung: Appl, Wemding
2127/3140-543210

„... *die verbreitetste Bezeichnung (für die Syphilis war) die Franzosen-Krankheit. Nicht nur bei den Italienern und Deutschen, auch die Engländer, Irländer, Schweden und Dänen nahmen die Franzosen in ihre Sprache herüber und formten sich eine Anzahl Benennungen. Die Franzosen benannten die Krankheit in vielen Varianten Mal de Naples, Passio Italica, auch Morbus Hispanicus, bei den Polen hieß sie Deutsche Krankheit, bei den Russen Polnische Krankheit, bei den Persern Türkische Krankheit, bei den Japanern später Portugiesische Krankheit, bei den Portugiesen Morbus Castiliensis, El Mal Castellano ...*"

Walther Schönfeld: Kurze Geschichte der Dermatologie und Venerologie und ihre kulturgeschichtliche Spiegelung; Hannover, 1954.

Vorwort

Das vorliegende Buch ist das Gegenstück zum Buch „Dermatologie" und ergänzt dieses zu einem vollständigen Text unseres Faches „Dermato-Venerologie". Wie dieses ist es in erster Linie für den Studenten der Medizin geschrieben. Aufbau und Schreibweise folgten den gleichen didaktischen Grundsätzen: die Durchdringung abstrakter Darstellung mit anschaulichen und persönlichen Kommentaren. Ziel des Buches ist, moderne Konzepte der Venerologie und der Andrologie zu vermitteln. Das Schwergewicht liegt daher in der Erklärung der Grundlagen der Venerea und ihrer Erreger, des Wandels ihrer Epidemiologie und ihres klinischen Erscheinungsbildes, ihrer Therapie, vor allem aber in den „neuen" sexuell übertragbaren Krankheiten; eines der Hauptanliegen dieses Buches ist, dem Studierenden die große Bedeutung der genitalen Chlamydieninfektionen vor Augen zu führen.

Im zweiten Teil des Buches wird versucht, die leider häufig vernachlässigte, aber in den letzten Jahren immer mehr an praktischer Bedeutung gewinnende Andrologie dem Studenten auf leicht verständliche Weise nahezubringen. Auch hier liegt der Schwerpunkt auf den großen Fortschritten der letzten Jahre in der Grundlagenforschung, Diagnostik und Therapie.

Am Zustandekommen des Buches waren folgende Personen in wesentlicher Weise beteiligt: Herr Dipl. Ing. H. Trenkwalder zeichnete die meisten Abbildungen, Herr B. Sickert verfertigte die Photographien. Das Manuskript wurde in vorbildlicher Weise von den Damen G. Willim und J. Schnitzer geschrieben.

Innsbruck und München, Jänner 1985

Inhaltsverzeichnis

Venerologie (P. Fritsch, B. Trenkwalder)

Allgemeiner Teil

Definitionen 1
  I. Allgemeine Charakteristika genitaler
    Kontaktinfektionen 3
  II. Epidemiologie der genitalen Kontaktinfektionen . 6
  III. Charakterwandel der Venerea 8
  IV. Gesetzesvorschriften 8
  V. Führung vom Patienten mit genitalen
    Kontaktinfektionen 9

Venerea

Syphilis 11
Allgemeines 14
  I. Der Erreger 14
  II. Epidemiologie 16
  III. Allgemeines zum Krankheitsverlauf 18
  IV. Diagnostik der Lues 20

Klinik 20
A. Die Frühsyphilis 20
  I. Das Primärstadium (Lues I) 20
  II. Das Sekundärstadium (Lues II) 27
B. Die Spätsyphilis 36
  I. Spätlatenz 36
  II. Das Tertiärstadium (Lues III) 36
C. Connatale Syphilis 44

Immunologie und Serologie der Syphilis 52

Lues-Serologie 55
   I. Spezifische Tests 55
   II. Unspezifische Tests 58
   III. Liquor-Serologie 60
   Anhang: Luo-Test 60

Therapie der Syphilis 61
   I. Allgemeines 61
   II. Behandlungsschemen 63
   III. Nebenwirkungen der Penicillintherapie bei
      Syphilis 65
   IV. Nachbehandlung von behandelten Patienten ... 65
   Anhang – Tropische (endemische) Treponematosen . 67

Gonorrhoe 69
A. Allgemeines 70
   I. Epidemiologie 70
   II. Der Erreger 72
   III. Allgemeines zum Krankheitsverlauf 72
   IV. Verhältnis der Gonorrhoe zur urogenitalen
      Chlamydieninfektion 74
B. Klinik 75
   I. Gonorrhoe des Mannes 75
   II. Gonorrhoe der Frau 79
   III. Extragenitale Gonorrhoe 83
   IV. Metastatische Gonorrhoe 84
C. Diagnostik der Gonorrhoe 87
D. Therapie 91

Ulcus molle 94

Lymphogranuloma inguinale 98

Granuloma venereum 98

Andere sexuell übertragbare Krankheiten

Genitale Chlamydieninfektionen 101
A. Die Erregergruppe 102
B. Klinik 105
   I. Infektion durch Chlamydia trachomatis A–C:
      Trachom 105

II. Infektionen durch Chlamydia trachomatis D-K: Ascendierende oculogenitale Chlamydieninfektionen 106
III. Infektionen durch Chlamydia trachomatis L1-L2: Lymphogranuloma Inguinale 116
C. Nachweismethoden 118
D. Therapie 123

Die „unspezifische" Urethritis des Mannes 124

Genitale Kontaktinfektion mit vorwiegender Manifestation als Vulvovaginitis 128
A. Trichomonaden-Vaginitis (Trichomoniasis) 129
B. Candida-Vaginitis 132
C. Gardnerella vaginalis-Vaginitis 134

Genitale Kontaktinfektionen mit vorwiegend dermatologischer Symptomatik 137
A. Herpes genitales 137
B. Genitale Viruswarzen (Condylomata acuminata) ... 138
C. Mollusca contagiosa 140
D. Scabies 141
E. Pediculosis pubis 142

Genitale Kontaktinfektionen bei Homosexuellen ... 143
I. Bei Heterosexuellen wie bei Homosexuellen vorkommende genitale Kontaktinfektionen 144
II. Vorwiegend oder ausschließlich männliche Homosexuelle betreffende genitale Kontaktinfektionen 144

Andrologie (Schill)

Einleitung 151

Anatomie und Funktion des männlichen Genitalapparates 151
A. Hoden 152
B. Nebenhoden 156
C. Akzessorische Geschlechtsdrüsen 156
D. Penis und Urethra 157
E. Skrotum 158

Hormonelle Steuerung der Spermatogenese 159

Physiologie der Befruchtung 162

Ursachen männlicher Fertilitätsstörungen 165
A. Primäre Hodenschäden 166
B. Sekundäre Hodenschäden 171
C. Extratestikuläre genitale Störungen 172
D. Arzneimittelnebenwirkungen auf Sexualverhalten
   und Fertilität 174
E. Immunologische Ursachen 177
F. Psychosoziale Faktoren 177
G. Infertilität ohne nachweisbare Ursachen 177
H. Impotentia coeundi 178

Andrologische Diagnostik 179
A. Klinische Untersuchung................ 180
B. Labordiagnostik 182
C. Hormondiagnostik 189
D. Hodenbiopsie 191
E. Mikrobiologische Untersuchungen 192
F. Immunologische Untersuchungen 192
G. Zytogenetische Untersuchungen 193
H. Diagnostisches Vorgehen 193

Therapie männlicher Fertilitätsstörungen 195
A. Operative Therapie 198
B. Medikamentöse Therapie 199
C. Optimierung der Spermaqualität in vitro und
   Insemination 203
D. Spermakonservierung 204
E. In vitro Fertilisation (IVF)............... 204
F. Adoption 205
G. Theraphie der Impotentia coeundi 205

Weiterführende Literatur

Venerologie
    I. Lehr- und Handbücher 207
    II. Periodika...................... 207

Andrologie
　I. Klinische Andrologie 208
　II. Potenzstörungen 208
　III. Kontrazeption 209
　IV. Reproduktionsbiologie/ -biochemie 209
　V. Periodika 209

Sachverzeichnis 211

Allgemeiner Teil

Definitionen

Venerea (Geschlechtskrankheiten): Vom Gesetzgeber als solche bezeichnete meldepflichtige Infektionskrankheiten, nämlich: Syphilis, Gonorrhoe, Ulcus molle und Lymphogranuloma inguinale. Üblicherweise hinzugezählt, obwohl im Gesetz vieler Staaten (etwa der BRD und Österreich) nicht enthalten, wird das Granuloma venereum.

Genitale Kontaktinfektionen (Sexuell übertragene Krankheiten, Sexually transmitted Diseases – STD): Eine nicht streng abgegrenzte Gruppe von Infektionskrankheiten, die (wenn auch nicht ausschließlich) durch Geschlechtsverkehr übertragen werden und Krankheitserscheinungen vorwiegend der Genitalregion hervorrufen.

Venerologie: Die Lehre von den Geschlechtskrankheiten und den übrigen genitalen Kontaktinfektionen. Sie ist, weil ein wesentlicher Teil ihrer Symptomatik das Hautorgan betrifft, ein integraler und historisch gewachsener Teil der Dermatologie; gleichzeitig aber auch ein grenzüberschreitendes Fach: ihre Hauptberührungspunkte sind die Urologie, Gynäkologie, Pädiatrie und Neurologie.

Bemerkung zur Begriffsbestimmung (Tabelle 1). Der Begriff der *genitalen Kontaktinfektionen* („STD") schließt den der Venerea in sich ein; er ist also der umfassendere, aber auch der unschärfere, da er „offen" und daher dehnbar ist. Seine Einführung entsprang weniger wissenschaftlichen als praktischen Bedürfnissen, nämlich dem Wunsch nach einer umhüllenden Bezeichnung für jenes Krankheitsspektrum, das in den in England und den USA zwecks besserer Kontrolle der Venerea neu geschaffenen spezialisierten Instituten (STD-Ambulanzen) zur Beobachtung kam. Der Begriff bürgerte sich bald auch in den nicht englischsprachigen Ländern ein, wo er einem weniger dringenden Bedürfnis entgegenkam. Immerhin mag dieser Begriff seine Berechtigung haben, da er dem starken zahlenmäßigen Anstieg der STD, der Verschiebung des Schwerpunkts zu den nichtvenerischen STD, dem Fortschritt im Wissen um dieselben und schließlich dem Umstand Rechnung trägt, daß ihr Übertragungsmodus heute populärer denn je ist. Innerhalb der „genitalen Kontaktinfektionen" bleibt den „*klas-*

Tabelle 1. Genitale Kontaktinfektionen („Sexually Transmitted Diseases" – STD)

Venerea	die „übrigen" STD
Syphillis	urogenitale Chlamydieninfektion
Gonorrhoe	„unspezifische" Urethritis des Mannes durch
Ulcus molle	Chlamydia trachomatis
Lymphogranuloma inguinale	Ureaplasma urealyticum
	Trichomonas vaginalis
	Candida albicans
Granuloma venereum	Herpes simplex
	infektiöse Vulvovaginitis
	Trichomoniasis
	Candidiasis
	Gardnerella vaginalis-Vaginitis
	STD mit vorwiegend dermatologischer Symptomatik
	Herpes genitalis
	Viruswarzen
	Mollusca contagiosa
	Scabies
	Pediculosis pubis
	Systemkrankheiten
	Enterobakterieninfektionen
	(Shigellose, Salmonellose etc.)
	Virusinfektionen
	(Hepatitis A, Hepatitis B, AIDS)
	Protozoen-Infektionen
	(Amoebiasis, Lambliasis, Giardiasis)
	Darmparasiten

sischen" Venerea eine Sonderstellung erhalten: sie sind durchwegs bedeutsame Krankheiten mit potentiell schwerwiegenden Folgen; sie waren in Symptomatologie, Verlauf und Diagnostik im wesentlichen schon vor Jahrzehnten abgeklärt und wurden, da sie eine ernsthafte Bedrohung der Volksgesundheit bedeuteten, durch strenge Gesetzesmaßnahmen reguliert. Im Gegensatz dazu sind die *„übrigen"* STD weiter verbreitet, meist von – zumindest scheinbar – simplerer Natur, eher von der persönlichen Disposition geprägt (Beispiel: infektiöse Vulvovaginitiden) und – von den schweren Systemkrankheiten wie AIDS oder Hepatitis B abgesehen – von meist weniger gravierendem Charakter; Grundlagenwissen und diagnostische Methodik sind nicht selten lückenhaft, und zahlreiche Fragen noch unbeantwortet. Gesetzliche Regelung (Meldepflicht) besteht (wieder abgesehen von den schweren Systemkrankheiten) *nicht*. Trotzdem hat sich in den letzten Jahren der Schwerpunkt in der Bedeutung von den Venerea zu den übrigen STD hin verschoben, weil dank den Kontrollmaßnahmen die Inzidenz *komplizierter* Venerea (nicht deren Zahl!) zurückgegangen ist, gleichzeitig aber bedeutsame Komplikationen der urogenitalen Chlamydieninfektion aufgedeckt wurden und schließlich die mit männlicher Homosexualität verknüpften gefährlichen Systemkrankheiten zugenommen haben.

I. Allgemeine Charakteristika genitaler Kontaktinfektionen

Trotz der außerordentlichen Erregervielfalt (Treponemen, Bakterien, Viren, Chlamydien, Parasiten) und der klinischen Symptomvielfalt, zerfallen die genitalen Kontaktinfektionen in eine begrenzte Zahl von pathologischen Grundmustern. Weitere Gemeinsamkeiten betreffen ähnliche Eigenschaften der Erreger, die die sexuelle Übertragbarkeit bedingen, und schließlich epidemiologische Faktoren und psychologische Konfliktsituationen.

1. Pathologische Grundmuster genitaler Kontaktinfektionen

a) Ulcera an der Eintrittspforte („Primäraffekt") und lymphogene Ausbreitung: Zu diesem Infektionstyp zählen Syphilis, Ulcus molle, Lymphogranuloma inguinale und Granuloma venereum.

b) Ascendierende epitheliale Infektion der Hohlorgane des Urogenitaltrakts ohne wesentliche Neigung zur Invasion in die subepithelialen Gewebe: Gonnorrhoe, urogenitale Chlamydieninfektion.

c) Nicht ascendierende epitheliale Infektion der Hohlorgane des Urogenitaltrakts: Hierzu zählt *Vaginitis* durch Trichomonas vaginalis, Candida albicans und Gardnerella vaginalis sowie manche Formen der männlichen *„unspezifischen" Urethritis*, z. B. durch Ureaplasma urealyticum und Trichomonas vaginalis.

d) Lokalisierte Virusläsionen mit Rezidivtendenz: Herpes genitalis und Viruspapillome (Condylomata acuminata, Mollusca contagiosa).

e) Ektoparasitosen: Scabies, Pediculosis pubis.

f) Systemkrankheiten durch (häufig homo-) sexuelle Übertragung: Hierzu zählen diverse Darminfektionen (durch oroanale Kontakte), Hepatitis A und B sowie – das bekannteste Beispiel – AIDS.

2. Den Erregern genitaler Kontaktinfektionen sind trotz ihrer sehr verschiedenen Artzugehörigkeit folgende Eigenschaften gemeinsam:

a) Weitgehende Spezialisierung auf den Menschen: Hieraus ergibt sich das Fehlen von Tierreservoirs und daß die Infektion von Mensch zu Mensch erfolgen muß; weiters, daß Tiermodelle zur Erforschung der jeweiligen Krankheit oft ermangeln oder nur bedingt verwertbar sind.

b) Weitgehende Spezialisierung mancher Erreger auf die Genitalgegend (Gonokokken, Trichonomaden, Pediculi pubis etc.).

c) Hohe Empfindlichkeit gegenüber physikalischen (und meist auch chemischen) Noxen, insbesondere gegenüber Austrocknung. Die Überlebenszeit der Erreger außerhalb des Organismus ist daher meist sehr kurz, und eine indirekte Übertragung nur unter besonderen Umständen möglich.

d) Die Infektiosität der Erreger ist meist nicht hoch genug, daß flüchtige *direkte* Kontakte zur Übertragung führen könnten. Voraussetzungen zu einer venerischen Infektion sind in der Regel längerwährender physischer Kontakt, mechanische Friktion (Einmassieren der Erreger in die Urethra oder durch friktionsbedingte Mikrotraumen in die Genitalhaut) und feuchtwarmes Milieu am Ort der Berührung. Diese Voraussetzungen sind klarerweise beim Geschlechtsverkehr am zweckmäßigsten erfüllt; andererseits ergibt sich aber, daß venerische Infektionen auch unter anderen Umständen, die diesen Bedingungen gerecht werden, übertragen werden können: im Familienkreis, unter schlechten sozioökonomischen Umständen, in Massenquartieren etc.

e) Mischinfektionen: Der gemeinsame Übertragungsmodus bewirkt, daß mehrere STD oft gleichzeitig erworben werden. Da die Inkubationszeiten recht unterschiedlich sind, wird die „langsamere" Krankheit oft erst nicht erkannt. Aus dieser Situation ergibt sich etwa die Gefahr einer unzureichenden Mitbehandlung der Syphilis durch die Gonorrhoe-Therapie *(klassischer Fall:* bei Tetracyclinbehandlung der Gonorrhoe wird das Primärstadium einer gleichzeitig erworbener Syphilis unterdrückt, der Erkrankte kann direkt in die Latenzphase eingehen). Eine analoge Situation ergibt sich bei der häufigen Mischinfektion von Gonorrhoe und Chlamydienurethritis; letztere tritt nach erfolgter Therapie der Gonorrhoe als „postgonorrhoische" unspezifische Urethritis in Erscheinung.

Merke: Grundsätzlich ist jede genitale Kontaktinfektion Anlaß, nach den anderen STD zu fahnden. Eine solche Alarmfunktion haben auch und insbesondere die „kleinen" STD (Pediculose, Scabies, Condylome etc.).

3. Den Krankheiten selbst sind einige charakteristische Eigenschaften auf völlig verschiedener Ebene gemeinsam, die ihre erfolgreiche Bekämpfung bislang verhindert haben:

a) Genitale Kontaktinfektionen sind häufig, zumindest in bestimmten Phasen, von nur *geringen Beschwerden begleitet oder sogar symptomlos* und können dennoch übertragen werden.

b) Die meisten genitalen Kontaktinfektionen hinterlassen *keine brauchbare Immunität*. Dies macht verständlich, daß Epidemien immer wieder die selben Risikopopulationen durchlaufen können; andererseits, daß die Versuche zur Einrichtung einer aktiven Immunisierung gegen STD bisher erfolglos geblieben sind.

c) Virale genitale Kontaktinfektionen (Condylomata acuminata, Herpes genitalis) können nur sehr beschränkt kausal behandelt werden. Ein ähnliches Problem, das der erworbenen *Antibiotikaresistenz*, trifft erst auf die Gonorrhoe zu.
d) *Epidemiologische* Gemeinsamkeiten (siehe unten).
e) Ihre *Verknüpfung mit dem Geschlechtsakt* und damit dem wahrscheinlich stärksten menschlichen Trieb, dem Geschlechtstrieb, setzt die Wirksamkeit rationaler Aufklärung und prophylaktischer und gesetzgeberischer Bemühungen herab.
f) Die *Tabuisierung der Genitalsphäre* wirkt als Hindernis zur Aufdeckung der Infektionsketten.

4. Psychologische Konfliktsituationen: Diese treffen klarerweise vorwiegend auf die meldepflichtigen Venerea und in viel bescheidenerem Umfang auf die übrigen STD zu und ergeben sich aus der Erkrankung bzw. Gefährdung der sehr Ich-bezogenen Genitalsphäre:

a) *Partnerkonflikt:* Die Einschleppung einer venerischen Infektion in eine Partnerbeziehung muß notwendigerweise von dritter Seite erfolgt sein.
b) *Konflikt mit der näheren sozialen Umgebung und am Arbeitsplatz:* Die Gesellschaft neigt dazu, die Venerea mit moralischen Werturteilen zu belegen, woraus für die Betroffenen empfindliche Konsequenzen entstehen können (typisches Beispiel: der Schulwart einer kleinen Provinzschule erkrankte nach einem Besuch in der Hauptstadt an Syphilis. Er teilte dies der vorgesetzten Stelle mit, worauf sämtlichen Schülern Blut zur Luesserologie abgenommen wurde. Der Schulwart wurde zum Tagesgespräch und mußte kündigen).
c) *Konfliktsituation mit dem Gesetz:* Der Betroffene versucht aus Mißtrauen gegen die Administration der Meldepflicht zu entgehen („Ich zahle gerne als Privatpatient, wenn Sie mich nicht melden!"). Aus ähnlichen Motiven werden auch die Sexualkontakte oft verschwiegen (aus mißverstandenem Beschützerwunsch, oder um die eigene Rolle als Infektionsquelle zu verschleiern).
d) Aus diesen Gründen fühlt sich der venerisch Erkrankte häufig in einer *Zwangssituation,* aus der er sich mit oft untauglichen Mitteln zu lösen versucht und dabei allzu menschliche Charakterseiten offenbart. Nicht selten wird die Möglichkeit einer venerischen Infektion rundweg geleugnet („Ich habe schon seit drei Jahren keinen Verkehr mehr gehabt") oder die Schuld dem sozial Unterlegenen zugeschoben („In meinem Betrieb benützen wir dieselbe Toilette wie die Gastarbeiter") oder unbedenklich an die Wundergläubigkeit des Arztes appelliert („Ich habe ja nur das Penthouse gelesen").
e) Aus dieser Situation entspringt wieder ein traditionelles Mißtrauen ärztlicherseits gegenüber den anamestischen Angaben venerisch Erkrankter,

das in den alten Tagen der Dermatologie mit dem wenig schönen Leitspruch „Omnis lueticus mendax" ausgedrückt wurde.

II. Epidemiologie der genitalen Kontaktinfektionen

Aus der Verknüpfung mit dem Geschlechtsakt resultiert eine Reihe von für alle STD zutreffenden epidemiologischen Charakteristika.

1. Risikogruppen

Bestimmte Bevölkerungsgruppen haben ein deutlich höheres Infektionsrisiko. Regulierend wirken hier vor allem zwei Momente: die Häufigkeit des Partnerwechsels und die Qualität der medizinischen Versorgung.

a) Altersprädilektion: STD können zwar grundsätzlich in jedem Alter jenseits der Pubertät auftreten (unter geeigneten Umständen auch davor), doch liegt der Inzidenzgipfel im *frühen Erwachsenenalter* (20–24 Jahre) (Periode der höchsten sexuellen Aktivität und des häufigsten Partnerwechsels). Der Inzidenzgipfel liegt bei Frauen früher als bei Männern (spätere sexuelle Reife).

b) Geschlechtsprädilektion: Lediglich im Alter unter 20 Jahren überwiegt das weibliche Geschlecht, später stets das männliche (durchschnittlich 2,1:1).

c) Demographische Prädilektion: Die Inzidenz von STD ist in Städten höher als am Land, und in Großstädten höher als in kleinen.

d) Soziale Prädilektion: Sozial „höhere" Schichten haben weniger STD als sozial „niedere". Dies liegt daran, daß letztere immer noch einen weniger leichten Zugang zur medizinischen Versorgung haben und dadurch das Intervall zwischen Infektion und Behandlung (Dauer der Infektiosität) länger währt. Ein weiterer wesentlicher Faktor ist, daß sozial „höhere" Geschlechtskranke häufiger bei Privatärzten behandelt werden (wo die Meldung und damit die statistische Erfassung eher unterbleibt). Beispiel: die höchste Inzidenz der Venerea in den USA hat Alaska; dies liegt weniger an der Heißblütigkeit seiner Bewohner, sondern an seinem hervorragenden *öffentlichen* Gesundheitssystem. Analoge Gründe sind maßgebend, daß in den USA die Inzidenz von STD unter den Negern höher aufscheint als unter den Weißen.

e) Prädilektion unterentwickelter Länder: In manchen Ländern der dritten Welt schaukeln sich schlechte medizinische Versorgung und der Zwang zur Prostitution als Erwerbsquelle gegenseitig auf.

f) Berufliche Prädilektion: Neben Angehörigen einschlägiger Berufe (Prostituierte etc.) sind dies vor allem Personenkreise, die unter erzwungener zeitweiliger sexueller Enthaltsamkeit leben müssen (Militär, Schiffsbesatzungen, Gastarbeiter etc.). Prostituierte stellen allerdings entgegen laienhafter Anschauung keineswegs eine hervorragende Ansteckungsquelle dar; die interessierten Amateure geben ein größeres Risiko ab als die (von amtswegen kontrollierten) Professionisten. Dies gilt allerdings nur in den westlichen Ländern; in Entwicklungsländern sind Prostituierte tatsächlich die Hauptinfektionsquelle.

g) Prädilektion der Mentalität: Menschen mit aktivem Sexualleben (und auch die Partner solcher Personen).

h) Männliche Homosexuelle: Diese stellen eine Risikogruppe besonderer Art dar (s. unten).

2. Weltweiter Anstieg der genitalen Kontaktinfektionen

In den letzten etwa 20 Jahren kam es zu einem klaren Anstieg sowohl der „klassischen" Venerea als auch der übrigen genitalen Kontaktinfektionen, dessen Ursachen je nach persönlicher weltanschaulicher Überzeugung sehr unterschiedlich gewichtet werden. Folgende Faktoren sind von unbestreitbarer Bedeutung:

a) Der allgemeine Anstieg des Lebensstandards und damit der Freizeitaktivitäten. Gleichzeitig das gestiegene Freizeitangebot, das die Bildung sozialer Kontakte erleichtert.

b) Die erhöhte Reisetätigkeit.

c) Der Abbau sexueller Tabus, in deren Folge Partnerwechsel häufiger vollzogen und die geschlechtliche Aktivität in jüngerem Alter begonnen wird. Zusätzlich werden früher tabuisierte Praktiken eher vollzogen (orogenitale, anogenitale Kontakte).

d) Ein entscheidender Stimulus zum Abbau sexueller Tabus war die Einführung der oralen Kontrazeptiva. Als deren Folge wurden die mechanischen Kontrazeptiva (Kondom, Pessar) und damit ein wirksamer mechanischer Infektionsschutz weitgehend verlassen. Der Verzicht auf das Kondom ist wahrscheinlich der *wesentlichste Einzelfaktor* zur Zunahme der genitalen Kontaktinfektionen.

3. Infektionsketten

Früher vermutete man die Ursache der Persistenz der STD trotz aller medizinischen und gesetzlichen Bemühungen in deren endemischem Vorkommen (Reservoirs) bei latent infizierten Personen (Frauen mehr als Männer) mit „HWG" (häufig wechselndem Geschlechtsverkehr). Heute macht man sich ein mehr dynamisches Bild: die Persistenz erklärt sich durch ständig ablaufende kleine Epidemien (Infektionsketten), die wellenartig die Risikogruppe durchlaufen. Nur die Gipfel dieser Wellen werden klinisch manifest und entdeckt, die breite Basis der Welle entspricht den unentdeckten Fällen mit asymptomatischem Verlauf bzw. Fällen in der Inkubationszeit.

III. Charakterwandel der Venerea

Manche Venerea, insbesondere Syphilis und Gonorrhoe, stehen in einem kontinuierlichen Prozeß der Abmilderung der klinischen Symptome: vehemente Verlaufsformen werden seltener, asymptomatische hingegen häufiger. Schwere einschmelzende Komplikationen der Gonorrhoe etwa sind zur Rarität geworden. Bei der Syphilis kommt es seltener als früher zu gravierenden Spätkomplikationen, und selbst in diesen Fällen ist die klinische und Laborsymptomatik ungleich milder als noch vor einigen Jahrzehnten. Die Ursachen dieser Entwicklung liegen wahrscheinlich in einer natürlichen Selektion der Erreger (Übertragungsvorteil bei milderem Verlauf, das heißt weniger virulentem Erregerstamm); dieser Vorgang wurde fraglos durch die modernen Antibiotika entscheidend verstärkt.

IV. Gesetzesvorschriften

Die besondere Gesetzeslage bei Venerea wird durch das *Geschlechtskrankheitengesetz* geregelt *(Österreich:* Gesetz vom 22. August 1945, StGBl 152, über die Verhütung und Bekämpfung übertragbarer Geschlechtskrankheiten, in der Fassung vom 1. Februar 1946, BGBl 54; *Bundesrepublik Deutschland:* Gesetz vom 23. Juli 1953, BGBl.I 700.). Die Vorschriften sehen folgende Pflichten vor:

1. Allgemeine Behandlungspflicht (§2): Jeder Geschlechtskranke ist während der Dauer der Übertragbarkeit der Krankheit verpflichtet, sich behandeln zu lassen.
2. Untersuchung Krankheitsverdächtiger (§3): Personen, von denen mit Grund angenommen werden kann, daß sie geschlechtskrank sind, können von der Sanitätsbehörde zur ärztlichen Untersuchung verhalten werden.
3. Beschränkte Meldepflicht (§4): Jeder Arzt, der in Ausübung seines Berufes von einer Geschlechtskrankheit Kenntnis erhält, ist zur Meldung des Falles an das Gesundheitsamt verpflichtet, wenn eine Weiterverbreitung zu befürchten ist oder sich der Erkrankte der Behandlung oder Beobachtung entzieht.
4. Belehrungspflicht (§8): Jeder Arzt, der einen Geschlechtskranken untersucht oder behandelt, ist verpflichtet, ihm das vom Staatsamt für Soziale Verwaltung auszugebende Merkblatt gegen Empfangsbestätigung auszuhändigen.

In der Praxis bedeutet dies, daß vom behandelnden Arzt die Zahl der von ihm betreuten Fälle von Venerea den Gesundheitsbehörden mitgeteilt werden muß, wobei die Anonymität des Erkrankten gewahrt bleibt. Dies gilt jedoch nur dann, wenn der Patient die Behandlung und erforderlichen Kontrollen ordnungsgemäß durchführt; ist dies nicht der Fall, muß der Betroffene namentlich den Behörden gemeldet werden und kann polizeilich hierzu verhalten werden. Darüber hinaus ist der Arzt verpflichtet, die Kontaktpersonen des venerisch Erkrankten zu erheben, deren Untersuchung und Behandlung durchzuführen oder schriftliche Bestätigungen über andernorts durchgeführte Untersuchungen und Behandlungen einzuholen und aufzubewahren. Es muß festgehalten werden, daß die ärztliche Schweigepflicht *auch und ganz besonders* bei Venerea gilt. Fragen des mißtrauischen Ehepartners nach der Art der Diagnose des Gemahls sind nicht unerlebt und dürfen nur mit Einstimmung des Erkrankten beantwortet werden.

Wer wissentlich eine Geschlechtskrankheit auf jemand anderen überträgt, begeht eine *schwere Körperverletzung* (§12a).

V. Führung von Patienten mit genitalen Kontaktinfektionen

1. Pflicht zur exakten Diagnose und das Problem der prophylaktischen Behandlung

Wegen der juristischen Implikationen nimmt die Diagnostik der Venerea eine besonders wichtige Rolle ein. Jede Behandlung muß auf einer beweiskräftigen Diagnose (direkter oder kultureller Erregernachweis, Serologie- bzw. Immunfluoreszenznachweis) beruhen, „klinische" Diagnosen bzw. „Vermutungsdiagnosen" sind unzulässig. Kann die Diagnose nicht auf der Stelle gestellt werden und ist das Aufschieben der Behandlung nicht zumutbar (Beispiel: akute Urethritis), müssen vor Therapiebeginn zumindest alle erforderlichen Untersuchungsparameter abgenommen sein (Kultur, Serologie). Der Grund für diese strenge Einstellung liegt nicht nur in der Gesetzeslage: einerseits hat der Patient das Recht auf Gewißheit (nach antibiotischer Behandlung ist die Diagnostik häufig nicht mehr möglich), andererseits ist die Diagnosestellung zur Erhebung der Kontaktpersonen unerläßlich.

Während dieser Grundsatz heute unverändert gilt, ist in der Einstellung zur prophylaktischen Behandlung (also von klinisch und labormäßig gesunden Personen, von denen aufgrund der Anamnese angenommen werden kann, daß sie sich in der Inkubationsperiode befinden) eine Lockerung eingetreten. Während früher solche Patienten bis zum Eintreten klinischer Symptome unbehandelt blieben, wird heute eine vorbeugende Behandlung weitgehend toleriert oder sogar empfohlen. Allerdings muß festgehalten werden, daß prophylaktische antibiotische Behandlung in unkontrolliertem Maß (wie etwa im Vietnamkrieg) mitverantwortlich für die Entwicklung von Antibiotikaresistenz bei Gonokokken war. Eine prophylaktische Behandlung an *nicht* informierten Patienten *ist verboten* (typisches Beispiel: der an Gonorrhoe erkrankte Ehemann verlangt vom Arzt, seine noch erscheinungsfreie Frau unter irgendeinem Vorwand mit Penicillin zu behandeln). Es ist klar, daß solche Situationen viel Konfliktstoff für die Privatbeziehungen der Patienten und der Arzt-Patienten-Beziehung beinhalten.

2. Ausforschung von Kontaktpartnern

Diese epidemiologisch wichtigste Aufgabe des behandelnden Arztes stößt häufig auf geringe Kooperation des Patienten und muß gleichermaßen mit Ausdauer und Delikatesse betrieben werden, notfalls mit Hilfe der Sanitätsbehörden. Von besonderer Bedeutung ist, daß der behandelte Erkrankte erst dann den Verkehr mit seinem(n) Sexualpartner(n) wieder aufnimmt, wenn auch diese ordnungsgemäß untersucht und gegebenenfalls behandelt wurden; anderfalls kann es zu den diagnostisch oft nicht leicht zu durchschauenden „Ping-Pong" Infektionen kommen (die nicht selten als Therapieversager fehlinterpretiert werden).

Venerea

Syphilis

Synonym. Lues venerea („Lustseuche").

Definition. Syphilis ist eine potentiell lebensbedrohliche Geschlechtskrankheit von Systemcharakter, die durch Treponema pallidum erregt und durch einen chronischen, stadienhaften Verlauf gekennzeichnet ist.

Bemerkung: Syphilis ist die klassische Geschlechtskrankheit schlechthin und seit jeher wie keine andere mit emotionellen Gewichten belegt. Sie wurde seit ihrem ersten epidemischen Auftreten (siehe unten) als geheimnisvoll, früher auch als Strafe Gottes empfunden. Die Gründe hierfür gehen über ihre Verquickung mit sexuellen Tabus weit hinaus: Syphilis war früher ungleich mehr als heute lebensgefährlich und führte zu auffallenden und verunstaltenden Veränderungen; sie besitzt einen kapriziösen, unvorhersehbaren Verlauf mit langdauernden Perioden scheinbarer Gesundheit und unerklärlich einsetzenden Rückfällen, und einen unerschöpflichen Variantenreichtum morphologischen Ausdrucks („die Syphilis ist der Affe unter den Krankheiten"). Zudem war die Syphilis bis zur Entdeckung des Salvarsan praktisch unheilbar und auch mit diesem nicht stets und nur unter großem therapeutischem Aufwand. Bis zur Entdeckung des Penicillins mußte die Infektion mit Syphilis als persönliche Katastrophe gelten, die zu Siechtum, Wahnsinn und oft auch zum Tode, jedenfalls aber ins soziale Abseits führen konnte. Heute ist die Reputation der Syphilis zweifellos außer Proportion zu ihrer tatsächlichen Bedeutung.

Historisches. Die Geschichte der Syphilis ist ebenso faszinierend wie lehrreich. Anders als bei den übrigen Infektionskrankheiten kann ihr erstes Auftreten in der damaligen zivilisierten Welt sehr genau datiert werden, nämlich in eine Epidemie in und um Neapel im Jahr 1495. Ob diese Epidemie durch den plötzlichen Charakterwandel eines präexistenten Erregers *(Alte-Welt-Theorie)* oder durch Einschleppung eines bis dato in Europa nicht vorhandenen Erregers aus Amerika *(Neue-Welt-Theorie)* zustande kam, ist bis heute Gegenstand der Kontroverse. Zunächst würde man vermuten, daß die Neue-Welt-Theorie lediglich im Zusammenhang mit der früher üblichen gegenseitigen Zumessung der Schuld zu bewerten sei (s. Frontispiz); andererseits liegen folgende unbestreitbare Tatsachen vor:

Während an Skeletten präkolumbianischer Indianer mögliche Spuren von Knochensyphilis gefunden wurden, gibt es für die Existenz der Syphilis am alten Kontinent *vor* Columbus keine archäologischen Hinweise (dies schließt natürlich das Vorhandensein milderer Erscheinungsformen der Syphilis, ähnlich der heutigen, nicht aus; in diesem Sinn könnten auch Textstellen antiker Autoren interpretiert werden – Hippokrates, Celsus, Plinius – die harte, selbstheilende Genitalulcera nach Geschlechtsverkehr beschrieben, denen offensichtlich keine Systemkrankheit nachfolgte). Tatsache ist ferner, daß eine zumindest scheinbar lückenlose Beweiskette die neapolitanische Epidemie mit dem karibischen Raum verbindet.

Karl VIII. von Frankreich zog 1495 mit einem Söldnerheer durch Italien gegen Alfonso II. von Neapel, gegen den er ein Erbrecht geltend machen wollte. Zur Unterstützung erhielt er Hilfstruppen von Ferdinand von Aragon, unter ihnen auch Seeleute, die mit Christoph Columbus die Neue Welt entdeckt hatten. Columbus war auf seiner ersten Reise auf der Karibikinsel Hispaniola (Haiti) gelandet, wo eine Treponematose (Frambösie oder Syphilis) endemisch war. Sexuelle Kontakte zwischen den Schiffsbesatzungen und Einheimischen sind dokumentiert. Man vermutet, daß von infizierten Söldnern ausgehend sich die Syphilis in den Heeren sowohl der Belagerer als auch der Belagerten ausbreitete; es resultierte eine Epidemie ungeheuren Ausmaßes, die kriegsentscheidend wirkte. Karl VIII. zog zwar siegreich in Neapel ein, mußte aber aufgrund hoher Mannschaftsausfälle sehr bald aus Italien abziehen, seine Armee auflösen und starb 1498 (angeblich selbst an der Syphilis). Die damals hohe Mortalität wird durch das Schicksal der 8000 Schweizer Söldner Karl VIII. deutlich vor Augen geführt: nur 148 Überlebende erreichten ihre Heimat (wo ihnen übrigens aus Angst vor Ansteckung der Eintritt in die Stadt Bern verwehrt wurde).

Die Verteilung der heimkehrenden Söldner über ganz Europa führte zur rapiden Verbreitung der Syphilis am gesamten Kontinent. Gleichzeitig wurde die Seuche durch portugiesische Seeleute nach Indien, Japan und China verbracht. Die Syphilis überraschte eine offensichtlich (immunologisch?) unvorbereitete Bevölkerung und besaß deshalb (und vielleicht wegen höherer Virulenz des Erregers?) einen schnelleren und maligneren Verlauf als heute. Ihr Erscheinungsbild wurde durch entstellende und erschreckende knotige und ulceröse Läsionen an Haut und Schleimhäuten, Knochendestruktionen sowie erhebliche Systemsymptome und hohe Letalität bestimmt. In der resultierenden Panik wurde die Syphilis zunächst als Strafe für Gotteslästerung interpretiert; die Übertragung der Seuche durch Geschlechtsverkehr – wahrscheinlich zu Beginn nicht der einzige Infektionsmodus – wurde erst einige Jahrzehnte später klar erkannt. Die Verknüpfung ihres erschreckenden Charakters mit der Affekt- und

Schuldkomplexbehafteten Sexualsphäre verlieh der Syphilis vollends jene besondere mysteriöse und „sündige" Qualität, die ihr in Laienkreisen bis heute erhalten blieb und sich auf die übrigen, weit weniger mysteriösen Geschlechtskrankheiten übertrug (Syphilitiker wurden beispielsweise im Frankreich der Neuzeit zeitweise körperlich gezüchtigt). Diese Qualität fand auch im Lehrgedicht „Syphilis sive Morbus Gallicus" von Girolamo Fracastoro (1530) ihren Ausdruck, in dem das Schicksal des Hirten Syphilus („Schweinefreund") geschildert wird; dieser hatte Apollo beleidigt und wird von ihm zur Strafe mit der Krankheit geschlagen, die seither seinen Namen trägt.

Im Verlauf der Jahrhunderte wandelte sich die Syphilis in eine eminent chronische, durch lange Latenzphasen ausgezeichnete Krankheit um, die zu subtileren cardiovasculären und zentralnervösen Zuständen und nur mehr selten und langsam zum Tode führt. Gelegentlich, vor allem bei Immundefizienten, beobachtete vehemente Krankheitsverläufe („Lues maligna") geben eine Vorstellung von der historischen Aggressivität der Krankheit.

Die Aufklärung der Ursache der Syphilis, die Erfassung ihrer sehr komplexen Symptomatik und Krankheitsverläufe und die Entdeckung adäquater diagnostischer und therapeutischer Methoden waren ein enorm langsamer Prozeß, der erst in den letzten Jahren seinen vorläufigen Abschluß fand. Obwohl schon im 16. und 17. Jahrhundert der Stadienablauf und die wichtigsten Systemmanifestationen (ZNS, cardiovasculär) beschrieben worden waren, blieb die Abgrenzung der Syphilis von anderen genitalen Infektionen, insbesondere der Gonorrhoe, ein strittiger Punkt. 1767 führte John Hunter seinen berühmt gewordenen Selbstversuch zur Klärung dieser Frage durch: er inokulierte sich mit dem eitrigen Ausfluß eines an Gonorrhoe Erkrankten und entwickelte – da dieser zufällig auch an Syphilis laborierte – beide Venerea gleichzeitig. Dieses Zufallsergebnis schien die Identität von Gonorrhoe und Syphilis zu beweisen und bedeutete einen Rückschritt, der erst nach 70 Jahren („Zeitalter der Verwirrung") durch Ricord endgültig korrigiert wurde.

Bemerkung: Angesichts des historischen Irrtums John Hunters, eines berühmten und einflußreichen schottischen Arztes seiner Zeit, sollte man nicht vergessen, daß bis vor kurzer Zeit eine nicht unähnliche Situation in Form der Verquickung von Gonorrhoe und der genitalen Chlamydieninfektion bestand.

Die Behandlung erfolgte mit dem wenig wirksamen und sehr toxischen Quecksilber in Form von Schmierkuren („graue Salbe"), sowie mit dem exotischen und wenig wirksamen Guajakholz und Kaliumjodid.

Die Entdeckung des Treponema pallidum erfolgte – wegen seiner mangelnden Erkennbarkeit in konventionell gefärbten Ausstrichpräparaten – erst Jahrzehnte nach der großen mikrobiologischen Entdeckerära durch

Zuhilfenahme des optischen Prinzips der Dunkelfeldmikroskopie durch Schaudinn und Hoffmann (1905). Von jetzt ab folgten die Entdeckungen in kurzer Reihenfolge: 1906 gab Wassermann die erste (unspezifische) Seroreaktion auf Syphilis an; 1907 synthetisierte Ehrlich Salvarsan, legte damit den Grundstein zur erfolgreichen Chemotherapie und vollbrachte damit eine medizinische Großtat von höchster Dimension. 1917 erhielt Wagner von Jauregg den Nobelpreis für die Einführung der Malariatherapie der progressiven Paralyse. Die Einführung des Penicillins in die Luestherapie (1943) bewirkte einen dramatischen Wandel in der Gefährlichkeit dieser Krankheit und führte zu ihrem (vorübergehenden) weitgehenden Verschwinden nach dem 2. Weltkrieg. Die Verfeinerung der Diagnostik erfuhr durch die Einführung des TPI-Tests als erstem spezifischen serologischen Test (Nelson und Meyer, 1947) und der TPHA- (Rathler, 1965) und FTA-Tests (Hunter, 1964) ihre entscheidenden Fortschritte.

Die genannten Errungenschaften machten nicht nur eine einst katastrophale zu einer vergleichsweise milden Krankheit, sondern gaben auch gleichzeitig bedeutsame Impulse zur Entwicklung der gesamten Medizin. War Syphilis durch Jahrhunderte das Exercierfeld für phänomenologische Beschreibung und Schulung des ärztlichen Blickes (Sir Thomas Osler: „Kennst du die Syphilis, kennst du die ganze Medizin"), fungierte sie später als Modellfall einer chronisch-spezifischen Entzündung, in deren phasenhaftem Verlauf die Auseinandersetzung zwischen Organismus und Keim nachvollzogen werden konnte. Und schließlich wirkten die für die Syphilis erdachten Nachweismethoden als Wegbereiter der Serologie und Immunologie.

Allgemeines

I. Der Erreger

Treponema pallidum ist ein schraubenförmiger Mikroorganismus aus dem genus Treponema (das zusammen mit den Borrelien und Leptospiren die Familie der Treponemaceae ergibt); außer dem Erreger der Syphilis umfaßt das genus Treponema noch
1. eine Reihe anderer *pathogener Treponemen,* die von T.pallidum morphologisch und serologisch nicht unterscheidbar sind und Syphilis-ähnliche „tropische" Treponematosen hervorrufen (s. S. 67),
2. *saprophytische Treponemen;* diese bewohnen vorwiegend die Mundhöhle, insbesonder kariöse Zähne (T. macrodentium, T. microdentium) und den Genitalbereich, sowie

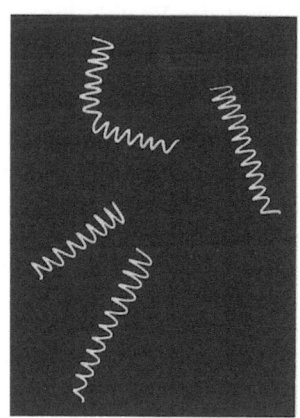

Abb. 1. Schematische Darstellung von Treponema pallidum

3. sogenannte *Kulturtreponemen* (Reiter'sche Treponemen), ein apathogener Treponemenstamm, der (im Gegensatz zu allen anderen Treponemen) in künstlichen Medien gezüchtet werden kann und der Bereitung von Syphilis-Testreagenzien dient. Ein anderer, in vivo (Kaninchenhoden) propagierter pathogener Treponemenstamm ist der Nichols-Stamm.

T. pallidum ist ein ca. 7–15 μ langer, etwa 0,25 μ dicker Keim von spiraliger Gestalt mit engen, sehr regelmäßigen Windungen (Abb. 1) und ist durch die Fähigkeit zur Eigenbewegung ausgezeichnet: es vollführt eine charakteristische Knickbewegung, die entgegen früheren Anschauungen nach dem Rückstoßprinzip der aktiven Lokomotion dient und ein wichtiges diagnostisches Kriterium darstellt. T. pallidum besteht aus einem Protoplasmazylinder mit axialen Filamenten und ist von einer dreischichtigen äußeren Hülle umgeben. Für den Therapieansatz wichtig ist die innerste dieser Schichten, das Mureinmacromolekül; es umschließt den Organismus wie ein Netz und bildet sein Stützskelett. Penicillin interferiert mit seiner Synthese und führt dadurch zur Lyse des Keims.

T. pallidum hat eine außerordentlich lange Generationszeit (= Abstand zwischen zwei Teilungen) von ca. 30 h (im Vergleich dazu beträgt diese bei den häufigsten pathogenen Keimen ca. 20–40 min). Die Zellteilung erfolgt transversal. T. pallidum galt früher als Anaerobier, ist jedoch tatsächlich ein „mikroaerophiler" Keim: er benötigt zwar sehr wohl freien Sauerstoff, doch ist eine zu hohe O_2-Spannung für ihn toxisch. Die optimale O_2-Konzentration liegt mit 1–3% sehr niedrig (dies entspricht etwa den Verhältnissen in der Dermis, wo sich T. pallidum auch am stärksten vermehrt). Der Keim ist sehr empfindlich gegenüber Eintrocknung, Hitze (hohes Fieber kann schon zur Abtötung der Treponemen führen – Grundlage der früher geübten Malariatherapie bei progressiver Paralyse) und Kälte (bei 4 °C

Verlust der Vitalität innerhalb 24 h) sowie verschiedene Desinfizientien, Seife und Detergenzien.

T. pallidum läßt sich mit den in der Bakteriologie gebräuchlichen Farbstoffen nicht oder nur kaum darstellen („pallidum"); er kann daher nicht in Ausstrichpräparaten im Durchlichtmikroskop, sehr leicht aber im Dunkelfeld- und im Phasenkontrastmikroskop wahrgenommen werden. Die Dunkelfelduntersuchung (siehe unten) ist auch heute noch die einfachste und verläßlichste Form des Nachweises, die zudem noch den Vorteil bietet, das Kriterium der Bewegungen an den noch lebenden Spirochaeten zu beurteilen. Neben der Dunkelfelduntersuchung ist heute – allerdings noch nicht routinemäßig – auch ein Nachweis durch direkte Immunfluoreszenz verfügbar. Als Testserum verwendet man ein Konjugat, das einen spezifisch gegen T. pallidum-Antigene gerichteten Antikörper enthält und mit FITC (Fluoresceinthiocyanat) markiert ist. In Gewebsschnitten kann T. pallidum mit Versilberungsmethoden (Levaditi) nachgewiesen werden.

Die Züchtung von T. pallidum in vitro ist bisher nicht gelungen, doch kann der Keim in vivo vermehrt werden (Inokulation in Kaninchenhoden ergibt ein treponemenreiches Syphilom). Die experimentelle Infektion von Primaten ist möglich.

II. Epidemiologie

Syphilis ist weltweit verbreitet, tritt gehäuft in Großstädten auf, bevorzugt das junge Erwachsenenalter (20–24 Jahre) und das männliche Geschlecht (Verhältnis 2,5:1, aus noch unklaren Gründen ist bei Männern auch der Verlauf durch höhere Neigung zu Organschäden in der Spätsyphilis schwerer!), und betrifft überdurchschnittlich häufig männliche Homosexuelle (in den USA stellt diese Population – obwohl nur 5–10% der Gesamtbevölkerung – fast die Hälfte aller Fälle von Frühsyphilis). Syphilis zeigte in den westlichen Ländern seit Beginn des Jahrhunderts eine ansteigende Tendenz, erreichte um das Ende des Zweiten Weltkrieges einen Inzidenzgipfel, um dann im Zuge der Einführung des Penicillins fast gänzlich zu verschwinden (1955–1960). Anschließend kam es wieder zum Anstieg, der seit 1970 deutlich abgeflacht bzw. in ein Plateau ausgeebt ist. In den letzten Jahren beträgt die durchschnittliche Inzidenz in den westlichen Ländern zwischen 3–8 Fällen/100000 Einwohner/Jahr; in den Ballungszentren werden bis 4-fach höhere Inzidenzen beobachtet. Diese Zahlen geben allerdings lediglich die Zahl *gemeldeter* Erkrankungsfälle an; die Dunkelziffer *nicht gemeldeter* Fälle kann nur Gegenstand von Vermutungen sein.

Infektionsmodus. Syphilis kann grundsätzlich auf zwei Weisen übertragen werden: durch Kontaktinfektion und – sehr selten – hämatogen.

Die *Kontakt*infektion bedarf gewisser Voraussetzungen:
1. Auf Seiten des *infizierenden Parts:* Die Läsion muß Treponemen enthalten, und diese müssen durch einen Epitheldefekt an die Außenwelt gelangen können. Dies bedeutet, daß nur Läsionen der *Frühsyphilis,* und von diesen nur solche von erosivem bzw. ulcerösem Charakter infektiös sind: der Primäraffekt und nässende lokalisierte Papeln (siehe unten). *Faustregel:* Ein Syphilitiker ist nur während der beiden ersten Jahre seiner Krankheit infektiös.
2. Auf Seiten des *infizierten Parts:* T. pallidum kann die intakte Haut nicht durchdringen; kleinste Epitheldefekte sind zur Penetration in die Dermis erforderlich („Schmierinfektion" allein ist selten ausreichend). Solche „Mikrodefekte" sind allerdings fast immer vorhanden bzw. entstehen während des Geschlechtsverkehrs.
3. Auf Seiten der *Begleitumstände:* Da der Erreger extrem empfindlich ist, muß das infektiöse Material in feuchtem, körperwarmem Zustand an die Infektionspforte gelangen. Dies bedingt, daß die Infektion in über 90% beim Geschlechtsverkehr erfolgt. Auch die restlichen 10% erfolgen meist durch direkten körperlichen Kontakt im Rahmen sexueller Praktiken *(Küssen!),* nur ein minimaler Prozentsatz fällt unter die sogenannten „akzidentellen" Infektionen. Typisches (wenn auch seltenes) Beispiel: Infektion des Zahnarztes durch Schleimhautläsionen eines syphilitischen Patienten. Noch seltener, wenn auch häufig angeschuldigt, ist mittelbare Übertragung über unbelebte Gegenstände wie Kämme, Zigaretten, Eßbesteck etc., da der Erreger solche Formen des Transportes kaum überlebt (beschrieben sind hingegen Infektionen durch „second hand" Kaugummi und vorgekaute Babynahrung).

Die wichtigste Form *hämatogener Übertragung* ist die diaplazentare Infektion in utero, die zur Syphilis connata führt. Hämatogene Übertragung erfolgte ferner früher bei der „Transfusionssyphilis". Diese ist fast ausschließlich bei der heute nicht mehr geübten *direkten* Bluttransfusion möglich, da T. pallidum in gekühlten Blutkonserven innerhalb von 24 h zugrunde geht. Außerdem werden Blutspender heute ja grundsätzlich serologisch voruntersucht. Die hämatogen erworbene Syphilis ist durch das Fehlen des Primärstadiums gekennzeichnet („Syphilis d'emblée").

Von epidemiologischer Bedeutung ist schließlich, daß die Syphilis keine brauchbare Immunität bewirkt. Während einer floriden Infektion ist der Organismus gegen neuerliche Inokulationen weitgehend geschützt (sogenannte *„Schankerimmunität"*), doch können bei massiver Inokulation trotz hoher Antikörperspiegel Läsionen entstehen, die dann ein stadiengerechtes klinisches Bild annehmen (so entsteht etwa bei Inokulation in der Lues III ein Gumma). Nach adäquater Therapie schwindet dieser relative Schutz bald dahin, und Neuinfektionen sind möglich. Dieses Verhalten läßt die Aussichten auf eine aktive Immunisierung gegen Syphilis einstweilen mit Vorsicht beurteilen.

III. Allgemeines zum Krankheitsverlauf

Syphilis läuft stadienhaft ab; traditionsgemäß unterscheidet man 3 Stadien, die durch verschiedene Reaktionslagen des Körpers ausgezeichnet sind und sich daher klinisch verschieden manifestieren. Die Aktivität der Krankheit verläuft zyklisch; aktive Phasen werden von erscheinungsfreien Intervallen *(Latenzphasen)* unterbrochen. Man unterscheidet *Frühlatenz* (innerhalb des Stadium II) und *Spätlatenz* (zwischen Stadien II und III). In den letzten Jahren setzt sich vom amerikanischen Schrifttum eine neue Einteilung durch, die nur zwischen *Früh-* (infektiöser) und *Spät-* (nichtinfektiöser) Syphilis unterscheidet und die Trennlinie etwas artefiziell mit 2 Jahren (nach Infektion) festsetzt.

Syphilis ist von Anfang an eine systemische Infektionskrankheit. Nach seinem Eindringen durch Schleimhaut oder Haut (ein Inokulum von 50 Erregern führt in 50% der Fälle zur Infektion) vermehrt sich T. pallidum in loco in der Dermis und gelangt gleichzeitig weiter in die regionären Lymphknoten und von hier aus über Lymph- und Blutbahnen in den gesamten Organismus. Dieser Vorgang erfolgt relativ schnell (schon Stunden nach Inokulation sind Treponemen im Lymphknoten nachweisbar); erst viel später kommt es, als Ausdruck der Auseinandersetzung des Organismus mit dem Erreger in loco, an der Eintrittsstelle zur Entwicklung des knotig-ulcerösen Primäraffektes und, wieder etwas verzögert, zur Reaktion der regionären Lymphknoten. Eine lokale Antibiotikabehandlung kann daher *nicht* zur Abheilung der Syphilis führen.

Während des *Primärstadiums* beginnen, meist ab der 3. Woche nach Infektion, die Seroreaktionen positiv zu werden (man spricht daher von der *seronegativen* und *seropositiven* Phase der Lues I). Der Primäraffekt heilt im späteren Verlauf spontan ab.

Das *Sekundärstadium* der Lues ist durch die systemische Auseinandersetzung des Organismus mit dem Erreger gekennzeichnet. Die klinische Symptomatik ist dementsprechend vielfältig und reicht von allgemeinen Krankheitszeichen (Fieber, Knochenschmerzen etc.) über Exantheme als dermatologisches Zeichen systemischer Immunreaktionen bis zu multiplen metastatischen herdförmigen Absiedelungen der Treponemen (lokalisierte Papeln). Die serologischen Reaktionen sind stets hoch positiv. Während in früheren Epochen (siehe unter „Historisches") der Tod in diesen Stadien durch überwältigende Infektion erfolgen konnte, klingt heute das Stadium II nach oszillierendem Verlauf mit immer schwächer werdenden Rezidiven ab und leitet in die Phase der Spätlatenz über.

Bis hierher läuft die Entwicklung der Syphilis gesetzmäßig und vorhersagbar ab, wenn auch in einer nicht genau abschätzbaren Zahl von Fällen oligo- oder asymptomatische Verläufe (Ausbleiben der Lues I oder II, oder beider) auftreten können (eine wahrscheinlich wesentliche Rolle spielen hier die akzidentellen antibiotischen Mitbehandlungen, die zu einer inkompletten Unterdrückung der Syphilis führen). Ab der Spätlatenz ist jedoch der Ablauf sehr individuell. Die Kenntnis des „natürlichen" Verlaufes der Syphilis in unbehandeltem Zustand geht im wesentlichen auf 2 Studien zurück: die *Oslo-Studie* und die *Tuskegee-Studie*. In beiden Studien wurden größere Kollektive von Syphiliskranken absichtlich ohne Behandlung gelassen; bei der Oslo-Studie geschah dies, weil die damals (1891–1910) gegebene Therapie mit Quecksilber so toxisch war, daß die Nichtbehandlung als ethisch vertretbare Alternative erschien. Die Krankengeschichten dieser Patienten wurden 1955 retrospektiv analysiert. Bei der viel späteren Tuskegee-Studie (1968 vom US-Department of Health veröffentlicht) wurde die ethische Rechtfertigung kritisch beurteilt. Beide Studien kamen zu analogen Schlüssen: das Stadium der Lues III stellt sich nur in etwa ⅓ der Fälle ein; der Rest ist als permanente Latenz oder sogar als definitive Spontanheilung zu betrachten. Etwa 10% der Erkrankten gehen an der Syphilis zugrunde. Die auftretenden Organmanifestationen sind an charakteristische Zeitintervalle gebunden und treten üblicherweise *alternativ* auf (siehe Abb. 11).

Das *Tertitärstadium* der Lues ist durch den selektiven Befall eines oder mehrerer Organe und deren Schädigung oder Zerstörung gekennzeichnet. Ursache ist weniger die infektiöse Komponente (Manifestationen der Lues III sind fast frei von Treponemen) sondern eine zelluläre Immunreaktion mit Ausbildung von teils produktivem, teils nekrotisierendem Granulationsgewebe. Als Ausdruck der geänderten Immunitätslage ist im Stadium der Lues III der *Luetintest* (siehe unten) *positiv*. Intensität und Lokalisation der Lues III (cardiovasculär, cerebrospinal etc.) bestimmen den Verlauf und sind für die (heute sehr geringe) Mortalität verantwortlich (Aorteninsuffizienz, Komplikationen der Neurolues etc.).

Histologisch findet sich in allen Läsionen der aktiven Syphilis als charakteristischer Befund eine obliterierende Endangitis (Endarteriolitis) mit perivasculären Rundzellinfiltraten, die auffallend reich an Plasmazellen sind. Bei völligem Verschluß der Gefäße kommt es zur Nekrose der versorgten Gewebspartien (Primäraffekt, cerebro- und cardiovasculäre Syphilis). In den Gummen erscheinen die Nekrosen als „Verkäsung" mit umgebendem tuberkuloiden Granulationsgewebe.

IV. Diagnostik der Lues

Die keimreichen und vorwiegend kutan lokalisierten Läsionen der Frühlues eignen sich besonders für den direkten Erregernachweis, während die Serologie in den ersten Wochen der Krankheit keine und später eine zusätzliche Rolle spielt. Je länger die Syphilis besteht, umso mehr sinkt die Zahl der nachweisbaren Erreger und damit die Treffsicherheit des direkten Erregernachweises. Ab der späten Lues II kann die Syphilis nur mehr serologisch diagnostiziert werden.

Klinik

A. Die Frühsyphilis

Definiton. Die zwei ersten Krankheitsjahre nach der Infektion mit T. pallidum. Dieser Krankheitsabschnitt umfaßt die klinischen Stadien der Lues I und II (Primär- und Sekundärstadium) und das Stadium der sogenannten „Frühlatenz" (Abb. 2).

I. Das Primärstadium (Lues I)

Definition. Stadium der lokalen Symptomatik am Infektionsort.

Verlauf. Nach einer Inkubationszeit von durchschnittlich 2–3 Wochen (9–90 Tage; die Dauer hängt von der Menge der inokulierten Keime ab) entwickelt sich an der Eintrittspforte eine derbe Papel, die sich (meist Ende der 3. Woche) in ein flaches Ulcus umwandelt: der *syphilitische Primäraffekt*. Etwa eine Woche später tritt eine meist einseitige, derbe regionäre Lymphadenitis hinzu *(„Skleradenitis")*; Primäraffekt und Skleradenitis werden auch als *syphilitischer Primärkomplex* bezeichnet. Allgemeinsymptome fehlen. Ohne Behandlung heilt der Primäraffekt je nach Größe nach 3–8 wöchiger Bestandsdauer spontan narbig ab; zu Beginn des Stadiums der Lues II (etwa 7 Wochen nach Infektion) sind daher häufig noch Reste des Primäraffektes erkennbar.

1. Der Primäraffekt
(Synonyme: harter Schanker, Ulcus durum, Sklerose)

a) Pathogenese. Vermehrung der Treponemen in den Lymphspalten, Ausbildung eines lympho-plasmozytären entzündlichen Infiltrats. Der bevor-

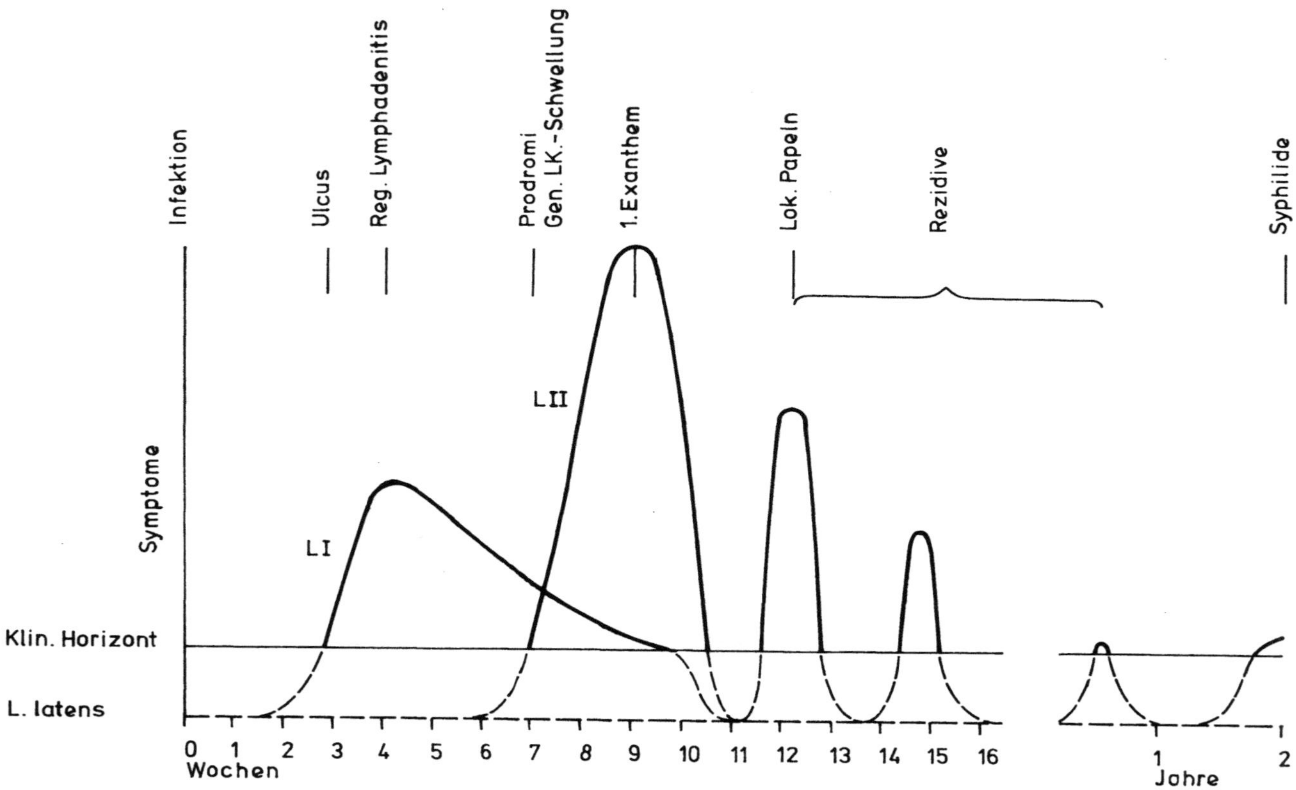

Abb. 2. Die Manifestationen der Frühsyphilis in ihrem zeitlichen Verlauf

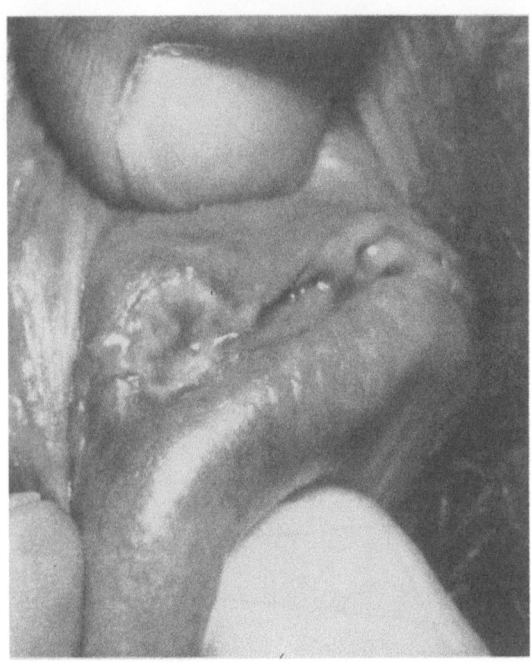

Abb. 3. Syphilitischer Primäraffekt beim Mann: ein kreisrundes, schmierig belegtes Ulcus mit derb infiltrierten Rändern und (im Bild natürlich nicht erkennbarer) schinkenbraun-roter Farbe

zugte Befall der Gefäße führt zu regionalem Lymphstau (derbe Konsistenz!) und zur ischämischen Nekrose.

b) Morphologische Kriterien. (Abb. 3) Primäraffekte sind fast stets *solitär, derb* entzündlich infiltriert, und von *„schinkenbraunroter" Farbe;* das Ulcus ist *scharf begrenzt,* mit *steil abfallendem Rand* und *schüsselförmiger Konfiguration* (nie unterminiert!), mit *fein granuliertem Ulcusgrund,* und von *geringer Schmerzhaftigkeit* (außer bei extragenitalen Lokalisationen und bei Superinfektion). Die Umgebung des Ulcus ist ödematös geschwollen.

Klapphänomen: bei Lokalisation am inneren Präputialblatt klappt der Primäraffekt während des langsamen Zurückziehens der Vorhaut wie eine Platte um.

Diese klassischen Kriterien des Primäraffektes können sehr unterschiedlich ausgeprägt sein bzw. auch fehlen. Darüber hinaus können Sekundärveränderungen das klinische Bild erheblich ändern (s. unten).

c) Lokalisation. Primäraffekte sind meist (~90%) *genital* lokalisiert, wobei wieder gewisse Prädilektionsstellen bestehen: beim Mann das Frenulum präputii und der Sulcus coronarius (mechanisch am meisten beanspruchte und daher am leichtesten verletzte Stellen), weniger häufig Glans, Präputium und Penisschaft; bei der Frau die hintere Kommissur (korrespondierende Stelle zum Frenulum präputii!), die kleinen Labien und die Portio uteri, seltener Clitoris, Urethralöffnung und Vaginalwand.

Merke: Ein Primäraffekt an der Portio uteri ist häufig nekrotisierend und unregelmäßig konfiguriert. Er kann einem Portio-Carcinom ähneln und wurde mit einem solchen schon verwechselt (klassische Differentialdiagnose).

Extragenitale Primäraffekte sind vornehmlich in jenen Regionen lokalisiert, an bzw. mit denen sexuelle Praktiken erfolgen. Gemeinsam ist allen extragenitalen Primäraffekten, daß sie lokalisationsbedingte Eigenschaften besitzen und wegen des geringeren Verdachtsmoments weniger leicht diagnostiziert werden.

Mundhöhlenbereich (Lippen, Gaumen, Zunge, Tonsillen): einseitige, ulcerösnekrotische Läsionen mit meist sehr stark ausgeprägter regionaler Lymphknotenschwellung (typisch für Primäraffekte im Kopfbereich!).

Bemerkung: Nicht-sexuelle Übertragung der Syphilis auf Kinder („Lues innocentium") erfolgt meist durch Küssen und resultiert somit in der Regel in einen Primäraffekt im Kopfbereich (Lippen). Dabei ist die begleitende regionale Lymphadenitis manchmal imposanter als der Primäraffekt selbst (häufige Verdachtsdiagnose: Mumps).

Analbereich (Anus, Rektalschleimhaut): durch Analverkehr bedingt; diagnostisch schwierig ist besonders der Primäraffekt der Rektalschleimhaut, da seine Erkennung eine Inspektion mit dem Proktoskop voraussetzt.

Mamillen

Finger: die einzige Lokalisation, an der der Primäraffekt als schmerzhaft gilt (besonders gute Nervenversorgung der Akren); Ähnlichkeit mit akuter Paronychie.

d) Sonderformen. Primäraffekte können in folgenden Merkmalen von der Norm abweichen:

Größe: Riesen- und *Zwergschanker*

Zahl: multiple Primäraffekte (typisches Beispiel: die sogenannte „*Abklatsch-Sklerose*": zwei oder mehrere Sklerosen an lokalisationsmäßig korrespondierenden Stellen, etwa Scrotum-Oberschenkelinnenseite, Glans-Präputium etc.)

Lokalisation: extragenitale Primäraffekte (s. oben)

Superinfektion: mit Staphylo- und Streptokokken, oder als „Ulcus mixtum" (bei gleichzeitiger Infektion mit Hämophilus Unna-Ducreyi)

Morphologie: in seltenen Fällen exulceriert der Primäraffekt *nicht* und manifestiert sich lediglich als derbes umschriebenes Infiltrat. Ein solches „Ödema indurativum" tritt häufiger bei Frauen (einseitige radiergummiartige Schwellung der großen oder kleinen Labien, regionale Skleradenitis)

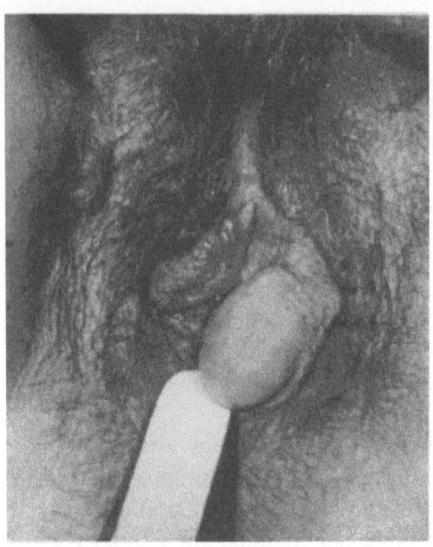

Abb. 4. Sonderform eines syphilitischen Primäraffektes: Ödema indurativum; eine radiergummiartig derbe, einseitige Schwellung des linken Labium minus ohne Ausbildung eines Ulcus

(Abb. 4) als bei Männern auf. Bei letzteren stellt sich hierbei manchmal ein sogenannter *„Glockenschwengelpenis"* ein.

Bemerkung: Unter einem „Glockenschwengelpenis" versteht man eine mächtige Schwellung der vorderen Penispartie, häufig verbunden mit *entzündlicher Phimose:* die Vorhaut kann nicht reponiert werden; bei forcierter Reposition kann eine *Paraphimose* entstehen. Ein Glockenschwengelpenis entsteht typischerweise bei Primäraffekten in der Fossa navicularis: Schwellung der Glans, in der Tiefe tastbare Verhärtung, der Lymphstrang am Dorsum penis ist verdickt und derb, serös-sanguinulenter Ausfluß. Bei einer entzündlichen Phimose muß immer eine Lues I ausgeschlossen werden, da sich unter ihr ein Primäraffekt der Glans oder des inneren Präputialblattes verbergen kann *(„Sklerosis in phimosi").*

e) Ausbleiben des Primäraffektes. Erfolgt die luetische Infektion durch Bluttransfusion (siehe oben), bleibt das Stadium I aus; die ersten klinischen Symptome sind bereits die der Lues II *(„Syphilis d'embleé").* Abgesehen von dieser heute kaum mehr vorkommenden Konstellation läßt sich jedoch bei einem erstaunlich hohen Teil von Patienten mit florider Lues II oder III weder klinisch (Narbe nach Primäraffekt) noch anamnestisch ein vorausgegangenes Stadium Lues I nachweisen (40–60%). Die Gründe können in insuffizienter (prophylaktischer) antibiotischer Behandlung liegen; auch bei Invasion der Keime auf breiten Flächen von Schleimhäuten

Tabelle 2. Wichtigste Differentialdiagnosen luetischer Primäraffekte

	Bemerkung
Genital	
Pyodermie nach Traumen („Haarriß")	stark entzündlich, eiternd, Auftreten kurz nach Traumen (Verkehr)
Herpes genitalis	stark entzündlich, schmerzhaft, aus mehreren Bläschen oder Erosionen zusammengesetzt, häufig Anamnese früherer Episoden
chron-rezid. Aphthen (Major-Typ)	pelzige Nekrose, meist multipel, Lymphadenitis fehlt meist, Anamnese früherer Episoden
Ulcus molle	schmerzhaft, weich, unterminierte Ränder, schlitzförmig oder hypertroph, meist multipel, kurze Inkubationszeit
Lichen ruber (anuläre Form)	*kein* Ulcus, livider Farbton, Infiltration fehlt, schmerzlos, keine Lymphadenitis, andere Herde von Lichen ruber
Carcinome (Penis-, Vulva-, Cervix-)	mittleres bis höheres Alter des Patienten, weniger entzündlicher Charakter und besonders derbe Infiltration, unregelmäßig gehöckerter Ulcusgrund
Extragenital	
Lippenfurunkel	schmerzhaft, eitrig, nicht so derb infiltriert
chron-rezid. Aphthen (Major-Typ)	s. oben
Herpes simplex	s. oben
Angina-Plaut-Vincentii	ausgedehnte matschig-nekrotisierende Entzündung
Akute Paronychie	akut entzündlich, schmerzhaft
entzündliche Haemorrhoidalknoten, Analfissur	akut entzündlich, schmerzhaft
Carcinome (Lippen-, Zungen-, Tonsillen-, Rectum	s. oben; Koexistenz von Präcancerosen

soll die Entwicklung eines Primäraffektes ausbleiben können. Vielfach liegt eine subjektive Beschwerdefreiheit (z. B. Primäraffekt an der Portio oder rektal), meist jedoch wohl eine mangelnde Selbstbeobachtung der Patienten zugrunde.

f) Differentialdiagnose (s. Tabelle 2).

2. Skleradenitis

Meist einseitige, derbe, indolente Vergrößerung der regionären Lymphknoten *ohne* Verbackung mit der darüberliegenden Haut.

3. Diagnostik der Lues I

Die klinische Untersuchung liefert stets nur die *Verdachtsdiagnose* einer Lues I; der *Beweis* erfolgt nach Möglichkeit immer mit dem *dirketen Erregernachweis*.

a) Direkter Erregernachweis im Nativpräparat

Technik: Man entfernt mit Kochsalzlösung etwaige schmierige Beläge vom Ulcus und preßt dieses (mit behandschuhter Hand) seitlich zusammen, um Gewebsflüssigkeit zu exprimieren. Gelingt dies nicht, wird der Ulcusgrund mit einer Nadel *vorsichtig* scarifiziert (auch „indolente" Ulcera können schmerzen!); jetzt können stets einige Tropfen „*Reizsekret*" gewonnen werden. Das Material, eine meist klare oder etwas blutig tingierte Flüssigkeit, wird mit einer Glaskapillare aufgenommen, auf einen Objektträger geblasen, mit einem Deckglas zu einer möglichst dünnen Schicht zusammengedrückt und als *Nativpräparat* im Dunkelfeldmikroskop untersucht.

Bemerkung: Es ist entscheidend, zur Untersuchung Gewebssaft aus der Randzone des Ulcus zu verwenden, da hier die Treponemen am dichtesten angereichert sind (Material aus dem Ulcus selbst enthält nur wenig Treponemen). Zur Diagnose reicht das Auffinden eines *einzigen* T. pallidum aus (*obligatorisch pathogener* Keim).

Die *Identifikation* von Treponema pallidum im Dunkelfeld geschieht anhand der typischen Morphologie (siehe oben) und der charakẗischen Bewegungen:

(a) episodische Knickbewegung mit abwechselnder Ausbildung von stumpfen und spitzen Winkeln („Klappmesser"). Diese Bewegung ist *diagnostisch*.
(b) Rotation um die Längsachse („Korkenzieher").
(c) langsame, zitternde und im Wechsel ablaufende Streck- bzw. Schrumpfbewegungen in der Längsachse („Ziehharmonika").

Die beiden letzteren Bewegungsformen sind wahrscheinlich passiv (Ursache: Flüssigkeitsströme im Nativpräparat) und haben keine diagnostische Bedeutung.

Differentialdiagnose der Treponemen im Dunkelfeldmikroskop. Saprophytäre Treponemen (T. microdentium) sind manchmal schwer von T. pallidum unterscheidbar, besitzen jedoch nicht die Fähigkeit zur Knickbewegung. Wichtig ist die Unterscheidung von der Spirochäta refringens, die zusammen mit dem Bacterium fusiforme *(„fusospirilläres Gemisch")* verjauchende nekrotisierende Entzündungen hervorruft (Angina Plaut Vincenti, Ulcus gangränosum penis etc.). Spirochäta refringens zeichnet sich durch ihr größeres Format, unregelmäßige und weniger Windungen und ihre schnellen, schlangenähnlichen Bewegungen aus.

Gelingt der Nachweis von T. pallidum aus einer suspekten Läsion nicht sofort, muß die Untersuchung mehrmals wiederholt werden. Bleibt auch dieses Vorgehen ohne Erfolg (Hauptursachen: Erregerarmut, Lokalbehandlung mit Antiseptika oder Antibiotika), werden Umschläge mit phys. Kochsalzlösung verordnet (mehrmals wechseln, feucht halten) und die Versuche am nächsten Tag fortgesetzt. Bei abermaligem Mißerfolg werden die vergrößerten regionalen Lymphknoten punktiert.

Merke: Eine relativ häufige Ursache von negativem Spirochätenbefund bei einem Primäraffekt ist eine vorhergehende (gezielte oder ungezielte) systemische Antibiotikabehandlung (typisches Beispiel: der Patient nimmt wegen „grippalen Infekts" Penicillin). In einem solchen Fall ist natürlich auch eine Lymphknotenpunktion hoffnungslos und daher überflüssig.

Technik der Lymphknotenpunktion. Die Haut über dem vergrößerten Lympfknoten wird desinfiziert, und der letztere zwischen den Fingern fixiert. Mit einer Injektionsnadel mit *kurzem Schliff* wird der Lymphknoten tangential so angestochen, daß die Öffnung der Nadel im Randsinus zu liegen kommt. Mit einer Spritze wird nun aspiriert, die wenigen Tröpfchen gewonnener Lymphe auf einen Objektträger aufgebracht und – wie oben für das Reizsekret beschrieben – im Dunkelfeldmikroskop untersucht.

Andere Indikationen zum Erregernachweis mittels Lymphknotenpunktion sind Ödema indurativum, unzugängliche Primäraffekte (intraurethral, Sklerosis in phimosi) und Primäraffekte im Mundhöhlenbereich (Begründung siehe oben). Finden sich im Lymphknotenpunktat Spirochäten, ist die Diagnose einer Syphilis gesichert, da nur T. pallidum in den Lymphknoten vordringen kann.

b) Serologie

Serologische Tests (siehe unten) spielen in der Diagnostik der Lues I eine nur geringe Rolle: einerseits sind die Tests in der ersten Phase noch negativ, andererseits ist dem direkten Erregernachweis als schnellerer Methode der Vorrang zu geben. Trotzdem muß die Luesserologie erhoben werden, um Ausgangswerte zur Beurteilung des Krankheitsverlaufes zu gewinnen. Besteht ein dringender klinischer Verdacht auf eine Lues I und bleibt der direkte Erregernachweis von Ulcus und Lymphknoten trotz mehrfacher Versuche negativ, muß der Patient durch mindestens 3 Wochen serologisch kontrolliert werden.

II. Das Sekundärstadium (Lues II)

Definition. Stadium der systemischen Symptomatik.

Verlauf. Der Beginn der Lues II ist durch das Einsetzen von Systemsymptomen klar gekennzeichnet (7–10 Wochen nach Infektion), während das

Ende per definitionem etwas artefiziell mit 2 Jahren festgelegt ist. Dazwischen liegt eine in Natur und Intensität außerordentlich wechselnde Erscheinungsvielfalt von Krankheitssymptomen, denen folgende allgemeinen Merkmale gemeinsam sind:

Schubhafter Verlauf mit oft beträchtlich langen erscheinungsfreien Intervallen *(„Frühlatenz")*.

Die Latenzphasen werden immer länger, die Schübe kürzer und in ihrer Ausprägung milder; nach dem ersten Jahr sind klinische Erscheinungen überhaupt selten.

Die Schübe sind oft mild; bei vielen Patienten (70%) kommt es nur zu einem einzigen Schub, manchmal bleibt die Lues II sogar überhaupt asymptomatisch.

Den einzelnen Schüben – am ausgeprägtesten klarerweise dem ersten Schub – gehen unspezifische Prodromalsymptome voraus.

1. Klinische Bilder

Prodromalsymptome. Wenig charakteristische System- und Organmanifestationen wie „grippale" Beschwerden mit subfebrilen Temperaturen, Gewichtsverlust, Inappetenz, Kopf- und Halsschmerzen, Heiserkeit, konjunktivale Reizung, Nasenkatarrh sowie Gelenks- und Knochenschmerzen. Milz und oft auch Leber sind vergrößert, die Blutsenkung beschleunigt, es besteht eine Leukozytose (absolute Lymphozytose) und leichte Anämie.

Die Kopfschmerzen sind die Folge erhöhten intrakraniellen Drucks bei der *frühsyphilitischen Meningitis;* diese entspricht pathologisch-anatomisch einer basalen Meningitis, die oft asymptomatisch, fast immer jedoch gutartig verläuft („Meningealkatarrh"). Seltene Komplikationen: akuter Hydrocephalus, neurologische Ausfälle wie Aphasien, Hemiparesen etc., Neuritis nervi optici und Läsionen der Hirnnerven (meist III, VI, VII oder VIII). Liquorveränderungen sind mild (Pleozytose, geringgradige Vermehrung der Globuline) und nicht stets vorhanden (5–30%); der Erregernachweis im Liqour ist meist negativ.

Die Knochenschmerzen beruhen auf einer *Periostitis syphilitica* (Prädilektionsstelle: Vorderseite der Tibia) und stellen das einzige charakteristische (wenn auch ein seltenes) Prodromalsymptom der Lues II dar: „Dolores osteocopi nocturni". Weitere seltene Manifestationen sind die *Hepatitis syphilitica* (mit aber auch ohne Ikterus), die *syphilitische Glomerulonephritis* (mit Albuminurie, selten Ödemen und Oligurie), und die syphilitische Iridocyklitis.

Die Aktivitätsschübe der sekundären Syphilis sind durch die folgenden *fünf klassischen klinischen Manifestationen* gekennzeichnet:

a) Generalisierte Lymphknotenschwellung

Während der einzelnen Eruptionsphasen der Sekundärperiode und oft schon einige Tage vorher sind (in mehr als 50% der Fälle) *alle* zugänglichen Lymphknoten derb, vergrößert, indolent und nicht verbacken. Zum Nachweis einer tatsächlich generalisierten Lymphadenopathie palpiert man den *ansonsten nie tastbaren Lymphknoten im Sulcus bicipitalis medialis*.

b) Exantheme

Diese schubartig auftretenden Manifestationen können außerordentlich vielgestaltig sein und ändern ihren Charakter typischerweise mit der Bestandsdauer der Lues II. Man unterscheidet Früh- (Erstlings-) und Spät- (Rezidiv) exantheme.

Das *Erstlingsexanthem* (Roseola syphilitica, Kieler Masern) ist immer makulös, oft sehr zart, blaßrosa-bläulich und besonders seitwärts am Stamm lokalisiert. (Abb. 5)

Rezidivexantheme können sowohl maculös, papulös als auch vesiculös („Varicella syphilitica"), vesiculo-krustös, papulo-pustulös, squamös („Ru-

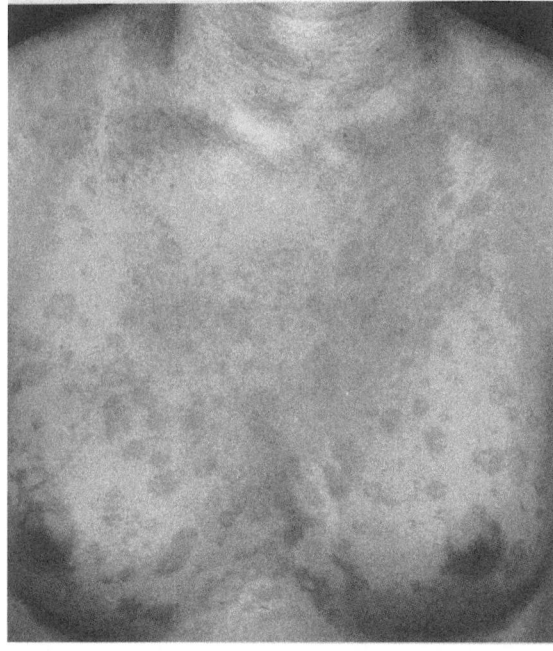

Abb. 5. Maculöses syphilitisches Frühexanthem mit Ähnlichkeit zur Pityriasis rosea

Tabelle 3. Wichtigste Differentialdiagnosen syphilitischer Exantheme

	Bemerkung
Frühexantheme	
Taches bleues	vorwiegend am Unterbauch; Pediculosis pubis und Nissen nachweisbar
Seborrhoisches Ekzem	Prädilektion der seborrhoisches Areale, ekzematöse Charakteristik, Juckreiz
Pityriasis rosea	Plaque primaire vorhanden; Anordnung in Spaltrichtung der Haut, Coleretteschuppung
Virusexantheme (Masern, Rubeolen, Coxsackie-, Echoviren, Mononucleose etc.)	Exanthem meist intensiver und Systemzeichen stärker ausgeprägt; falls gegeben, spezifische Eigenart der Exantheme (z. B. Rubeolen)
Arzneimittelexantheme	wie oben
Eruptive Psoriasis	rundliche Herde, intensiv rote Farbe, psoriasiforme Schuppung
Spätexantheme	
Psoriasis (eruptiv oder Plaquetyp)	s. oben
Lichen ruber	typische Primärefflöreszenz, lividrote Farbe, Juckreiz
Pityriasis lichenoides chronica	„Sargdeckel"-Schuppung, milde haemorrhagische Komponente
Urticaria pigmentosa	Darier'sches Zeichen (Urtication nach Reihen)

pia syphilitica") und sogar ulcerös sein (alte Dermatologen-Weisheit: „die Lues kann alles"). Daraus leitet sich die (im Rahmen von Rigorosen oft arg strapazierte) Verpflichtung ab, bei jedem unklaren Exanthem die Lues in Differentialdiagnose zu ziehen (Tabelle 3).

Frühexantheme sind typischerweise maculös, generalisiert mit Prädilektion der Körpermitte, dicht und regellos disseminiert, aber symmetrisch verteilt; später ändert sich der Charakter immer mehr in Richtung papulös, spärlicher, weniger generalisiert und stärker gruppiert sowie mit Tendenz zur Lokalisation an bestimmten Körperstellen (Nacken, Schulter, proximale Extremitäten) (Abb. 6). Alle luetischen Exantheme sind *subjektiv symptomlos* und zeichnen sich durch *bräunlichroten* Farbton aus.

Bemerkung: Nach überkommener Lehrmeinung muß man zwischen „papulösen luetischen Exanthemen" und „lokalisierten Papeln" (siehe unten) wohl unterscheiden. Erstere sind, wie die Exantheme überhaupt, Intoleranzreaktionen der Haut und entstehen nicht durch direkte Einwirkung der Treponemen. Der Dunkelfeldnachweis aus solchen Läsionen ist daher kaum erfolgreich. Lokalisierte Papeln sind hingegen außerordentlich reich

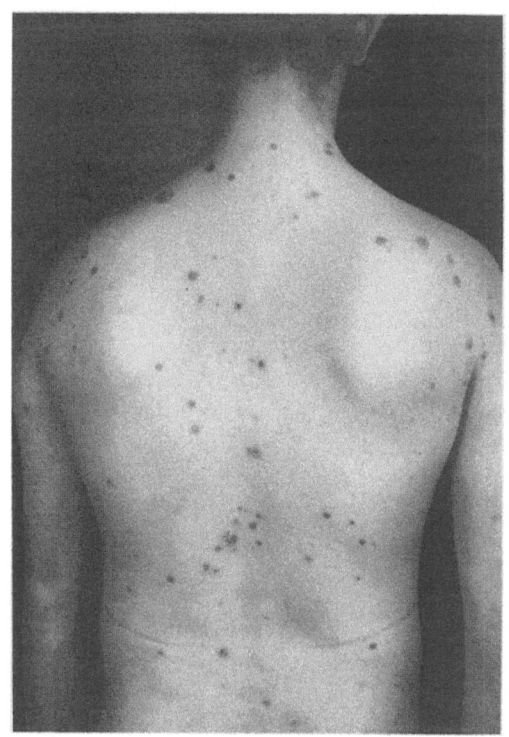

Abb. 6. Papulöses syphilitisches Spätexanthem mit Ähnlichkeit zur Pityriasis lichenoides. Beachte die relativ schüttere Aussaat und eine beginnende Tendenz zur Gruppierung

an Treponemen und zum Dunkelfeldnachweis ideal geeignet. Im englischsprachigen Schrifttum wird zwischen Exanthemen und lokalisierten Papeln allerdings kein Unterschied gemacht.

c) Lokalisierte Papeln

Definition. Spezifische Infiltrate, die durch fokale Anreicherung von Treponemen bedingt sind.

Lokalisierte Papeln sind das dritthäufigste aber charakteristischste Symptom der Lues II; sie treten in der Regel erstmals gleichzeitig mit einem Rezidivexanthem auf. Es handelt sich um gruppierte, braunrote, flache, indolente Knötchen, die vorwiegend folgende Prädilektionsstellen besiedeln und dabei einen regionspezifischen morphologischen Charakter annehmen:

Genital-perineal-perianal: In diesem Bereich sind die Papeln oft oberflächlich erodiert, vegetierend und präsentieren sich als beetartig erhabene, dü-

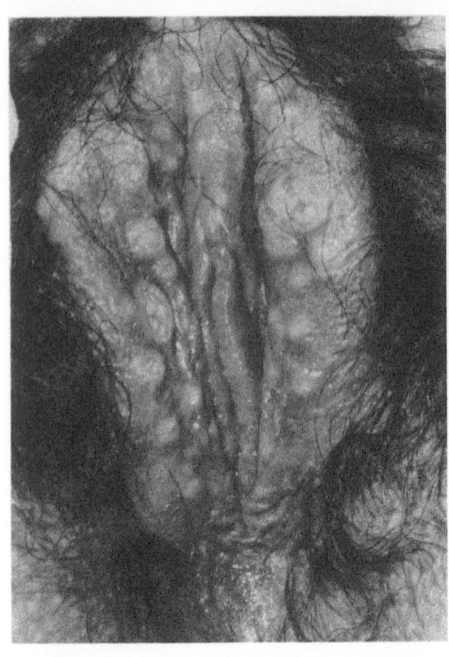

Abb. 7. Condylomata lata

ster rot-graubraun gefärbte Erosionen oder auch als große, flache, oder vorgewölbte Herde *(Condylomata lata)* (Abb. 7).

Handflächen und Fußsohlen: Hier finden sich livid- bis braunrote, manchmal schuppende, tief sitzende flache Papeln (historische vergleichende Bezeichnungen: *„Psoriasis palmoplantaris luetica", „Clavi syphilitici"*) (Abb. 8). Lokalisierte Papeln im Interdigitalraum der Zehen sind meist sogenannte „luxurierende Papeln" (erosive, vegetierende Läsionen) und manchmal schwer von Interdigitalmykosen zu unterscheiden.

Große Beugen: Lokalisierte Papeln ähnlich wie an Handflächen und Fußsohlen.

Seborrhoische Areale (Capillitium, Gesicht, zentrale proximale Rumpfpartien): Im Gesicht sind vorwiegend Augenbrauen und die Nasolabialfalten betroffen *(„seborrhoische Papeln").* Am Capillitium verdichten sich die Läsionen besonders am Haaransatz *(„Corona veneris").*

Mundschleimhaut: Im Mund kann jeder Bereich einschließlich des Pharynx betroffen sein. Typischerweise erscheinen hier die Läsionen als infiltrierte ovale, erhabene, erosive Läsionen, bedeckt von grauweißen bis graugelben fibrinösen Belägen. Man spricht von *„Plaques muqueuses";* besondere Größe erreichen diese Veränderungen an der Zunge (Abb. 9). Häufig findet sich zusätzlich eine diffuse Entzündung des gesamten Pha-

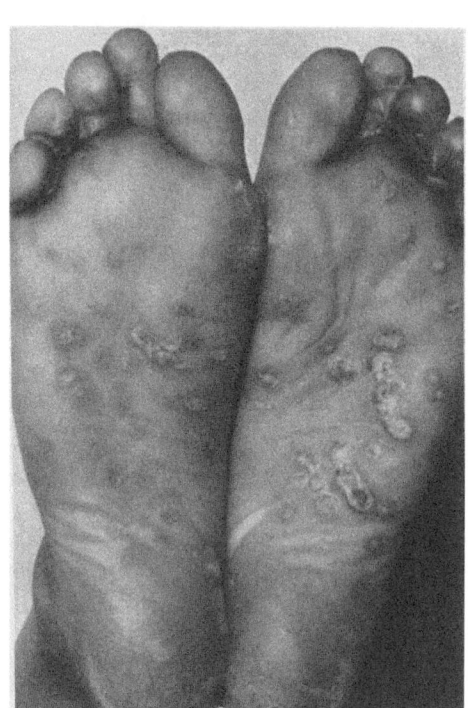

Abb. 8. Plantare syphilitische lokalisierte Papeln von psoriasiformem Aussehen („Clavi syphilitici")

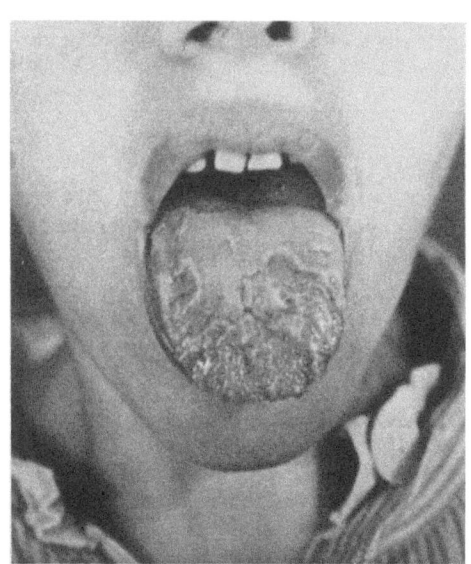

Abb. 9. Lokalisierte Papeln der Mundschleimhaut („Plaques muqueuses") mit Ähnlichkeit zur Exfoliatio areata linguae

Tabelle 4. Differentialdiagnosen der lokalisierten Papeln

Capillitium:	seborrhoisches Ekzem
	Psoriasis
	Follikulitis
Gesicht:	seborrhoisches Ekzem
	Rosacea
Mundwinkel:	Anguli infectiosi
Lippen:	Herpes simplex
	desquamative Cheilitis
Mundschleimhaut:	Lichen ruber
	Chron.-disc. LE
	Chron.-rez. Aphthen
	Lingua geographica
	Leukoplakie
	Herpangina
	Hand-foot-mouth-disease
	Pharyngitis
Axillär, inguinal:	intertriginöses Ekzem
	inverse Psoriasis
Genitoanal:	Condylomata acuminata
	Lichen ruber
	bowenoide Papeln
	Histiocytosis X
Handflächen, Fußsohlen:	Psoriasis inversa
	Tylosis, Clavi
	Verrucae plantares
	pitted keratolysis
	palmoplantares Keratoderm

rynx *(Angina specifica)*. Charakteristisch sind ferner Papeln der Mundwinkel *(„syphilitische Perlèche")*.
Merke: Mundschleimhautläsionen treten in etwa einem Drittel der Fälle von Lues II auf und sind hochinfektiös.
Differentialdiagnose: s. Tabelle 4.

d) Luetischer Haarverlust

Im Verlauf einer Syphilis können zwei verschiedene Arten von Haarausfall auftreten; beide sind grundsätzlich reversibel und durch die Prädilektion für die parietalen und occipitalen Kopfregionen gekennzeichnet.
Diffuses luetisches Effluvium: Eine diffuse Lichtung der Haare; es handelt sich um ein toxisches Telogeneffluvium im Rahmen der *frühen* Lues II (Abb. 10).

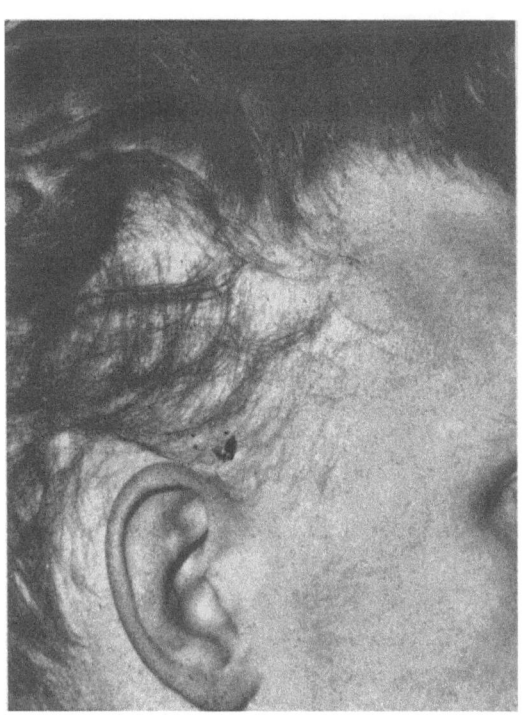

Abb. 10. Diffuses syphilitisches Effluvium mit typischer Lichtung des parietalen Capillitium

Differentialdiagnose: Diffuse Effluvien bei anderen Infektionskrankheiten, Intoxikationen oder inneren Ursachen.
Alopecia areolaris specifica: Ein unregelmäßig über das Capillitium verteilter, kleinfleckiger Haarausfall, wobei die betroffenen Stellen nie ganz kahl sind (treffender Vergleich: wie „von Motten angefressen"). Alopecia areolaris specifica ist ein Symptom der *späten* Lues II; Ursache ist eine lokale Toxineinwirkung aus Treponemen am Ort von (zum Zeitpunkt des Haarausfalls schon zurückgebildeten) lokalisierten Papeln.
Differentialdiagnose: Alopecia areata, Mikrosporie.

e) Luetisches Leukoderm

Konfettigroße hypopigmentierte Flecken vorwiegend im Bereich des Nakkens und der seitlichen Halspartie; Symptom der späten Lues II und tritt meist gemeinsam mit der Alopecia areolaris specifica auf. Es handelt sich um eine postinflammatorische Hypopigmentierung nach luetischen Papeln.

2. Frühlatenz

Definition. Klinisch erscheinungsfreie Phasen der Frühsyphilis (bis 2 Jahre nach Infektion).
Während der Latenzphasen kann die Syphilis nur serologisch diagnostiziert werden. Die Unterscheidung zwischen „Frühlatenz" und „Spätlatenz" (siehe unten) kann weder klinisch noch serologisch sondern nur nach der Anamnese erfolgen; da diese häufig unzuverlässig ist, sollte *im Zweifelsfall immer entsprechend der Diagnose „Spätlatenz"* vorgegangen werden.

3. Diagnostik der Lues II

Serologischen Tests (siehe unten) und dem direkten Erregernachweis (siehe oben) kommen etwa gleich große Bedeutung zu; grundsätzlich könnte man die Erreger in allen Organen und Körpersäften direkt nachweisen (Stadium der Dissemination!), doch sind sie lediglich in den lokalisierten Papeln in praktisch ausreichender Menge angereichert.

Infektiosität der Lues II

Infektiös sind theoretisch alle entzündlichen Veränderungen der Lues II, Blut und andere Körpersäfte. Eine reale Ansteckungsgefahr sind jedoch fast nur die treponemenreichen erosiven lokalisierten Papeln (Genitoanalbereich und Mundschleimhaut!).
Merke: Erosive lokalisierte Papeln sind die erregerreichsten Läsionen der Syphilis überhaupt (Millionen Treponemen/ml Gewebssaft) und stellen die wichtigste Ansteckungsquelle dar.

B. Die Spätsyphilis

Definition. Syphilis ab Ende des 2. Krankheitsjahres; sie umfaßt das Stadium der *„Spätlatenz"* und die Lues III (Abb. 11).

I. Spätlatenz.
Das klinisch erscheinungsfreie Intervall zwischen dem vollendeten 2. Jahr nach Infektion und Beginn der Lues III.

II. Das Tertiärstadium (Lues III)

Definition. Stadium der Organsyphilis, die durch Zerstörung einer oder mehrerer innerer Organe zum Tod führen kann und durch einer zelluläre Abwehrreaktion gegen den Erreger bei gleichzeitig außerordentlicher Erregerarmut gekennzeichnet ist.

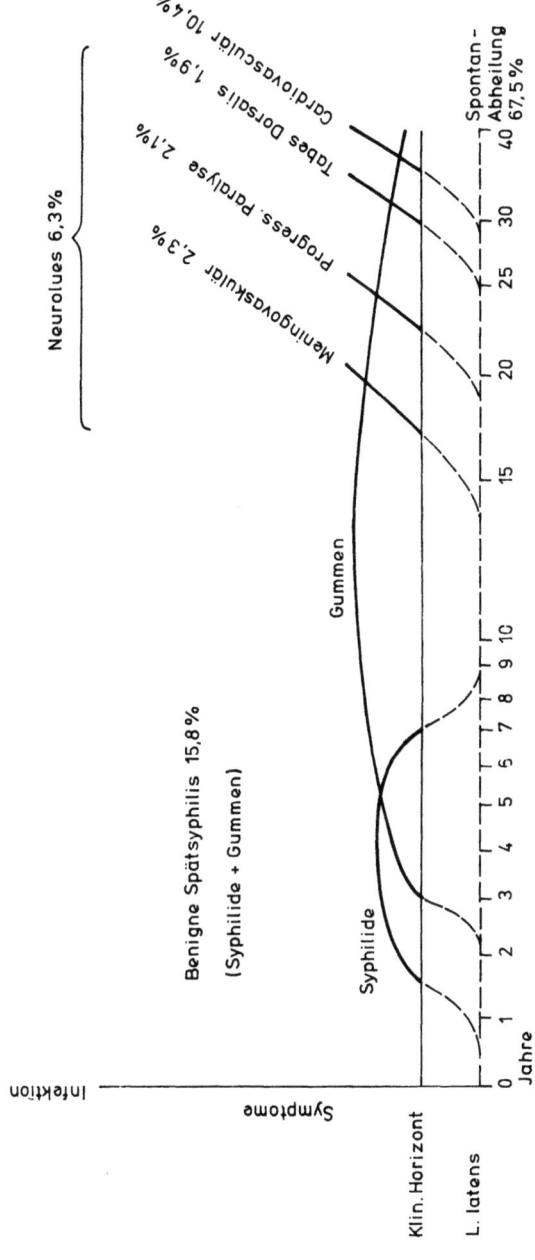

Abb. 11. Die Manifestationen der Spätsyphilis in ihrem zeitlichen Verlauf

Allgemeines. Nach den Erfahrungen der „Oslo-Studie" (s. S. 19) entwikkeln nur etwa ein Drittel der Luetiker klinisch aktive Stadien der Spätsyphilis; beim Rest bleibt die Lues zeitlebens nur serologisch faßbar. Klinisch unterscheiden wir drei verschiedene Komplexe der tertiären Syphilis: die benigne Spätsyphilis („late benign syphilis"), die Neurosyphilis und die cardiovasculäre Syphilis. Manche Patienten können *gleichzeitig* an mehreren Spätsyphilisformen leiden.

1. Die benigne Spätsyphilis

Definition. Fokale proliferative oder destruktive (meist granulomatöse) Entzündung, die sämtliche Organe und Gewebe des Körpers betreffen kann, jedoch Haut, Schleimhäute und Knochen (in etwa gleicher Häufigkeit) bevorzugt. Die destruktiven Veränderungen können zwar von erheblichem Ausmaß sein, sind jedoch nur bei besonders ungünstiger Lokalisation lebensgefährlich und weitgehend schmerzlos.

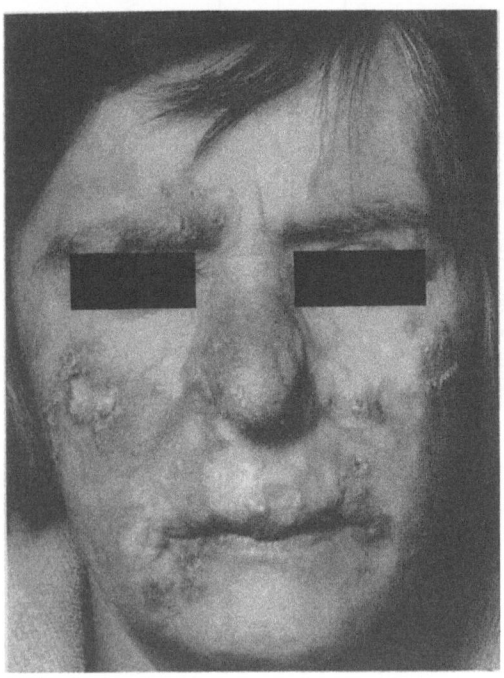

Abb. 12. Ausgedehntes ulcero-serpiginöses Syphilid im Schmetterlingsbereich des Gesichtes. Beachte die Narbenbildung im Oberlippen-Wangenbereich und die Mutilation im Bereich des linken Nasenflügels

Häufigkeit und zeitlicher Ablauf der benignen Spätsyphilis. Nur etwa 15% von allen unbehandelten Lueskranken entwickeln Veränderungen der benignen Spätsyphilis. Die verschiedenen Erscheinungsformen können mit erheblicher zeitlicher Streuung auftreten (frühestens 1 bis über 40 Jahre post infectionem); der Gipfel der Inzidenz liegt bei 15 Jahren. Die früheste Manifestation sind die Syphilide (hauptsächlich zwischen 3. und 6. Jahr post infectionem); Gummen der Haut oder innerer Organe werden fast nie vor dem 3. post-infektiösen Jahr gesehen und können sich noch nach Jahrzehnten bilden.

(a) Spätsyphilis der Haut

Syphilide sind flache, braunrote, gruppierte, oft serpiginös konfigurierte und *asymmetrisch* angeordnete plattenartige oder knotige Läsionen (tuberöse, tubero-serpiginöse Syphilide) mit Neigung zu Ulceration (tubero-ulcero-serpiginöse Syphilide), Narbenbildung und, wenn akral lokalisiert (Nase, Ohren), zur Mutilation. *Prädilektionsstellen:* Rücken, Streckseiten der oberen Extremitäten und Gesicht (Abb. 12). Histologisch sind Syphilide in der *Dermis* gelegene entzündliche Infiltrate mit granulomatösem Charakter.

Differentialdiagnose der Syphilide: s. Tabelle 5.

Gummen: „Klassische" Läsion der Spätsyphilis, deren Name sich angeblich von ihrer charakteristischen Konsistenz ableitet. Es handelt sich um aus zentral verkäsendem tuberkuloidem Granulationsgewebe bestehende Knoten von bis zu mehreren Zentimetern Größe; sie können grundsätzlich in jedem Organ auftreten (Leber, Herz, Hoden etc.), am häufigsten jedoch an der Haut, den Schleimhäuten und den Knochen. Die Gummen der Haut gehen von der *Subkutis, bzw. vom Periost* aus und erscheinen erst als livid-braunrote, derb elastische, flache Knoten, die später einschmelzen, nach oft monatelangem Bestand exulcieren (Spontanentleerung von krümeligem nekrotischem Material) und scharf begrenzte, „wie mit dem

Tabelle 5. Wichtigste Differentialdiagnosen der Syphilide

	Bemerkung
Lupus vulgaris	viel langsameres Wachstum; Herde weniger zahlreich und weniger ausgedehnt; apfelgelee-artige Eigenfarbe; Sondenphänomen positiv; Rezidive in Narbe; ausgeprägte Mutilation
Lupus erythematodes	Trias: Erythem, Schuppung, Atrophie
Mykosis fungoides	multiple disseminierte Herde, Exulceration erst später (Tumorstadium)
Sarkoidose (anuläre bzw. Plaque-Form)	charakteristische rotlividbraune Farbe, Konsistenz derber, keine Tendenz zur Exulceration

Locheisen ausgestanzt" aussehende Ulcera hinterlassen. Die Zerstörung beschränkt sich meist auf die Haut, kann jedoch auch auf das tiefere Gewebe wie Muskeln und Knochen übergreifen. Prädilektionsstellen sind das Capillitium, die Region über dem medialen Teil der Clavicula sowie über den langen Röhrenknochen (Tibia!), Gaumen (Perforation führt zum *„Wolfsrachen"*) und Nasenseptum (Einbruch führt zur *Sattelnase*). Häufig sind weiters Gummen von Lippen, Zunge, Rachen und Larynx.

Differentialdiagnose der Gummen: Tumoren (Plattenepithelcarcinom der Haut, Basaliom, Adnextumoren); Ulcus cruris varicosum (klassische Differentialdiagnose!), Tuberkulom.

(b) Spätsyphilis der Knochen kann sich sehr verschieden manifestieren: Die *luetische Periostitis* führt sowohl zu schalenförmigen Knochenauflagerungen als auch zur lokalen Osteolyse; *endostale* Spätsyphilis (selten) bewirkt eine Sklerosierung des Markraumes (Endstadium: „Elfenbeinknochen"). Die weitaus häufigste Manifestation sind *Gummen* des Knochens. Prädilektionsstellen: Tibia, Sternum, Clavicula, Wirbeln, Rippen und lange Röhrenknochen. Befall der darüberliegenden Haut oder Schleimhaut ist häufig (siehe oben).

(c) Weitere Manifestationen der benignen Spätsyphilis betreffen (in der Reihenfolge ihrer Häufigkeit) die Augen, viscerale Organe (Leber, Magen etc.), Lymphknoten, den Genitaltrakt und – sehr selten – die Skelettmuskeln. An den Augen kann die Lues III eine Uveitis, Chorioretinitis und auch eine Opticus-Atrophie verursachen. In den visceralen Organen finden sich am häufigsten Gummen; Art und Lokalisation des Organbefalls bestimmen hierbei die sehr unterschiedliche klinische Symptomatik. Am häufigsten ist die Leber betroffen, die oft von Gummen durchsetzt oder, nach deren narbiger Abheilung, im Sinne eines Hepar lobatum verändert ist. Alternativ kann eine interstitielle Entzündung auftreten, die schließlich in eine Zirrhose mündet. Auch der Hoden kann neben einer gummösen Entzündung von einer in Atrophie endenden interstitiellen Orchitis befallen sein.

Diagnostik der benignen Spätsyphilis: Serologisch; der direkte Erregernachweis aus Syphiliden und Gummen ist erfolglos (obwohl die Anwesenheit von Treponemen durch Inokulationsexperimente am Kaninchenhoden nachgewiesen wurde).

2. Die Spätsyphilis des Zentralnervensystems (Lues cerebrospinalis, Neurolues)

Allgemeines. Seit Einführung der Penicillintherapie selten. Als Folge des häufigen (und oft ungezielten) Einsatzes von Antibiotika hat sich das klinische Erscheinungsbild etwas verändert; abortive, maskierte, oft monosymptomatische Formen haben die klassischen klinischen Bilder von früher abgelöst. Die Neurolues beruht auf 3 wesentlichen *pathologisch-anatomischen Substraten:*

1. (lymphoplasmozelluläre und granulomatöse) *spezifische Meningitis* vor allem der Hirnbasis und des Rückenmarks, weniger der Convexität. Von der Meningitis ausgehend können (selten) auch Gummen entstehen.
2. *Obliterierende Endarteritis* der meningealen und cerebralen Gefäße mit Thrombosen.
   Merke: Da 1. und 2. meist kombiniert und kaum einzeln auftreten, spricht man klinisch von „meningovasculärer Neurolues", mit vorwiegend *meningitischer* oder vorwiegend *vasculärer* Symptomatik.
3. *Parenchymdegeneration* mit geringgradiger entzündlicher Komponente. Die Pathogenese der Parenchymdegeneration ist nicht gänzlich geklärt. Treponemen finden sich, wenn überhaupt, nur in der Arachnoidea.

Häufigkeit und zeitlicher Ablauf der Neurolues. Nach der Oslo-Studie erkranken etwa 6,5% aller unbehandelten Syphilis-Patienten an einer Spätform der Neurolues, und zwar etwa zu gleichen Teilen an meningovasculärer Lues, Tabes dorsalis und progressiver Paralyse. Die frühesten klinischen Manifestationen liegen 7–12 Jahre nach der Infektion. Die meningovasculäre Syphilis erreicht den Gipfel ihrer Inzidenz ca. 17 Jahre, die Paralyse ca. 22 Jahre und die Tabes ca. 30 Jahre nach Infektion.

Prognose. Unbehandelt sterben zwei Drittel der an Neurolues Erkrankten an der Grundkrankheit, der Rest erleidet Defektheilungen, die oft Invalidität bedeuten.

Klinische Bilder (Tabelle 6):

a) asymptomatische Form der Neurosyphilis: Üblicherweise als Zufallsbefund diagnostiziert (Erhöhung des Liquor-Albumins, der Zellzahl, sowie entsprechende serologische Befunde im Liquor, siehe unten). Bei einem Teil der Betroffenen (10–35%) geht die asymptomatische später in eine symptomatische Form über und wird deshalb auch als „Paralysis imminens" bezeichnet.

Tabelle 6. Klassifikation der Lues cerebrospinalis

- asymptomatisch („Paralysis imminens", Spätlatenz)
- meningovasculär (meningitisch oder vasculär betont) – zerebral
  – spinal
- gummöse Form (von den Meningen ausgehend)
- Lues parenchymatosa – Tabes dorsalis
  – progressive Paralyse

b) meningovasculäre Neurosyphilis: Die vielgestaltige klinische Symptomatik wird einerseits vom Übergewicht der meningitischen oder der vasculitischen Komponente, andererseits von der Lokalisation der Läsionen bestimmt. Überwiegt die *meningitische* Komponente, sind basale Hirnnervenausfälle (besonders III, VI, IX) und Opticusatrophie (Arachnitis im Bereich des Chiasma opticum) die charakteristischsten Symptome; daneben jedoch eine Vielzahl weiterer klinischer Symptome. Vorwiegend *vasculärer* Befall führt zu akuten oder subakuten zerebrovasculären ischämischen Insulten; am häufigsten betroffen ist die A. cerebri media.

Spinale Manifestationen der Lues cerebrospinalis sind häufig (in 10–30% der Fälle); die Symptomatik reicht von radiculären Syndromen über eine spastische Spinalparalyse bis zum akuten vasculären Querschnittsyndrom.

c) Lues parenchymatosa: Auch diese ist durch eine erhebliche Vielfalt klinischer Symptome gekennzeichnet. Bei der *Tabes dorsalis* (Entmarkung der Hinterstränge und der Dorsalwurzeln, daneben Zeichen einer chronischen Leptomeningitis) stehen Hinterstrangsyndrome, die typischen tabischen Schmerzen (ungewöhnlich heftige, krisenartig auftretende, brennende Schmerzen in den Extremitäten oder im Bauch) und Pupillenstörungen im Vordergrund. Dazu kommen häufig Koordinationsstörungen, organisches Psychosyndrom, vestibulocochleäre Symptome, Opticusatrophie und eine Reihe weiterer neurologischer Ausfälle (Reflex- und Sensibilitätsverlust, Blasenstörungen, Impotenz, neurotrophische Störungen – Mal perforant du pied, Charcot-Gelenke).

Die *progressive Paralyse* ist die spezifische, luetische primäre chronische Enzephalitis mit frontalhirnbetonter Parenchymschädigung und Atrophie (hauptsächlich der grauen Substanz); daneben besteht auch hier eine chronische Leptomeningitis. Leitsymptom ist das psychoorganische Syndrom in verschiedener Ausprägung (einfach dement, expansiv-maniform, depressiv-hypochondrisch, paranoid-halluzinatorisch etc.), begleitet von Sprachstörungen, Pupillen- und Reflexanomalien, epileptischen Anfällen, Koordinationsstörungen, Hirnnervensymptomen u. a.

Das klassische Pupillen-Zeichen der Lues parenchymatosa ist das *Argyll-Robertson-Phänomen* (Beeinträchtigung der Lichtreaktion bei erhaltener Konvergenzreaktion). Früher galt, daß dieses bei der Tabes nie, bei der progressiven Paralyse nur selten fehlte; nach neueren Untersuchungen ist es jedoch nur in ca. 60% bis 70% vorhanden.

Diagnostik der Neurolues

Dringender *Verdacht* auf Vorliegen einer Neurolues besteht bei:
- neurologischer Symptomatik bei Lues in jedem Stadium (behandelt oder unbehandelt!)
- verzögertem Lipoid-Antikörper-Titer-Abfall (VDRL) innerhalb von 2 Jahren nach Behandlung einer Lues II oder III

- jeder neurologischen Symptomatik bei reaktiver Blutserologie (TPHA)
- jeder (auch neurologisch asymptomatischen) späten Lues latens.

Die Diagnose der Neurolues erfolgt serologisch (Blut, Liquor) und durch die *Liquoruntersuchung*; letztere umfaßt die Testung folgender Parameter:
- *Zellzahl* (in zwei Drittel der Fälle): über $5/mm^3$
  Merke: Die Zellzahl muß *unverzüglich* am Ort der Punktion bestimmt werden da sonst durch Zell-Lyse die Ergebnisse verfälscht sind.
- *Gesamteiweiß:* über 40 mg%
- *Elektrophorese:* a) Erhöhung aller Eiweißfraktionen als Ausdruck einer gestörten Blut-Liquor-Schranke.
  b) oligoklonale Zonierung als Zeichen einer lokalen entzündlichen Immunantwort.

Bemerkung: Normale Zellzahlen im Liquor, wenn auch ungewöhnlich, schließen eine Neurolues (insbesondere Lues parenchymatosa!) nicht aus. Früher galt die Regel, daß bei fast allen Neuroluetikern (95%) eine deutliche Liquorpleozytose bestehe; heute findet sich eine solche nur bei etwa zwei Dritteln, wobei die höchsten Zellzahlen bei der meningitischen Form der Lues cerebrospinalis auftreten. Auch das Liquor-Gesamteiweiß ist heute seltener erhöht als früher (die höchsten Werte wieder bei der meningitischen Neurolues). Beides spricht für einen heute mitigierten Ablauf der Neurolues.

Fast stets pathologische Ausfälle erbringt hingegen die *Liquorelektrophorese*; es können sich dabei zwei grundsätzliche pathologische Befunde ergeben: einerseits eine Vermehrung *aller* Eiweißfraktionen im Liquor (Störung der Blut-Liquor-Schranke); dieser Befund ist für die meningovasculäre Neurolues charakteristisch. Andererseits können ausschließlich oder zumindest vorwiegend die *Gamma-Globuline* erhöht sein (häufig 2 oder mehrere Unterfraktionen = *oligoklonale Zonierung*). In solchen Fällen handelt es sich um eine lokale entzündliche Immunantwort im ZNS selbst (charakteristisch für *progressive Paralyse* und *Tabes dorsalis*). Trotzdem sind alle erwähnten Veränderungen unspezifische Entzündungszeichen.

Von entscheidender diagnostischer Bedeutung ist die *spezifische Luesserologie* (s. unten).

3. Cardiovasculäre Syphilis

Allgemeines. Cardiovasculäre Spätsyphilis ist die Manifestationsform der Lues III mit der höchsten Mortalität (70–90%). An ihr erkranken 10–15% der unbehandelten Luespatienten. Allerdings kann man bei Autopsien von Luetikern nicht selten klinisch unbemerkten (milden) Befall der Aortenwand erheben. Die Gefäßlues kann sich entweder als Gumma des Myocards (selten) oder als cardiovasculäre Lues im engeren Sinn manifestieren.

Pathogenese. Ausgangspunkt ist eine obliterierende Endarteritis der Vasa vasorum, vorwiegend im Bereich der Aorta ascendens, seltener der Aorta descendens oder abdominalis. Es folgt eine lympho-plasmazytäre Entzündung der Media und Adventitia der Aorta und Einlagerung von multiplen epitheloidzelligen Granulomen. Die Elastica und Muscularis gehen zugrunde und werden durch ein fibröses, knotiges Narbengewebe ersetzt, das der bedeckenden Intima ein typisches „baumrindenartig" zerfurchtes Aussehen gibt.

Diese Grundsituation führt zu folgenden Konsequenzen:

1. das minderwertige fibröse Gewebe hält dem intraaortalen Druck nicht stand; es kommt zur Dilatation der Aorta (ascendens) und zur sekundären Insuffizienz der Aortenklappen oder zur Ausbildung eines Aneurysma.
2. die Ostien der Coronararterien können durch den entzündlichen Umbau langsam stenosiert werden (Folge: pektanginöse Beschwerden).

Symptomatik. In den meisten Fällen (ca. 50%) äußert sich die cardiovasculäre Lues als *Aorteninsuffizienz* mit Linksherzhypertrophie und zunehmender cardialer Insuffizienz. Diese charakteristischen luetischen Herzleiden waren in der ersten Hälfte unseres Jahrhunderts noch für ca. 10–15% der cardialen Todesfälle verantwortlich. *Aneurysmen* sind wesentlich seltener; sie können einerseits durch Druck auf verschiedene umliegende Strukturen (Trachea, Bronchi, Ösophagus, Nervus laryngeus recurrens, Nervus vagus etc.) eine bunte Symptomatik bedingen. Andererseits führen auch sie zur cardialen Überbelastung und Decompensation, oder durch Ruptur zum Sekundenherztod. *Pektanginöse Beschwerden* durch Stenose der Coronararterienabgänge sind die seltenste Manifestation; sie treten entweder isoliert oder gemeinsam mit den oben beschriebenen Symptomen auf.

Diagnose. Erfordert den Einsatz der cardiologischen Diagnostik und Luesserologie.

C. Connatale Syphilis

Definition. Eine in utero von der Mutter auf den Fötus übertragene Lues.

Allgemeines. Das ungeborene Kind einer an Syphilis erkrankten Frau wird nicht automatisch diaplazentar infiziert. Ob eine Infektion stattfindet und welche Konsequenzen daraus entstehen, hängt entscheidend von der Menge der in den Föten eingeschwemmten Treponemen und damit von der Phase der Syphilis der Schwangeren ab. Ein wesentlicher zusätzlicher

Faktor sind eventuelle subkurative Antibiotika-Gaben. Folgende Endausgänge sind für das Kind grundsätzlich möglich:
1. Abort (Spätabort, meist nach der 18. SSW, mit Häufigkeitsgipfel im 8. Lunarmonat).
2. Totgeburt zum Termin.
3. Lues connata (Frühgeburt oder zum Termin).
4. Ausbleiben der Infektion.

Die Art des Endausgangs unterliegt folgenden Faustregeln:
1. Regel: Erfolgt die Infektion zum Zeitpunkt der Konzeption oder bis zum 7. Lunarmonat der Schwangerschaft, erreicht die Wahrscheinlichkeit der Übertragung auf das Kind fast 100%; davon sind die überwiegende Zahl Aborte, Totgeburten oder schwere Lues connata präcox. Je länger jedoch die Infektion der Konzeption vorausgeht, umso höher wird die Zahl der gesunden Kinder (2 Jahre: 50%, 2–5 Jahre: 75%, >5 Jahre: >80%); gleichzeitig verschiebt sich das Schwergewicht der klinischen Manifestation von Abort und Totgeburt auf Lues connata.
Bemerkung: Diese Feststellungen beziehen sich natürlich auf *unbehandelte* Frauen. Da heute die Chancen einer akzidentellen Mitbehandlung einer nicht erkannten Lues über die Jahre nicht gering sind (typisches Beispiel: Antibiotika wegen grippalen Infektes), sind die reellen Zahlen der Lues connata eher noch günstiger anzusetzen.
Infektion einer Schwangeren bis zum Ende des 4. Lunarmonats: Dieser Zeitraum wird deshalb herausgehoben, weil man früher annahm, daß eine diaplazentare Übertragung bis zur 18. SSW nicht erfolgen könne. Diese Anschauung – man vermutete in der Langerhansschicht des Chorionepithels eine Plazentarschranke für Treponemen – beruhte auf der Beobachtung, daß bei luetischen Müttern selten Aborte vor dem 5. Lunarmonat eintreten, und daß andererseits in diesem Zeitraum behandelte Frauen später völlig gesunde Kinder zur Welt bringen. Erfolgte die Therapie hingegen erst nach dem 5. Lunarmonat, wiesen die Kinder sehr oft Defektheilungen mit typischen Stigmata der Lues connata (siehe unten) auf. Diese beiden Beobachtungen können auch heute noch nicht gänzlich befriedigend erklärt werden, doch weiß man, daß eine solche Plazentarschranke nicht existiert und Treponemen sehr wohl schon in frühen Schwangerschaftsphasen im Embryo nachweisbar sind.
2. Regel: Bei Infektion von Schwangeren ab dem 7. Lunarmonat nimmt das Infektionsrisiko des Kindes bis zur Geburt kontinuierlich ab, gleichzeitig wird auch das Absterben des Kindes im Falle der Infektion zunehmend unwahrscheinlicher. Bei Infektion der Mutter in den letzten 3–6 Wochen unterbleibt sogar zumeist eine diaplazentare Übertragung. Es kann jedoch bei der Geburt selbst zur Infektion des Neugeborenen am Primäraffekt der Mutter kommen; in diesem Fall entsteht keine Lues con-

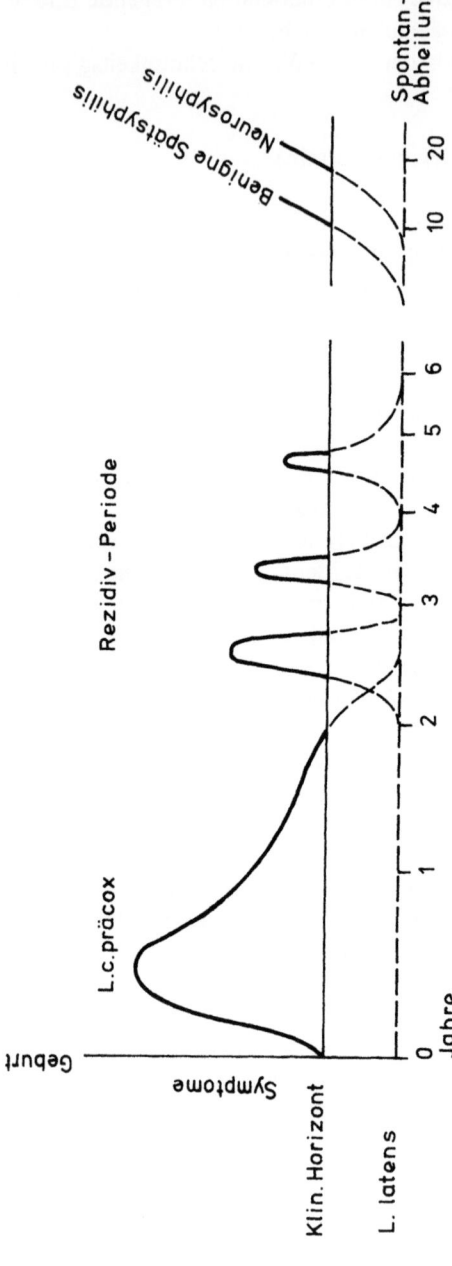

Abb. 13. Die Manifestationen der Lues connata in ihrem zeitlichen Verlauf

nata, sondern eine *Lues acquisita des Neugeborenen* mit einem typischen Primäraffekt an der Inokulationsstelle.

Klinik

Allgemeines (Abb. 13). Die Lues connata läuft, ähnlich wie die Syphilis des Erwachsenen, in typischen Stadien ab, wobei ein Äquivalent zur Lues I natürlich fehlt. Wir unterscheiden 3 Phasen: die *frühen Manifestationen* oder *Lues connata präcox* (Säuglingsalter bis zum Ende des 2. Lebensjahres), die Erscheinungen der sogenannten *Rezidivperiode* (2. bis 4. Lebensjahr) und schließlich die *späten Manifestationen* oder *Lues connata tarda* (Schul- und Jugendalter). Die Erscheinungen der Frühperiode führen (behandelt wie unbehandelt) häufig zu charakteristischen *Defektheilungen*, die zeitlebens als sogenannte *„Stigmata der Lues connata"* erhalten bleiben (siehe unten).

Häufigkeit der Lues connata. In den westlichen Ländern ist die Lues connata außerordentlich selten geworden, da im Rahmen der Schwangeren-Vorsorge innerhalb der ersten drei Monate routinemäßig eine serologische Untersuchung auf Syphilis durchgeführt und bei positivem Ausfall rechtzeitig behandelt wird. Allerdings fehlt in den meisten Vorsorge-Programmen eine zweite Blutuntersuchung in der 2. Hälfte der Schwangerschaft, so daß die Möglichkeit der Entwicklung einer Lues connata immer noch nicht völlig ausgeschlossen ist.

Infektiosität der Lues connata. Infektiös sind die entzündlichen Läsionen und das Blut in der Frühperiode, außerdem die syphilitischen Infiltrate an Plazenta und Nabelschnur; die Veränderungen der Lues connata tarda sind hingegen *nicht* infektiös.
Merke: Die diaplazentare Übertragung einer Lues connata auf die nachfolgende (dritte) Generation ist *nicht* möglich.

1. Lues connata präcox

Die Kinder sind meist Frühgeburten (die Plazenta ist vergrößert und zeigt, wie die Nabelschnur, treponemenreiche syphilitische Infiltrate) und bieten ein charakteristisches Bild: sie sind untergewichtig, zeigen eine gelblich-schlaffe Haut, einen greisenhaften Gesichtsausdruck, wimmern an Stelle der üblichen kräftigen Schreie und haben einen ungewöhnlich großen Bauch („kleiner alter Mann mit großem Bauch"). Allerdings sieht man dieses, oft als „klassisch" für die Syphilis beschriebene Bild auch bei Frühgeborenen mit anderen schweren Infektionen. Spezifische Läsionen sind bei der Geburt meist noch nicht vorhanden; die Säuglingssterblichkeit ist erhöht.

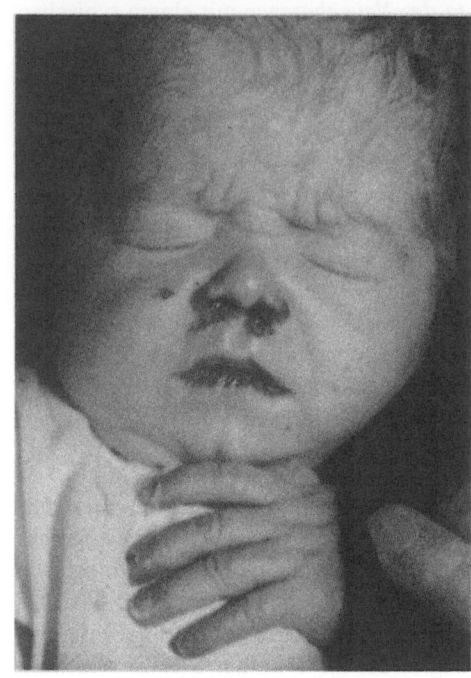

Abb. 14. Lues connata praecox: Coryza syphilitica

Die ersten *Hautläsionen* erscheinen, begleitet von einer *generalisierten Lymphadenitis,* zwischen der 2. und 6. Woche und entsprechen den lokalisierten Papeln der Lues II. Sie können in ihrem morphologischen Ausdruck von maculopapulös, papulo-squamös bis vesiculös oder bullös reichen; meist finden sich große, „saftig" infiltrierte nässende Läsionen von charakteristischer braunroter Farbe, die bei Lokalisation an den Körperöffnungen zur Ausbildung von *Fissuren* und in den Intertrigines zur Hypertrophie neigen (*luxurierende* Papeln, Condylomata lata). Prädilektionsstellen sind die Perioral- und Anogenitalregionen, Handflächen und Fußsohlen. In den Infiltraten der Mundwinkel *(Hochsinger'sche Infiltrate)* kommt es durch Schreien zu tiefen Einrissen, die mit lebenslang erhalten bleibenden typischen radiären Narben abheilen *(Parrot'sche Furchen)* (Abb. 15). Seltener finden sich Blasen mit serösem oder serös-eitrigem Inhalt an Handflächen und Fußsohlen (*„Pemphigus palmoplantaris syphiliticus"*)*.* Das häufigste Schleimhautsymptom ist die syphilitische Rhinitis durch Papeln der Nasenschleimhaut, die zu einem erst trockenen, später serösen oder auch blutigen Schnupfen führen *(Coryza neonatorum)* (Abb. 14). Bei besonders ausgeprägtem Befall werden die Knochen der Nasenwurzel destruiert (Spätfolge: die sogenannte „syphilitische Sattelna-

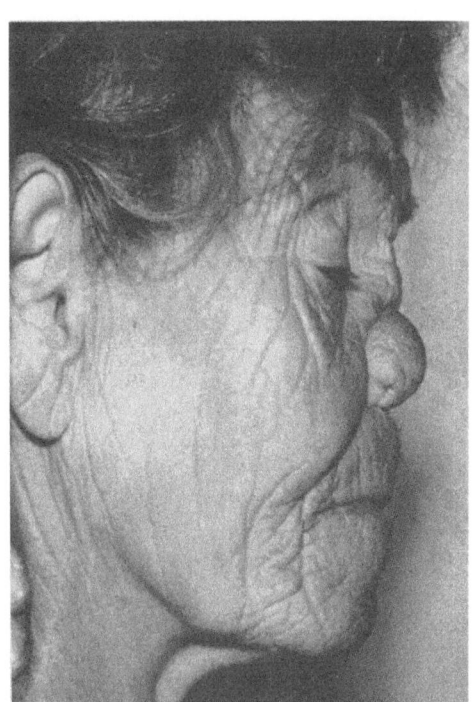

Abb. 15. Lues connata tarda: syphilitische Sattelnase und Parrot'sche Furchen

se") (Abb. 15). Alle Schleimhaut- und Hautaffektionen sind reich an Treponemen und daher hoch infektiös.

Knochenveränderungen stehen neben den Hautläsionen im Vordergrund, stellen sich meist im 4. Monat ein und können sich in folgender Weise manifestieren: *Osteochondritis dissecans Wegener:* diese führt durch Epiphysenlösung zur schmerzbedingten Ruhigstellung einer Extremität *(Parrot'sche Pseudoparalyse).* *Spezifische Periostitis:* Ausbildung von subperiostalem Granulationsgewebe, das später verkalken und zu schalenförmigen Auflagerungen an Diaphysen und flachen Knochen führen kann. Bekannteste Ausprägung: die „*Olympierstirn*" (Auflagerungen im Bereich der Ossa frontalia).

Osteomyelitis syphilitica (Pick); die seltenste ossäre Manifestation, führt zum sogenannten „Elfenbeinknochen".

Bemerkung: Die röntgenologische Diagnostik dieser Veränderungen war früher ein wichtiges Hilfsmittel zur Früherkennung der Lues connata.

Systemische Manifestationen treten in mehr als der Hälfte der Fälle auf. Meist findet sich eine *Hepatosplenomegalie,* seltener auch eine *interstitielle Pneumonie (Pneumonia alba)* oder eine *interstitielle Hepatitis („Feuersteinleber"),* weiters Iritis und Chorioiditis sowie Anämie und Thrombocytopenie. Sehr viele Kinder zeigen entweder eine klinisch stumme *Neurolues* mit Liquorveränderungen oder Symptome einer syphilitischen Meningitis oder Meningoencephalitis.

Verlauf. Sämtliche Manifestationen der Lues connata präcox können bis zu ca. einem Jahr und länger bestehen bleiben; im 2. Lebensjahr kommt es gewöhnlich zur spontanen Abheilung (oft als Defektheilung; siehe unter „Stigmata"). Zwischen 2. und 4. Lebensjahr kann sich jedoch ein Rezidiv syphlitischer Hautveränderungen entwickeln *(„syphilitische Syndrome der Rezidivperiode"):* die Läsionen gleichen denen der acquirierten Lues (Condylomata lata und Plaques muqueuses, manchmal jedoch auch bereits Syphilide oder Gummen).

2. Lues connata tarda

Manifestation zwischen 5. und 20. Lebensjahr, kaum jemals später. Die Läsionen der Haut unterscheiden sich nicht von denen der „benignen Spätlues" (siehe diese) außer durch ihr Auftreten bereits im jugendlichen Alter; daneben treten jedoch für die Lues connata tarda hoch charakteristische Zustände auf:
Das häufigste Symptom mit ca. einem Drittel der Patienten ist die *luetische interstitielle Keratitis (Keratitis parenchymatosa)* (Abb. 16). Sie führt unbehandelt zur diffusen oder fleckförmigen Trübung der Cornea, Vascularisierung und schließlich Blindheit. Die Patienten leiden an Schmerzen, Photophobie und beeinträchtigtem Visus.

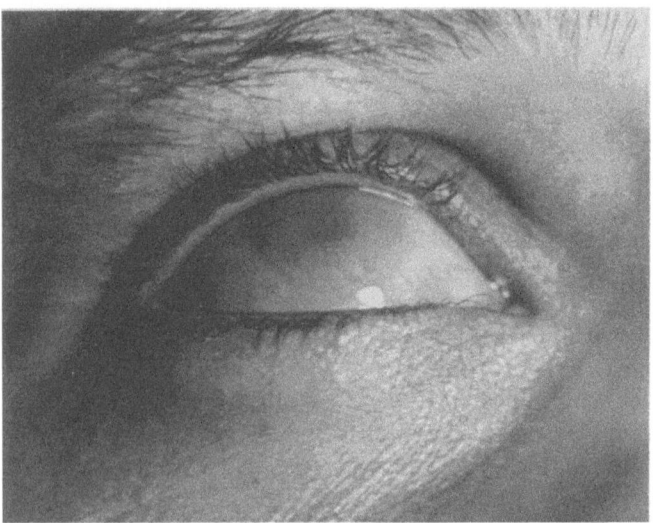

Abb. 16. Lues connata tarda: Keratitis parenchymatosa

Die *luetische Neurolabyrinthitis* ist eine seltene und späte, allerdings sehr typische Manifestation der Lues connata und führt schließlich zur *Innenohrschwerhörigkeit* bzw. Taubheit. Sie ist nicht von Liquorveränderungen begleitet. Als *Hutchinson'sche Trias* bezeichnet man die Symptomkombination von Keratitis parenchymatosa, Innenohrschwerhörigkeit bzw. Taubheit und die gleichnamigen Veränderungen der Schneidezähne (siehe unten).

Zweithäufigstes Symptom war nach alten Statistiken die *Neurosyphilis,* die sich hauptsächlich als Mischung von Tabes und progressiver Paralyse präsentierte und meist erst gegen Ende des 2. Lebensjahrzehntes auftrat. Eine bilaterale *syphilitische Synovitis* führt zu einem schmerzlosen serösen Erguß der Kniegelenke mit erweitertem Gelenksspalt jedoch ohne Knochenveränderungen. Die Abheilung erfolgt spontan innerhalb von Monaten.

Merke: *Cardiovasculäre* Veränderungen treten bei pränataler Infektion (übrigens auch bei Lues acquisita vor der Pubertät) *außerordentlich selten* auf. Die Gründe dafür sind unbekannt.

Neben den Ausdrucksformen der floriden Lues connata tarda zeigt der Patient zusätzlich „*Stigmata*", (diagnostisch bedeutsame Defektheilungen nach Läsionen der Frühperiode und auch der pränatalen Zeit). Dazu zählen:

– *Parrot'sche Furchen* (s. oben).
– *Säbelscheidentibia* (Türkensäbeltibia): Verformung durch Auflagerungen im Rahmen der ossifizierenden Periostitis.
– *Caput natiforme* („luischer Quadrat-Schädel", „Olympierstirn"): ebenfalls Auflagerungen am Stirnbein nach Periostitis.
– *Perforationen des Nasenseptums und Gaumens sowie Sattelnase* als Folgen der frühluetischen Rhinitis (Abb. 15, 17).
– *Zahnveränderungen:* während das *Milchgebiß normal* bleibt, werden die Anlagen der bleibenden Zähne durch die gegen Ende der Schwangerschaft und in den ersten Lebensmonaten besonders aktiven syphilitischen Prozesse nachhaltig geschädigt. Man unterscheidet 2 typische Veränderungen:

1. Hutchinson-Zähne: die mittleren oberen Schneidezähne sind verkleinert, haben an der Schneide eine halbmondförmige Ausnehmung und sind an der Krone schmäler als an der Basis. Dazwischen bestehen Diastemata (Zahnlücken). Hutchinson-Zähne sind *fast diagnostische Veränderungen* der Lues connata tarda.

2. Moon-Zähne: maulbeerartige Vorwölbungen an der verkleinerten Kaufläche der ersten Molaren (weniger typisch).

Diagnostik der Lues connata. Auf serologischem Weg; nur in Ausnahmefällen von florider Lues connata präcox mit dem direkten Erregernachweis. Die Aufdeckung von Fällen connataler Syphilis erfolgt in der Regel

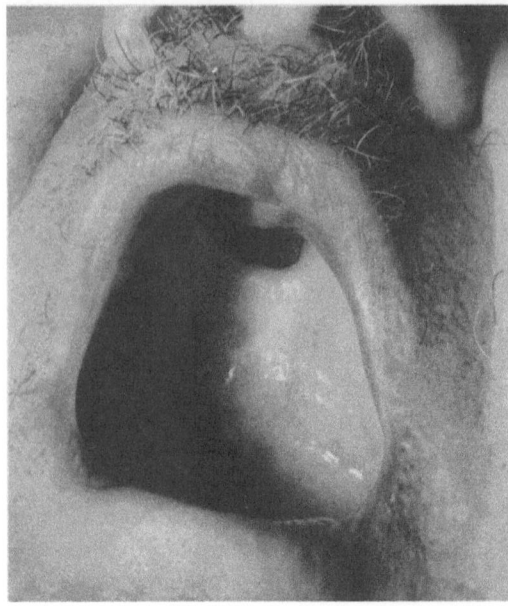

Abb. 17. Lues connata tarda: Perforation des knöchernen Gaumens

durch Zufall im Rahmen routineserologischer Untersuchungen als latente Infektion. Handelt es sich um Erwachsene, ist bei Fehlen typischer klinischer Befunde die Unterscheidung zwischen einer connatalen oder erworbenen Lues latens oft schwierig (serologische Untersuchung von Mutter und Geschwistern!).
Merke: Der serologische Nachweis einer Lues connata bedarf des Nachweises von IgM-Antikörpern im kindlichen Serum (siehe unten). IgG-Antikörper finden sich im Nabelschnurblut auch bei völliger Ausheilung einer mütterlichen Lues (plazentagängig!). Die Mißachtung dieser Situation führte früher häufig zur irrigen Diagnose einer Lues connata *(klassische Fehldiagnose!)*.

Immunologie und Serologie der Syphilis

Allgemeines. Die Produktion *„spezifischer"* (d. h. mit Hilfe spezifischer Treponemen-Antigene nachgewiesener) *Immunglobuline der IgM-Klasse* gegen Treponema pallidum setzt bereits während der zweiten Krankheitswoche, also noch vor Auftreten des Primäraffektes, ein. Ihr Titer steigt etwa bis zur 5. und 6. Woche an, um dann langsam wieder abzufallen. Nach

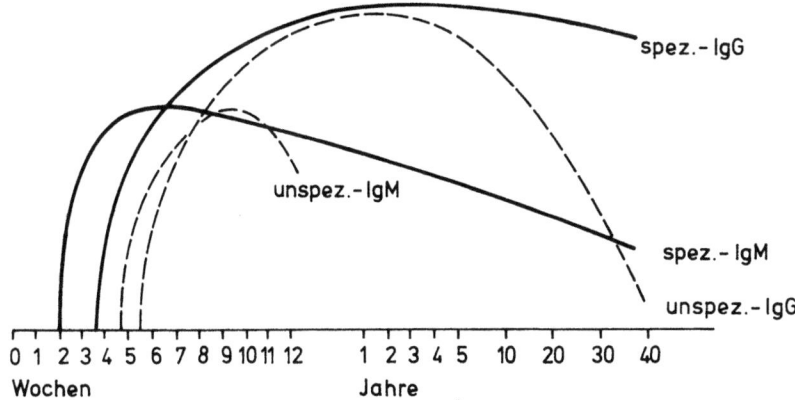

Abb. 18. Der Titer-Verlauf spezifischer und unspezifischer Antikörper bei unbehandelter Syphilis

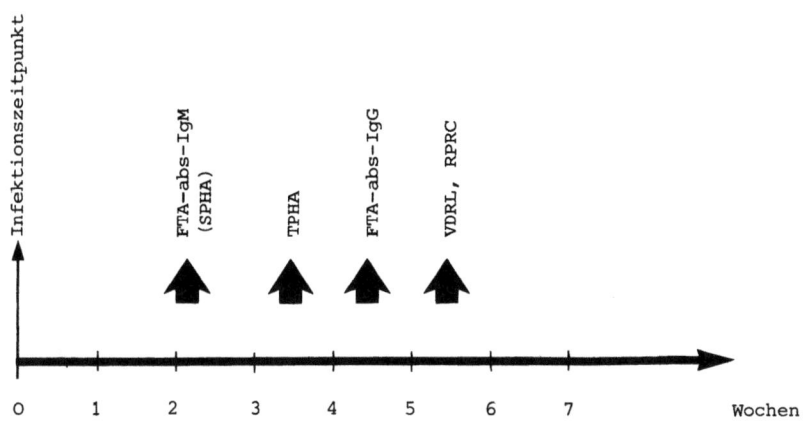

Abb. 19. Beginn der Reaktivität der Seroreaktionen bei unbehandelter Syphilis

Jahren bis Jahrzehnten können die Titer unter die Grenze der Nachweisbarkeit sinken. *Spezifische IgG-Antikörper* erscheinen etwa gegen Ende der 4. Woche, also kurz nach dem Auftreten des Primäraffekts, und überwiegen schon im Verlauf der nächsten beiden Wochen quantitativ die IgM-Antikörper. Der Titer der IgG-Antikörper sinkt auch nach Jahrzehnten unbehandelten Verlaufs nur wenig ab (Abb. 18, 19).

Nach Behandlung einer Frühsyphilis sinken die spezifischen IgM-Titer innerhalb von einigen Wochen oder Monaten auf Null ab, bei der Spätsyphilis dauert es etwa ein Jahr. Die IgG-Titer dagegen sinken auch nach erfolgreicher Therapie sowohl einer Früh- als auch einer Spätsyphilis nur gering ab (Ausnahme: Therapie in den ersten Wochen nach Infektion) und *bleiben zeitlebens erhalten ("Seronarbe").* IgM-AK zeigen also – etwas vereinfachend – die Anwesenheit von Treponema pallidum im Organismus an und sind somit für eine floride Infektion beweisend. Nach erfolgter Therapie ist der Abfall der IgM-Antikörper daher wichtiger Indikator für den Behandlungserfolg. IgG-AK lassen hingegen nur den Schluß zu, daß ein Kontakt mit dem Erreger bestanden hat. Die (großen) IgM-Antikörper sind nicht fähig, die Plazentar-Schranke zu überwinden, die (viel kleineren) IgG-Globuline hingegen sehr wohl. IgM-AK spielen daher auch eine entscheidende Rolle in der Diagnostik der Lues connata: der Nachweis von spezifischen IgM-Antikörpern beim Neugeborenen ist Beweis für eine autochthone Infektion des Kindes, während spezifische IgG-AK dagegen auch von der Mutter stammen können.

Neben *"spezifischen"* treten im Serum von Syphilitikern auch sogenannte *"unspezifische" (Lipoid-)Antikörper* auf („Reagine"). Diese waren lange vor den spezifischen AK bekannt; auf ihnen beruhte auch der historisch älteste serologische Lues-Test, die Wassermann-Reaktion. Reagine sind Autoantikörper gegen Phospholipide der Mitochondrienmembran. Wahrscheinlich enthält T. pallidum in seinen Strukturen ein ähnliches Phospholipid und löst damit die Bildung von Immunglobulinen aus, die einerseits mit Lipoiden des Wirtsorganismus reagieren, jedoch andererseits auch durch Bindung an verschiedene menschliche und tierische Organ-Extrakte nachgewiesen werden können *(deshalb „unspezifisch");* ein Extrakt aus Rinderherzen erwies sich dabei als geeignetstes Antigen. Die wirksame Substanz, das *Cardiolipin,* wurde erst später identifiziert: es handelt sich um ein serologisch inaktives Diphospholipid, das erst nach Zusatz von Lecithin und Cholesterin zum serologisch aktiven Antigen wird. Reagine gehören zunächst der IgM- (4.–5. Woche), später der IgG-Klasse an. Sie kommen auch bei einer Reihe anderer Erkrankungen (siehe unten) und sogar – in sehr niedrigen Titern – im Serum gesunder Menschen vor. Der Lipoidantikörpertiter beim Unbehandelten erreicht nach einem raschen Anstieg in der 5. und 6. Woche seinen Gipfel zwischen dem 1. und 5. Krankheitsjahr, um dann wieder langsam abzusinken, manchmal unter die Schwelle der Nachweisbarkeit mit Standardmethoden (VDRL). In aktiven Phasen der Lues sind die unspezifischen Antikörper jedoch regelmäßig nachweisbar; der Anstieg des Titers geht – etwas simplifiziert – mit dem Ansteigen der Krankheitsaktivität einher. Dies gilt insbesondere auch für die Manifestationen der Lues III. (Abb. 18, 19).

Nach adäquater Therapie wird der Abfall der Lipoid-Antikörper (neben dem Abfall der spezifischen IgM-Titer) als wichtigster Parameter des Behandlungserfolges gewertet: in der Frühsyphilis sinkt der Titer rasch ab (umso langsamer, je länger die Lues bestanden hatte) und ist nach 1–12 Monaten nicht mehr reaktiv. Bei Therapie nach dem ersten Jahr der Infektion sinkt der VDRL zwar ebenfalls ab, bleibt jedoch oft in niedrigen Titern jahrelang bis zeitlebens reaktiv.

Merke: Ein kontinuierliches Ansteigen um mehr als zwei Titerstufen oder ein Bestehenbleiben der Reaktivität auf mehr als 1:8 für die Dauer von einem Jahr nach Therapieende gilt als Zeichen persistierender Krankheit und als Indikation für eine neuerliche Behandlung.

Lues-Serologie

I. Spezifische Tests

1. Der Treponema pallidum-Hämagglutinationstest (TPHA)

Prinzip (Abb. 20). Mit Treponema pallidum-Antigen beschichtete Hammelerythrozyten werden mit Patientenserum inkubiert. Sind in diesem spezifische, also gegen Treponema pallidum-Antigen gerichtete Antikörper vorhanden, kommt es zur Agglutination. Die Auswertung erfolgt an Hand einer geometrischen Verdünnungsreihe mit dem Faktor 4 (Titer 1:80, 1:320, 1:1280 etc.). Es reagieren *sowohl IgM- als auch IgG-Antikörper*; verläßlich positive Ausfälle sind erst mit Anstieg des spezifischen IgG-Spiegels, also Ende der 4. Erkrankungswoche, zu erwarten. Falsch reaktive Befunde sind sehr selten. Die praktische Durchführung im Labor ist durch automatisierte Verfahren einfach und schnell. Der TPHA ist daher der ideale Screening-Test für Syphilis.

Interpretation: Positiver Ausfall bedeutet, daß der betreffende Patient einmal Syphilis *hatte oder noch hat*; Schlüsse auf die Aktivität der Krankheit können aus der Titer-Höhe *nicht* abgeleitet werden (wenn auch hohe Titer für eine aktive, und niedere Titer für eine wenig aktive Infektion sprechen). Der Test eignet sich auch *nicht* zur Beurteilung des Behandlungserfolges, da er auch nach adäquater Therapie im Sinne einer „Seronarbe" zeitlebens positiv bleiben kann. Beim Neugeborenen beweist ein positiver TPHA noch keineswegs eine Lues connata (s. oben)!

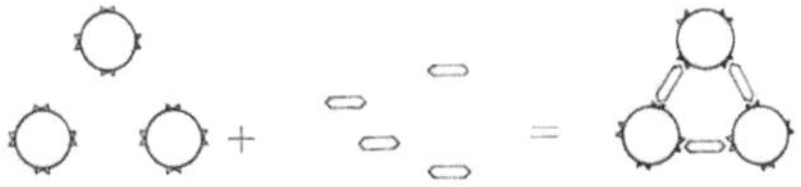

Abb. 20. Schematische Darstellung des TPHA-Tests: mit Treponemenantigen beladene Erythrozyten werden durch die Bindung spezifischer Treponemen-Antikörper zur Agglutination gebracht

2. Fluorescent-Treponema pallidum-Antikörper (Absorptions-)Test (FTA, FTA-ABS)

Prinzip (Abb. 21). Auf einem Objektträger fixierte, abgetötete Treponemen werden mit Patientenserum inkubiert und binden hierin vorhandene spezifische Immunglobuline. In einem zweiten Schritt wird ein Fluoresceinmarkiertes Antihumanglobulin zugesetzt, das sich an das im positiven Fall vorhandene humane Globulin anlagert („Sandwich"). Die Beurteilung erfolgt semiquantitativ im Fluoreszenzmikroskop.

FTA-ABS-Test (Abb. 21). Im Serum vieler gesunder Menschen kommen Antikörper gegen saprophytäre Treponemen der Mund- und Genitalflora vor, darunter auch gegen unspezifische treponemale Gruppenantigene. Um diese Antikörper zu beseitigen, wird das zu beurteilende Serum vor der eigentlichen Testreaktion in einem ersten Schritt mit einem Extrakt aus Reiter-Treponemen vermischt. Die Einführung dieses Absorptionsschrittes hat die Spezifität des Tests wesentlich erhöht und ist daher zur Routinemaßnahme geworden. Der FTA-ABS-Test weist sowohl spezifische *IgG- als auch IgM-Antikörper* nach; falsch reaktive Befunde kommen selten (7–10%) vor, z. B. bei Leberzirrhose, Diabetikern, in der Schwangerschaft und verschiedenen „Kollagenosen".

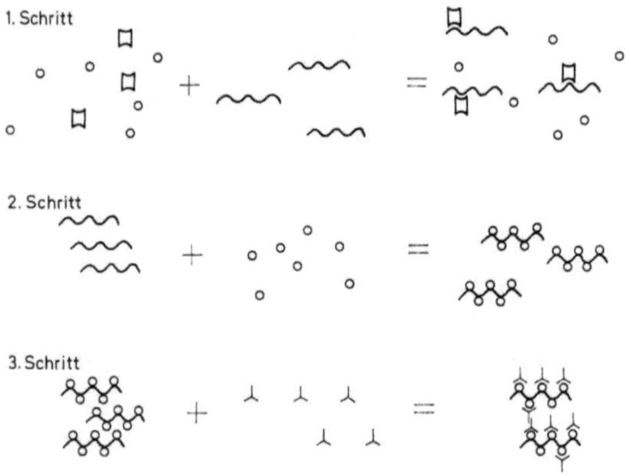

Abb. 21. Schematische Darstellung des FTA-ABS-Tests: 1. Schritt ist der Absorptions-Schritt. Patientenserum, das sowohl spezifische Treponema pallidum-Antikörper (o) als auch Antikörper gegen gemeinsame Treponemen-Gruppenantigene (◻) enthält, wird mit Kulturspirochäten vermengt; die Spirochäten binden die Antikörper gegen die Gruppenantigene, über bleiben im Serum des Patienten die spezifischen Treponema pallidum-Antikörper. Im 2. Schritt werden mit Treponema pallidum (Nichols-Stamm) beschichtete Objektträger mit dem Patientenserum inkubiert; in letzterem enthaltene Treponema pallidum-Antikörper binden sich an die Treponemen. Im 3. Schritt wird ein FITC-markierter Antihuman- (IgM- bzw. IgG-) Antikörper zugesetzt; letzterer bindet sich an die im positiven Fall gebundenen Treponema pallidum-Antikörper und macht dadurch die Treponemen im Fluoreszenzmikroskop sichtbar

Varianten des FTA-ABS-Testes

FTA-ABS-IgM bzw. IgG: Hier verwendet man im letzten Schritt des Testes *selektiv* Antihumanglobuline gegen IgM *oder* IgG und wertet zusätzlich *quantitativ* aus (Verdünnungsreihe). Praktisch am wichtigsten ist natürlich der FTA-ABS-IgM-Test, der den Nachweis spezifischer IgM-Antikörper erlaubt und damit einen zentralen Punkt in der serologischen Diagnostik darstellt. IgM-Antikörper sind oft bereits in der 2. Woche nach Infektion vorhanden und im FTA-ABS-IgM-Test nachweisbar. Ein Abklingen der Reaktivität zeigt den Erfolg der Therapie an, ein Anstieg des Titers spricht für einen Therapieversager oder eine Reinfektion. In der Diagnostik der Lues connata ist FTA-ABS-IgM Reaktivität im Serum bzw. Liquor beweisend für die Erkrankung (siehe oben).

Fehlerquellen des FTA-ABS-IgM: Bei sehr hohen IgG-Titern kann es durch Substratkonkurrenz zu *falsch negativen* Reaktionen kommen (Erklärung: die Antigene sind reichlich mit IgG-Antikörpern besetzt, die die Bindung der IgG-Moleküle verhindern). Diese Situation tritt häufig bei Reinfektion ein (enorme IgG- und nur geringe IgM-Produktion durch Stimulierung der memory cells). Auch *falsch positive* Befunde können vorkommen, bedingt durch eine Autoimmunreaktion gegen Treponemen-spezifische IgG-Immunglobuline (meist nach jahrelanger Antikörper-Produktion bei einer späten Lues).

19S-IgM-FTA-ABS-Test: Um den Test noch weiter zu spezifizieren, kann man lediglich die mit Hochdruckflüssigkeitschromatographie isolierte IgM-Antikörperfraktion (19S-IgM-Fraktion) des Patientenserums zur Durchführung des FTA-ABS-IgM verwenden. Dieser (allerdings sehr aufwendige) Test ist allen anderen serologischen Methoden an Spezifität überlegen und fast frei von falsch positiven oder falsch negativen Ergebnissen; er wird zur Zeit nur bei besonderer Fragestellung in Speziallabors durchgeführt und stellt die „letzte Instanz" bei zweifelhaften Seren dar.

3. Solid-Phase-Häm-Adsorptionstest (SPHA)

Prinzip. Der Test wird auf Mikrotiterplatten durchgeführt, deren Ausnehmungen mit Antihuman-IgM-Serum (µ-Ketten-spezifisch) beschichtet sind. Sind im Testserum T. pallidum-spezifische IgM-Antikörper vorhanden, werden sie – wie natürlich alle anderen IgM-Globuline auch – an die Seitenwände der Ausnehmungen gebunden. In einem 2. Schritt, der Hämadsorption, werden mit Treponemenantigen beschichtete Hammelerythrozyten zugegeben, die mit den spezifischen IgM-Molekülen reagieren und daher an den Seitenwänden fixiert werden. Waren im Testserum keine spezifischen IgM-Moleküle vorhanden, sinken die beschichteten Hammelerythrozyten zu Boden. Die Befunde gelten ab einem Titer von 1:4 als positiv.

Da für diese Methode sowohl die Titerplatten als auch die Reagenzien des automatisierten TPHA-Tests verwendet werden können und zusätzlich nur ein gegen menschliches IgM gerichtetes Serum zum Beschichten der Platten benötigt wird, hat der Test schnell Eingang in die Routine-Serologie gefunden.

Beurteilung: Der SPHA-Test ist ein verläßlicher Test zum Nachweis von spezifischen IgM-Antikörpern und damit zur Diagnose einer behandlungsbedürftigen Infektion. Er übertrifft den FTA-ABS-IgM-Test durch eine geringere Fehlerquote und höhere Empfindlichkeit und erreicht fast die Verläßlichkeit des 19S-IgM-FTA-ABS-Testes. Zum Nachweis einer *Neurosyphilis* sowie zur Beurteilung einer *Reinfektion* ist der SPHA-Test heute schon unentbehrlich, da gerade in diesen Fällen der FTA-ABS-IgM-Test oft falsch negativ ist (Gründe: kompetitive Hemmung durch hohe IgG-Titer und niedrige IgM-Titer bei der Reinfektion, niedere IgM-Titer bei der Neurosyphilis).

Fehlerquellen des SPHA: IgM-Autoantikörper gegen treponemenspezifisches IgG kann falsche reaktive Ergebnisse hervorrufen (sehr selten). Im Primärstadium der Lues ist die Reaktivität aus ungeklärter Ursache mangelhaft.

4. Treponema pallidum-Immobilisationstest (TPI-Test, Nelson-Mayer-Test)

Historisch erstes, heute obsoletes Verfahren zum Nachweis spezifischer Antikörper. Die Methode war langwierig, kompliziert und mit vielen Fehlerquellen behaftet.

II. Unspezifische (Cardiolipin-)Tests

1. Rapid-Plasma-Reagin-Card-Test (RPRC)

Prinzip. Ein Flockungstest, bei dem Cardiolipin suspendiert in Cholin als Antigen dient. Um bei Zusatz von Serum zur Testlösung eine Ausflockung gut sichtbar zu machen, sind der Präparation Kohleteilchen beigemengt. Die Untersuchung wird auf Wegwerf-Testkarten durchgeführt.

Beurteilung: Ein brauchbarer Schnell-Test, dessen Spezifität und Empfindlichkeit ähnlich dem VDRL ist (s. unten).

2. Venereal Disease Research Laboratory Test (VDRL)

Prinzip. Eine Flockungsprobe, bei der eine Mischung aus Cardiolipin, Cholesterin und Lecithin als Antigen dient. Die Durchführung erfolgt auf Glasplatten mit schüsselförmigen Ausnehmungen. Serum und Antigenzubereitung werden aufgetropft und die Platte einige Minuten zur Mischung

Tabelle 7. Reaktivität des VDRL in Abhängigkeit vom Stadium der Syphilis

Stadium	VDRL-Titer
Lues I	hoch positiv (ab der 5. Woche)
Lues II	hoch positiv
Spätlatenz	positiv oder negativ
Lues III: aktive cardiovasculäre Lues	
benigne Spätsyphilis	(meist) reaktiv
Neurolues	60–90% reaktiv (je nach Form der Neurolues)

Tabelle 8. Biologisch falsch-positive Reaktion mit Lipoid-Antigenen (VDRL)

Transient (wenige Wochen bis maximal 6 Monate)	*Chronisch* (länger als 6 Monate)
– Schwangerschaft – Schlafmittelabusus – Pockenimpfung – Enterovirus-Infektionen – Mykosplasmen Pneumonie – zahlreiche weitere Infektionskrankheiten: Tuberkulose, Scharlach, Masern, Mumps, Lymphgranuloma venereum etc. – Technische Fehler	– Autoimmunkrankheiten: SLE, Dermatomyositis, Sklerodermie, MCTD, Hashimoto-Thyreoiditis, Erkrankung des rheumat. Formenkreises – Polyarteritis nodosa – Lepra – Cirrhosis hepatis – Schlafmittel-Abusus – Lymphome – Senium – idiopathisch, familiär

von einem Rotator bewegt. Die quantitative Auswertung erfolgt in einer geometrischen Reihe mit dem Faktor 2 (1:2, 1:4, 1:8 etc.).

Beurteilung: Idealer unspezifischer Test zur Therapie- und Aktivitätskontrolle der Lues (Therapieleitreaktion); siehe Tabelle 7.

Fehlerquellen: Unspezifisch positive Ausfälle des VDRL können bei „Kollagenosen", nach der Pockenimpfung, in der Schwangerschaft, und bei verschiedenen Infektionskrankheiten (z. B. Malaria) eintreten (siehe Tabelle 8).

Falsch negative Ergebnisse kommen in ca. 1% der Fälle dann vor, wenn das Serum große Mengen Antikörper enthält *(Prozonenphänomen).* Erst nach geeigneter Verdünnung ergibt sich ein positives Ergebnis.

3. Wassermann-Reaktion (Komplementbindungsreaktion zum Nachweis unspezifischer Antikörper)

Historisch die erste und durch Jahrzehnte die wichtigste Luesseroreaktion; heute obsolet. Spezifität und Empfindlichkeit waren gering, Fehlermöglichkeiten zahlreich.

III. Liquor-Serologie

Die unspezifischen Tests sind für die (Liquor-) Diagnostik der Neurolues unzureichend. Negativer Ausfall der spezifischen Tests (TPHA und FTA-ABS) schließen eine Neurolues aus; gering reaktive TPHA oder FTA ABS-Titer im Liquor sind jedoch noch kein Beweis für das Vorliegen einer Neurolues, da IgG-Antikörper auch normalerweise partiell liquorgängig sind und daher aus dem Serum stammen können. Erst der Nachweis der *Produktion* spezifischer Antikörper im ZNS sichert die Diagnose. Um eine solche autochthone AK-Produktion zu beweisen, gibt es zwei Möglichkeiten:

1. Errechnung des *TPHA-Index* nach Luger; dieser setzt den Titer der spezifischen Antikörper im Liquor mit der jeweils gegebenen Funktion der Blutliquorschranke in Beziehung und schaltet damit mögliche Fehler durch Schrankenstörung weitgehend aus. Als Maß der Funktion der Blutliquorschranke gilt der sogenannte Albumin-Quotient:

$$\text{Albuminquotient} = \frac{\text{Liquoralbumin (mg/dl)} \times 10^3}{\text{Serumalbumin (mg/dl)}}$$

Normalwerte: 3 bis 8; bei gestörter Schrankenfunktion kommt es zum Anstieg bis über 20.

Der TPHA-Index errechnet sich weiter folgendermaßen:

$$\text{TPHA-Index} = \frac{\text{TPHA-Titer im Liquor}}{\text{Albuminquotient}}$$

Werte über 500 sind pathognomonisch für eine Neurolues, bei Werten zwischen 100 und 500 ist die Erkrankung wahrscheinlich.

2. Nachweis *spezifischer IgM-Antikörper mittels des SPHA:* der SPHA-Test eignet sich weitaus besser zur Liquordiagnostik als die Fluoreszenztests (FTA ABS IgM, 19S FTA ABS IgM) (weniger sensitiv).

Merke: Ein TPHA-Index von mehr als 100 *und* ein reaktiver Liquor-SPHA (>1:8) können als diagnostisch für eine Syphilis des ZNS gewertet werden.

Anhang: Luo-Test

Neben den serologischen Tests wird gelegentlich noch ein der Tuberkulin-Probe analoger Kutantest mit abgetöteten Treponemen durchgeführt, der die zelluläre Reaktion des Organismus auf Treponemen-Antigen erkennen läßt. Intracutane Injektion führt im positiven Fall nach 24 bis 48 h zu einem tastbaren Infiltrat. Der Luotest ist positiv bei der Lues III (außer der

Neurolues) und der Lues connata tarda, sowie bei der Lues maligna. Heute hat der Luotest durch die ausgefeilte Serodiagnostik kaum mehr Bedeutung.

Therapie der Syphilis

I. Allgemeines

Die Behandlung darf erst begonnen werden, wenn 1) die Diagnose exakt nachgewiesen ist (Erregernachweis oder serologisch) und 2) die Parameter zur Klassifizierung von Stadium und etwaigem Organbefall eingeholt wurden, da von letzteren Therapieplan und Nachfolgeuntersuchungen abhängen. Zur Behandlung sind grundsätzlich *Beta-Lactam-Antibiotika* (Penicillin und Cephalosporine), *Tetracycline* und *Makrolidantibiotika* (Erythromycin) geeignet. *Penicillin* ist nach wie vor das *Mittel der Wahl;* Penicillin-Resistenz von Treponema pallidum wurde bisher noch nicht beobachtet. Der Wirkungsmechanismus beruht hauptsächlich auf der Hemmung von Enzymen, die den letzten Schritt der Zellwandbiosynthese katalysieren (Transpeptidasen); dadurch können Lücken im Mureingitter nicht geschlossen werden, das Stützskelett des Treponema wird brüchig, die dünne Zytoplasmamembran wird überdehnt und platzt: Bakteriolyse. Treponema pallidum ist sehr penicillinempfindlich (minimale Hemmkonzentration 0,0025 E/ml); aus Sicherheitsgründen wird jedoch zur Therapie die Erreichung der 10-fachen Konzentration angestrebt (also etwa 0,03 E/ml). Diese an sich sehr niedere Konzentration muß allerdings wegen der extrem langen Generationszeit der Treponemen über mindestens 7–10 Tage aufrecht erhalten und auch nicht kurzzeitig unterschritten werden, da dem Keim angeblich schon 20 min „Pause" genügen, um wieder genügend Transpeptidase zu produzieren und zu überleben. Der Erfolg ist am besten durch ein *Langzeit-Depot-Präparat* (Benzathin-Penicillin) gesichert. *Vergleich:* 300 000 E Benzathin-Penicillin gewährleisten den minimalen therapeutischen Serumspiegel durch 5–7 Tage, dieselbe Menge von Procain- oder Clemizol-Penicillin nur 24 h, und von wasserlöslichem Benzyl-Penicillin G nur 3 h. Natürlich könnte bei entsprechend häufiger Injektion grundsätzlich mit jedem der verschiedenen Penicillin-Derivate eine wirksame Therapie durchgeführt werden, die Vorteile des Benzathin-Penicillins liegen jedoch auf der Hand. Auch eine orale Penicillintherapie wäre theoretisch möglich, sollte aber unterlassen werden (Probleme der Compliance).

Problematisch ist die *Penicillin-Therapie der Neurolues:* Behandlung mit Benzathin-Penicillin führt zu einer sehr hohen Quote von Therapieversa-

gern; Ursache hierfür ist wahrscheinlich die schlechte Liquorgängigkeit des Penicillin (Liquorspiegel erreichen nur etwa 2–5% der Serumspiegel). Am aussichtsreichsten ist die i. v.-Behandlung mit wasserlöslichem Penicillin G in sehr hohen Dosen, da hiermit die höchsten Liquorspiegel zu erzielen sind (20 Mio. E/die i. v. ergeben ungefähr 1,8–2,5 IE/ml Liquor).
Merke: Je stärker die entzündliche Aktivität einer Neurolues, desto durchlässiger ist die Blut-Hirn-Schranke, und desto höher sind die erreichbaren Liquor-Penicillinwerte; in diesem Zusammenhang ist wichtig, daß die Neurolues heute meist relativ wenig entzündlich abläuft.
Ähnliche Probleme ergeben sich bei der *Syphilis in der Schwangerschaft:* durch die Plazentarschranke werden im Föten nur ca. 25–30% des Serumspiegels der Mutter erzielt. Auch hier ist daher Benzathin-Penicillin nicht zu empfehlen; man weicht, um sichere therapeutische Spiegel zu erreichen, auf Halbdepot-Präparate wie Procain- oder Clemizol-Penicillin aus, das in 24-stündigen Abständen injiziert wird.
Cephalosporine. Grundsätzlich wie Penicillin gegen Treponema pallidum wirksam. Da es jedoch keine Depot-Präparate gibt, müßten Injektionen in kurzen Abständen erfolgen. Cephalosporine kommen daher in der Praxis *kaum* zur Anwendung. Bei Penicillin-Allergie sind sie auch wegen häufiger Kreuzreaktionen keine gute Alternative.
Tetracycline. Wirken bakteriostatisch (Hemmung der Proteinsynthese); ihr Anwendungsbereich beschränkt sich auf Patienten mit Penicillin-Allergie. *Vorteil: Gute Liquorgängigkeit.* Bei Behandlung Gravider und von Kindern bis zum 8. Lebensjahr muß allerdings bedacht werden, daß Tetracycline *(außer angeblich Doxycyclin)* in den Knochen abgelagert werden und zu einer Gelbbraun- bis Schwarzverfärbung der Zähne (angeblich nur der Milchzähne) führen: ob es auch zur Hemmung des Skelettwachstums und einem Kernikterus kommen kann, wird unterschiedlich beurteilt. Manche Autoren empfehlen Tetracycline trotz ihrer Nebenwirkungen für Syphilis in der Gravidität, da sie das Risiko durch Tetracycline für den Fötus geringer erachten als eine ineffektive Behandlung und die damit drohenden irreversiblen Stigmata der Lues connata. Bei Neurolues im Kindesalter und nachgewiesener Penicillin-Allergie (sehr selten!), müssen Tetracycline ausnahmslos als Mittel der Wahl gelten. Verwendet wird hauptsächlich *Doxycyclin,* da es die beste Wirksamkeit bei geringster Nebenwirkungsquote besitzt.
Makrolidantibiotika (Erythromycin). Auch Erythromycin wirkt bakteriostatisch. *Vorteil:* gut wirksam, arm an Nebenwirkungen. *Nachteil*: schlechte Plazenta- und Liquorgängigkeit. Bei Neurolues ist Erythromycin *kontraindiziert* und bei *Schwangeren nur bedingt anwendbar,* da es im Fötus nur 6–20% der Serumkonzentration der Mutter erreicht; auch bei höchstmöglicher Dosierung ist der Behandlungserfolg beim Kind nicht gesichert. Hat man bei einer Graviden eine Erythromycin-Therapie durchge-

führt, muß das Kind post partum Liquor-punktiert werden und erhält anschließend eine regelrechte Behandlung mit Penicillin (unabhängig vom Vorhandensein von Krankheitssymptomen). Verabreichung: oral oder intravenös.
Anwendungsbereich: Nur bei *Penicillin-Allergie.*

II. Behandlungsschemen

1. Bestandsdauer der Syphilis kürzer als 1 Jahr (Lues I, II, Frühlatenz)

Therapie der Wahl (WHO): 2,4 Mio E Benzathin-Penicillin G i. m. (als einmalige Injektion; wegen der Schmerzhaftigkeit eventuell in 2 Portionen verabreicht).
Alternativen:
bei Penicillinallergie: Doxycyclin 2 × tgl. 100 mg (i. v. oder per os) durch 15 Tage
bei Allergie auf Penicillin *und* Tetracyclin: Erythromycin 4 × tgl. 500 mg (oral) durch 15 Tage
Beachte: Bei der Klassifikation der Syphilis wird die Frühsyphilis bis zum *2. Jahr* nach Infektion gerechnet. Abweichend davon wird bei der Therapie schon nach *1 Jahr* Bestandsdauer das Schema für Spätsyphilis eingesetzt.

2. Bestandsdauer der Syphilis länger als 1 Jahr (Lues II und Frühlatenz unbekannter Dauer, Lues III und Spätlatenz mit Ausnahme der Neurosyphilis)

Therapie der Wahl: 3 × 2,4 Mio E Benzathin-Penicillin G i. m. im Abstand von je einer Woche (entspricht also 7,2 Mio E total)
Alternativen:
bei Penicillinallergie: Doxycyclin 2 × tgl. 100 mg (i. v. oder per os) durch 30 Tage
bei Allergie auf Penicillin *und* Tetracyclin: Erythromycin 4 × tgl. 500 mg (oral) durch 30 Tage.

3. Neurosyphilis

Wasserlösliches kristallines Penicillin G 24 Mio E/die i. v. (4 Mio E alle 4 h) durch 10 Tage, gefolgt von 3 × 2,4 Mio E Benzathin-Penicillin G i. m. in wöchentlichen Abständen.
Sollten bei dieser hohen Dosierung epileptogene Nebenwirkungen auftreten, kann bis auf 12 Mio E/die i. v. (2 Mio E alle 4 h) reduziert werden.
Alternative: Doxycyclin 2 × tgl. 100 mg i. v. durch 30 Tage.

4. Syphilis in der Gravidität

Procain-Penicillin 1,2 Mio E tgl. i. m. durch 21 Tage oder Clemizol-Penicillin 1 Mio E tgl. i. m. durch 21 Tage.
Alternativen (bei Penicillinallergie):
1. Erythromycin 4 × 500 mg tgl. durch 30 Tage per os; post partum Behandlung des Kindes mit Penicillin (siehe bei Lues connata).
Risiko: Insuffiziente Behandlung des Föten und Entwicklung von Stigmata der Lues connata.
2. Doxycyclin 2 × 100 mg (per os oder i. v.) durch 30 Tage.
Risiko: Nebenwirkungen von Doxycyclin auf den Feten (siehe oben).

5. Lues connata

Vor der Behandlung muß klinisch und durch Liquor-Punktion eine ZNS-Beteiligung ausgeschlossen werden.
Therapie der Wahl:
Kinder *ohne* pathologische Liquorbefunde und ohne neurologische Symptomatik:
Im 1. Lebensjahr: 50 000 E/kg Körpergewicht Benzathin-Penicillin als Einzeldosis.
Ab dem 2. Lebensjahr: 3 × 50 000 E/kg Körpergewicht Benzathin-Penicillin i. m. in Wochenabständen.
Alternative: Erythromycin 4 × tgl. 5–10 mg/die per os durch 15 Tage (im 1. Lebensjahr) bzw. 30 Tage lang (ab dem 2. Lebensjahr).
Kinder *mit* pathologischen Liquorbefunden oder neurologischer Symptomatik:
Im 1. Lebensjahr: 50 000 E/kg/die Procain-Penicillin i. m. durch 14 Tage.
Ab dem 2. Lebensjahr: 50 000 E/kg/die Procain-Penicillin durch 21 Tage.
Alternativen: Bei Penicillin-Allergie (bei Kindern sehr selten): vor dem 8. Lebensjahr kann auch auf die oben angeführte Erythromycin-Therapie ausgewichen werden. Entwickelt ein Kind eine lebensbedrohliche akute Syphilis-Meningitis muß trotz der Nebenwirkungen eine Tetracyclintherapie durchgeführt werden: 2 × 2 mg (bei älteren Kindern bis 4 mg) Doxycylin/kg Körpergewicht durch 30 Tage per os oder besser i. v.
Hinweis: Pathologische Liquorbefunde im Säuglingsalter entsprechen der „frühsyphilitischen Meningitis" der Lues II („Meningenkatarrh"). Man nimmt allerdings an, daß Kinder mit derartigen Veränderungen in der Frühphase in einem höheren Prozentsatz eine späte Neurolues bekommen.
Gegen Treponema pallidum wenig wirksame oder unwirksame Antibiotika:
Aminoglykoside (Gentamicin, Tobramycin etc.), *Spectinomycin,* Rifampi-

cin, Bacicatrin, Neomycin, Griseofulvin, Metronidazol. *Wirksam, jedoch wegen möglicher Nebenwirkungen ungeeignet:* Chloramphenicol und Thiamphenicol.

III. Nebenwirkung der Penicillintherapie bei Syphilis

Jarisch-Herxheimer-Reaktion. 2–6 (bis maximal 12) h nach Beginn einer Penicillinbehandlung kommt es durch die rapide Bakteriolyse zur Freisetzung von Endotoxinen, die folgende oft vehemente Reaktionen auslösen können: Grippe-ähnliche Symptome mit Fieber bis 40 °C, Schüttelfrost, Kopf-, Gelenks- und Muskelschmerzen; in den luetischen Läsionen selbst zeigt sich häufig ein Ödem, die Exantheme treten stärker hervor. Im Spätstadium kann es in den granulomatösen Veränderungen zu einem massiven entzündlichen Schub kommen, der bei cardiovasculärer oder meningovasculärer Syphilis deletäre Folgen haben kann (Aortenruptur, Hirndrucksymptome). Die Intensität der Symptome hängt von der Menge vorhandener Erreger ab; niedrige Anfangsdosierung des Antibiotikums („einschleichende Therapie") ist zwecklos, da der Zerfall der Treponemen mit Erreichen eines spirochätiziden Schwellen-Serumspiegels im Sinne einer Alles-oder-Nichts-Reaktion ausgelöst wird.

Bei jungen Patienten ohne cardiovasculäre oder Neurosyphilis ist die Jarisch-Herxheimer-Reaktion nicht von Bedeutung und kann durch Antipyretica leicht unterdrückt werden. Bei einer späten Lues mit gesicherten oder möglichen Organmanifestationen sowie bei Säuglingen und Kleinkindern soll in den ersten Phasen der Therapie ein Corticoidstoß verabreicht werden (1 mg Prednisolon/kg/Tag oral für 1–2 Wochen). Es kommt hierdurch zur partiellen Rückbildung der Granulome, zur Unterdrückung der Endotoxinwirkung sowie zur Milderung der Entzündung in den luetischen Läsionen.

IV. Nachbeobachtung von behandelten Patienten

Zweck: Serologische Kontrolle zur Beurteilung des Therapieerfolges bzw. Erkennen einer Reinfektion.

1. Schemen der Nachkontrollen

Nach einer Frühsyphilis (bzw. Lues connata im 1. Jahr):
Der Serumtiter wird 3, 6, 12 und 24 Monate nach Behandlung kontrolliert (VDRL, TPHA, FTA-ABS-IgM und SPHA). Folgende Entwicklungen müssen eintreten:

- VDRL: kontinuierlicher Abfall innerhalb eines Jahres zu nicht-reaktiven oder sehr niedrigen Werten (mindestens um das 4-fache des Ausgangswertes, wenn dieser hochtitrig war).
- FTA-ABS-IgM, SPHA: die Reaktivität erlischt meist schon nach 3 Monaten, jedenfalls aber nach 6 Monaten.
- TPHA: sinkt ab und kann bei sehr früh behandelter Syphilis sogar (selten) negativ werden. Die Höhe des verbleibenden Titers erlaubt keine Aussage bezüglich erfolgter Heilung.

Der Liquor wird 24 Monate nach Behandlung einmalig serologisch kontrolliert. Ist er unauffällig, schließt dies das spätere Auftreten einer Neurosyphilis aus.

Nach einer Spätsyphilis (bzw. Lues connata nach dem 1. Jahr):
Kontrollen des TPHA, VDRL, FTA-ABS-IgM und SPHA nach 3, 6, 12 Monaten und weiter halbjährlich, bis der VDRL negativ wird oder gleichmäßig auf niedrigen Titern reaktiv bleibt.

- VDRL: fällt umso langsamer ab, je länger die Syphilis bestanden hat. Ein Sinken der Reaktivität um mindestens das 4-fache des Titers wird auch hier als Beweis eines Therapieerfolges gefordert, wenn der Ausgangswert hochtitrig ist.
- FTA-ABS-IgM + SPHA: müssen innerhalb von 12 Monaten nichtreaktiv sein.
- TPHA: sinkt nur wenig und bleibt lebenslänglich positiv.

Der Liquor wird nach 2 Jahren kontrolliert (!)

Nach einer Neurolues:
Neben den serologischen Blutkontrollen, wie sie auch sonst bei Spätsyphilis durchgeführt werden, müssen regelmäßige Liquorkontrollen erfolgen: in 3-monatigen Abständen bis zur Normalisierung der Werte, dann halbjährlich bis mindestens 3 Jahre nach Therapiebeginn.

Merke: Erfolgte die Behandlung nicht mit Penicillin, sind engmaschigere Kontrollen erforderlich.

2. Hinweise auf Therapieversagen

- Bestehenbleiben der Reaktivität von SPHA + FTA-ABS-IgM über mehr als 3 Monate (bei Frühsyphilis) bzw. mehr als 1 Jahr (bei Spätsyphilis).
- Persistenz der Reaktivität eines hochtitrigen VDRL bzw. fehlender Abfall über 4 Titerstufen.

3. Hinweise auf Reinfektion

- Neuerliches Positiv-werden von SPHA + FTA-ABS-IgM, nachdem sie bereits negativ waren.

- Rasches Ansteigen des VDRL um mehrere (3–4) Stufen nach ursprünglichem Abfall.
- Meist Anstieg des TPHA (nicht aussagekräftig).

4. Neuerliche Behandlung

Liegen Anzeichen eines Therapieversagens oder einer Reinfektion vor, muß neuerlich behandelt werden (entsprechend dem Schema für Spätsyphilis oder, bei entsprechendem Liquorbefund, Neurolues). Da *keine Resistenz auf Penicillin bekannt ist* und es keine bessere Alternative gibt, darf *nicht* auf ein anderes Antibiotikum ausgewichen werden! *In den meisten Fällen handelt es sich um Reinfektionen, nicht um Therapieversager!* („Ping-Pong-Infektion"). In den seltenen Fällen von tatsächlichem Therapieversagen kann dies auf eine beschleunigte individuelle Penicillinausscheidung zurückzuführen sein; man kann hier die Dosis verdoppeln und die Behandlungsdauer um eine Woche verlängern.

Anhang

Tropische (endemische) Treponematosen

Definition. Eine Gruppe von vorwiegend in tropischen Gebieten endemisch vorkommenden Treponematosen, die im klinischen Bild Ähnlichkeiten mit Syphilis besitzen, deren Erreger von T. pallidum weder morphologisch noch serologisch unterschieden werden können und deren Übertragung auf nicht-geschlechtlichem Wege erfolgt.

Bemerkung: die Beziehung dieser endemischen Treponematosen zur Syphilis ist eine derzeit noch ungelöste Frage; die mangelnde Kultivierbarkeit aller Treponemen verhindert die definitive Beurteilung ihres Verwandtschaftsgrades. Die klinische Unterschiedlichkeit von Syphilis und den Treponematosen kann auf zwei Weisen erklärt werden: entweder handelt es sich um identische Krankheitserreger, die durch spezifische regionale (Klima, Umwelt- und sozioökonomische Verhältnisse etc.) und immunologische Faktoren verschiedene Krankheitsprozesse hervorrufen; oder, die Treponemen befinden sich in einer adaptiven, divergierenden Evolution, die zu zwar ununterscheidbaren aber biologisch unterschiedlichen Treponemenstämmen geführt hat (hierfür sprechen am Versuchstier beobachtete, allerdings nicht stets stabile Unterschiede in der Pathogenität der Erreger der Treponematosen). Sollte letztere Interpretation zutreffen, wäre die Syphilisepidemie in Europa anno 1495 als explosionsartige Expansion eines fremden Treponementyps in einer nicht vorbereiteten Population zu verstehen.

1. Frambösie

Vorkommen: Afrika, Südamerika, Indien, Indonesien, Australien, Karibik.
Erreger: Treponema pertenue
Übertragung: durch direkten Kontakt, möglicherweise auch durch Insektenstiche. Infektionsalter meistens schon in der frühen Kindheit.
Klinisches Bild: Beginn mit einem schmerzlosen Primäraffekt ähnlich dem bei Syphilis, hauptsächlich an den unteren Extremitäten, mit begleitender regionaler Lymphadenitis. Nach einigen Wochen Auftreten von Exanthemen und Veränderungen ähnlich den lokalisierten Papeln. Durch Superinfektion häufig nässende, krustige, vegetierende Läsionen. Besonders charakteristisch sind exzessive, der „pitted keratolysis" ähnliche Läsionen der Fußsohlen. Noch in diesem Stadium können schmerzhafte periostitische Läsionen hinzutreten. Im späteren Verlauf tritt der Patient in eine Latenzphase ein, die nach fünf bis zehn Jahren in einzelnen Fällen in ein Spätstadium ähnlich der tertiären Syphilis übergehen kann. Dominierende Läsionen sind destruktive gummaartige Veränderungen an den Knochen und Gelenken (Säbelscheidentibia, Wolfsrachen, „luetische" Sattelnase etc.). Kardiovaskuläre und zentralnervöse Veränderungen sind sehr selten. Eine Übertragung auf den Fötus in utero wird nicht beobachtet (vermutlicher Grund: Infektion der Frau noch lange vor der Geschlechtsreife).

2. Pinta

Diese am wenigsten aggressive Treponematose ist im zentralen Südamerika beheimatet; ihr Erreger, Treponema carateum, wird schon in der Kindheit übertragen und ruft einen dem Ulcus durum ähnlichen Primäraffekt, meistens an den Beinen, hervor. Nach einigen Wochen folgt ein Stadium der Generalisation mit Hautläsionen; destruktive Knochenläsionen bzw. Befall von ZNS und cardiovaskulärem System bleiben aus. Übertragung auf den Fötus in utero kommt nicht vor.

3. Endemische Syphilis

Definition: Verlaufsform der Syphilis bei so hoher Durchseuchung, daß die nicht-geschlechtliche Übertragung zur Regel wird.
Bemerkung: Endemische Syphilis war bis zum Zweiten Weltkrieg in Bosnien beheimatet und ist heute ausgerottet.
Klinisches Bild: Wie bei Syphilis, doch treten die Veränderungen der Spätphase schon in der Adoleszenz auf. Diaplazentare Übertragung kommt aus den oben genannten Gründen nicht vor.

4. Bejel

Vorkommen: Naher Osten, Afrika.

Erreger: Treponema pallidum (?)

Klinik: Es handelt sich wahrscheinlich um eine Sonderform der endemischen Syphilis; das klinische Bild ist von dieser wenig unterschiedlich, jedoch durch das Fehlen eines Primäraffekts gekennzeichnet. Neben den charakteristischen Hauterscheinungen finden sich typischerweise Veränderungen an Larynx und Knochen. Spätformen mit Befall des ZNS und cardiovasculären Systems werden nicht beobachtet. Übertragung auf den Föten in utero kommt gleichfalls nicht vor.

Therapie aller endemischen Treponematosen: Analog zur Syphilis mit Penicillin.

Gonorrhoe (Tripper)

Definition. Eine durch Neisseria gonorrhoeae (Gonokokken) hervorgerufene Geschlechtskrankheit, die die Epithelien vorwiegend des Urogenitaltraktes, weniger häufig extragenitaler Regionen betrifft und schwere lokale, selten auch schwere hämatogene Systemkomplikationen hervorrufen kann.

Bemerkung: Gonorrhoe ist eine anfangs regionale und scheinbar harmlose, später durch eitrige Einschmelzung die Funktion und durch hämatogene Streuung potentiell das Leben bedrohende Krankheit. Ihre schwersten Komplikationen sind Sterilität, Extrauteringravidität sowie Endocarditis und Meningitis im Rahmen der Gonokokkensepsis. Vor der Antibiotikaära stellte Gonorrhoe eine ernste Bedrohung der Volksgesundheit dar; heute ist ihr Verlauf generell milder und Komplikationen seltener. Trotzdem verursacht Gonorrhoe immer noch eine beträchtliche Morbidität (Beispiel: pro Jahr werden in den USA ca. 80000 Frauen durch Gonorrhoe steril).

Historisches. Gonorrhoe ist seit altersher bekannt, wurde allerdings anfangs nicht klar von der Syphilis unterschieden (siehe oben). Der Erreger wurde 1879 von Neisser entdeckt und 1882 von Leistnikov erfolgreich kultiviert. 1906 wurde mit der Müller-Oppenheim-Reaktion der erste serologische Gonorrhoe-Test eingeführt. Die kulturelle Züchtung wurde 1964 durch Angabe des ersten Selektionsnährbodens durch Thayer und Martin entscheidend erleichtert. Ein bedeutender therapeutischer Fortschritt war die Einführung der intraconjunktivalen Silbernitrat-Prophylaxe beim Neugeborenen durch Credé (1884). 1976 tauchten erstmals (in den Philippinen) β-lactamase-bildende Gonokokken auf.

A. Allgemeines

I. Epidemiologie

Die *Inzidenz* der Gonorrhoe erreichte zum Ende des zweiten Weltkriegs in den westlichen Ländern einen Gipfel und sank anschließend (durch Einführung des Penicillin und die generell geordneteren Lebensumstände) zu ungekannt niedrigen Werten ab. Mit Beginn der 50er-Jahre setzte trotz weltweiter Kontrollmaßnahmen und wirksamer Therapie ein steiler Aufwärtstrend ein, der seit 1976 ausebbt. Gonorrhoe ist heute mit über 60 Millionen Neuerkrankungen pro Jahr (Schätzungen der WHO) die häufigste meldepflichtige Infektionskrankheit (etwa 30 mal häufiger als Syphilis). Die Ursachen für diesen Anstieg sind vielfältig; zu den allgemein wirksamen Faktoren (siehe Allgemeiner Teil) kommen einige für die Gonorrhoe spezifisch gültige Eigenschaften hinzu: die hohe Infektiosität (50–70%), das *Fehlen eines risikoarmen Intervalls* nach der Infektion *(mit Gonorrhoe Infizierte sind schon während der Inkubationszeit infektiös!)*, die *Kürze der Inkubationszeit* (schnelle Ausbreitung der Epidemien erschwert die Durchbrechung der Infektionskette) und schließlich die *hohe Zahl symptomloser Verläufe (bei Männern 2–5%, bei Frauen 40–50%, Hauptinfektionsquelle!)* (Abb. 22).

Bemerkung: Die heute generell mildere Symptomatik und die hohe Zahl symptomloser Verläufe (in den USA auf bis zu 50% geschätzt) stellen einen wichtigen Charakterwandel der Gonorrhoe dar. Seine Ursache ist der Selektionsvorteil weniger virulenter (d.h. häufiger unentdeckter) Gonokokkenstämme (Folge *adäquater* Behandlung). Diese Entwicklung ist epidemiologisch zumindest ebenso bedeutsam wie das Entstehen Antibiotika-resistenter (vor allem β-Lactamase-bildender) Stämme (Folge *inadäquater oder prophylaktischer* Behandlung).

Infektionsmodus: Fast ausschließlich durch Geschlechtsverkehr; *nicht-geschlechtliche* Übertragung durch Kontaktinfektion ist in der Regel nur bei präpuberalen Mädchen möglich *(Vulvovaginitis gonorrhoica infantum)*, die noch nicht durch einen sauren Scheiden-pH-Wert geschützt sind. Intra partum kann Gonorrhoe auf den Neugeborenen übertragen werden und führt zur Gonoblenorrhoe, früher die Hauptursache kindlicher Blindheit;

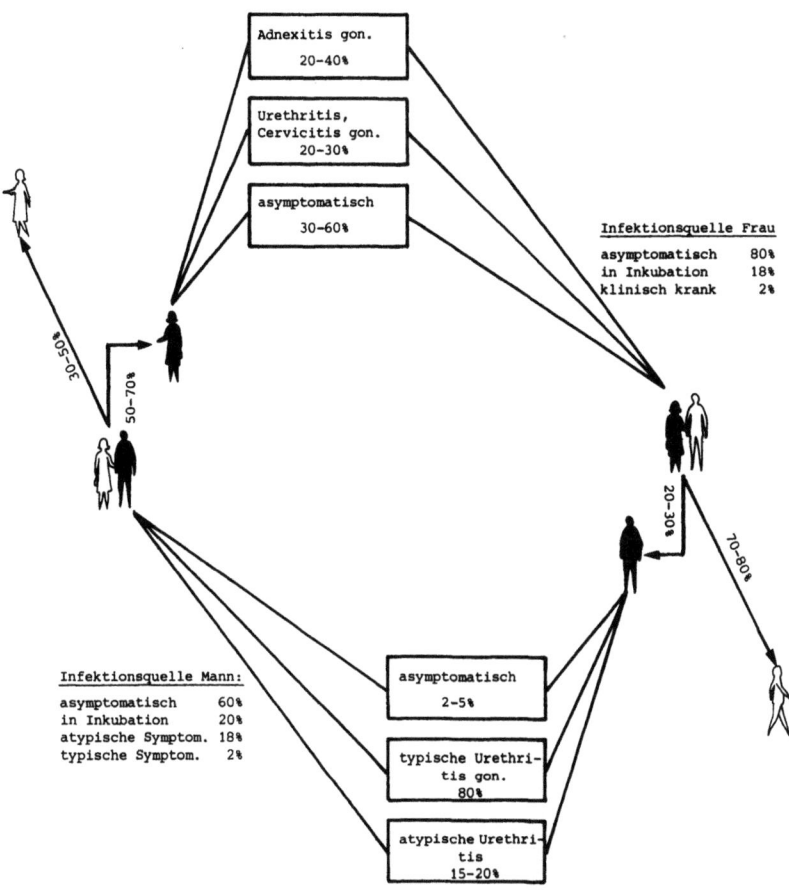

Abb. 22. Schematische Darstellung des Infektionszyklus bei Gonorrhoe. Verkehrt ein infektiöser Mann mit einer gesunden Frau (linkes Paar), resultiert in 50 bis 70% der Fälle eine Infektion der Frau. Die resultierende klinische Symptomatik entspricht den in den 3 oberen Kästen eingetragenen Möglichkeiten. Epidemiologisch betrachtet kommt den verschiedenen klinischen Erscheinungsbildern eine sehr unterschiedliche Bedeutung als Infektionsquelle zu: den Hauptanteil stellen asymptomatische Verläufe, während klinisch kranke Frauen lediglich in 2% der Fälle als Infektionsquelle fungieren. Verkehrt eine infektiöse Frau nun mit einem gesunden Mann (rechtes Paar) ist eine Infektion des Mannes nur in 20–30% der Fälle zu erwarten. Die sich hieraus ergebenden klinischen Manifestationsformen sind in den 3 unteren Kästen eingetragen. Epidemiologisch betrachtet, sind diese Verlaufsformen wieder von sehr unterschiedlicher Bedeutung als Infektionsquelle: den Hauptanteil nehmen wieder asymptomatische oder atypische Fälle sowie Fälle in Inkubation ein, während klinisch typisch erkrankte Männer lediglich in einem verschwindenden Prozentsatz als Infektionsquelle fungieren. Zeichenerklärung: schwarze Figuren: infizierte Personen, weiße Figuren: gesunde Personen

seit Einführung der Credé'schen Prophylaxe ist diese Komplikation fast verschwunden (weniger als 5% der Fälle von Blenorrhoe des Neugeborenen!). Übertragung durch *indirekten Kontakt* mit kontaminierten Gegenständen (Toilettegegenstände, Thermometer etc.) ist zwar theoretisch möglich (der Erreger kann bis zu einigen Stunden in eingetrocknetem Exsudat überleben), jedoch nur unter sehr ausgesuchten Umständen der Fall. Fälle kindlicher Gonorrhoe sind, sofern kriminelle Tatbestände ausgeschlossen sind, häufig solche Ausnahmefälle.

Die *Infektionswahrscheinlichkeit* nach Kontakt mit einem erkrankten Partner hängt von der gegebenen Keimdichte (entsprechend Stadium und Verlaufstyp) und den Gegebenheiten der Exposition ab: Frauen erkranken fast stets (80%) nach Verkehr mit einem erkrankten Mann (Empfänger des infektiösen Samens), während Männer nur in etwa 20% infiziert werden (siehe Schema). Gonorrhoe kann selbstverständlich auch durch Anal- und Oralverkehr erworben und weitergegeben werden.

Gonorrhoe zeigt einen *saisonalen Inzidenzgipfel* im Sommer und ein Tal im Winter (Folge der Freizeitaktivitäten).

II. Der Erreger

Neisseria gonorrhoeae (Abb. 23) ist ein schnell wachsender (Generationszeit ca. 5 Minuten) gramnegativer aerober Diplokokkus, der auf hämoglobinhaltigen Nährböden in einer 3% CO_2-Atmosphäre kultiviert werden kann (Temperaturoptimum 35 °C) und sich durch Produktion einer Indophenol-oxydase und seine Zuckervergärungseigenschaften von den übrigen Vertretern des Genus Neisseria unterscheiden läßt. Man kennt 4 makroskopische Wuchstypen der Neisseria gonorrhoeae, von denen nur die Typen I und II menschenpathogen sind; diese besitzen haarähnliche Zellmembranspezifikationen („Pili"), die für die Adhärenz am Epithel und damit für die Pathogenität verantwortlich gehalten werden. Mehrfache Kulturpassagen bewirken Verlust der Virulenz, gleichzeitig Umwandlung in Wuchstypen III und IV. Von den übrigen Neisserien ist lediglich N. meningitidis menschenpathogen.

III. Allgemeines zum Krankheitsverlauf

Die *Inkubationszeit* reicht von 1 bis 10 (2 bis 4) Tagen. Bei Frauen und passiven Homosexuellen ist die retrograde Bestimmung des Infektionszeitpunktes oft nur schwer möglich (schleichende Entwicklung der Krankheitssymptome).

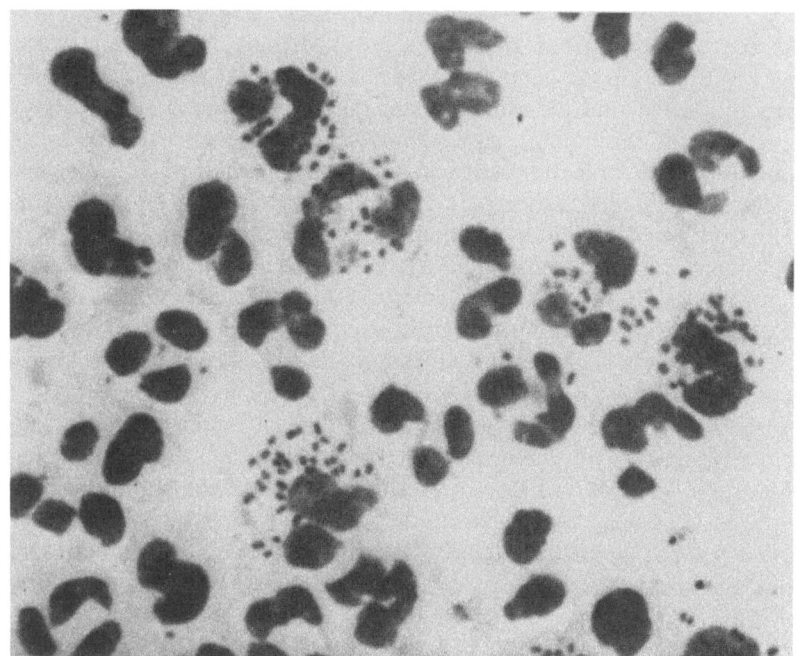

Abb. 23. Morphologischer Erregernachweis bei Gonorrhoe: Methylenblau-gefärbtes Ausstrichpräparat einer akuten gonorrhoischen Urethritis anterior des Mannes. Beachte die multiplen Diplokokken im Zytoplasma einzelner neutrophiler Leukozyten. ×100, Ölimmersion

Gonokokken sind „*Epithelparasiten*", dringen im umkomplizierten Fall nicht über dieses hinaus in den Organismus ein und besitzen insgesamt (heute) wenig Neigung zur Gewebsdestruktion. Die Infektion beginnt in der Fossa navicularis bzw. Cervix und breitet sich *per kontinuitatem ascendierend* am betroffenen Epithel aus; die Gonokokken haben eine deutliche Prädilektion für Zylinderepithel, während geschichtetes Platten- und Übergangsepithel weitgehend unempfindlich ist. Diese Tatsache erklärt die Prädilektionsstellen der gonorrhoischen Infektion: beim Mann die Urethra und ihre Anhangsgebilde, Prostata und Nebenboden; bei der Frau die Bartholin'schen Drüsen, Urethra, Cervix und Tuben. Das Rectum kann bei beiden Geschlechtern betroffen werden; Harnblase, oberer Harntrakt, Vulva, Vagina und Endometrium sind kaum je ergriffen.

Im Anschluß an die Infektion tritt die Gonorrhoe in eine *akute Phase* mit oft vehementen Erscheinungen ein; die klinische Symptomatik ist beim Mann meist auffälliger und bleibt daher selten unbemerkt. Bei Frauen ist dies viel eher möglich, da sich die Beschwerden lediglich als kaum merkliche Verstärkung eines vorhandenen Ausflusses äußern können. Unbehandelt geht die akute Phase in oligosymptomatische *subakute und chronische Phasen* über, an deren Ende die Spontanheilung stehen kann (nach 6–12 Monaten). Bedingung hierfür ist ausreichende Drainage der befallenen Epithelien und der Aufbau einer lokalen Immunität (sekretorische IgA, zelluläre Immunität); anderenfalls kann jederzeit aus scheinbar heiterem Himmel ein Rezidiv erfolgen. Obwohl meistens eine mit sensitiven Methoden (ELISA) verfolgbare Immunantwort erfolgt (oft hohe, aber passagere Titer aller Immunglobulinklassen), kommt eine klinisch relevante Immunität nicht zustande. Ursache hierfür ist vielleicht auch die ungewöhnliche Heterogenität des Antigenbesatzes der Gonokokken, die zu hochspezifischer Abwehr gegen nicht mehr begegnete Stämme führt. Tatsache ist jedenfalls, daß eine Reinfektion sehr bald nach Abheilung erfolgen kann.

Komplikationen der Gonorrhoe sind durch folgende mögliche Entwicklungen gekennzeichnet: *Subepitheliale Fibrose* als Folge der Entzündung (Strikturen!); *Befall von Anhangsgebilden* des betroffenen Epithels (Drüsen) mit oder ohne eitriger Einschmelzung; und schließlich *hämatogene Dissemination* (Sepsis). Komplikationen wurden vor der Antibiotikaära häufig gesehen, heute stellen sie Ausnahmen dar.

IV. Verhältnis der Gonorrhoe zur urogenitalen Chlamydieninfektion

Chlamydia trachomatis (Serotypen D-K) erregt eine aszendierende Infektion der Epithelien des Urogenitaltrakts, die in vieler Hinsicht die Symptomatik der Gonorrhoe bei beiden Geschlechtern imitiert, jedoch generell von milderer Ausprägung ist (siehe unten). Sie wird ebenso sexuell übertragen wie die Gonorrhoe und ist häufig mit dieser assoziiert (etwa 50% der Fälle von Gonorrhoe stellen in Wahrheit eine gleichzeitige Infektion durch beide Keime dar). Die Konsequenzen dieser Sachlage sind mehrfach: einerseits manifestiert sich die Chlamydieninfektion, wegen ihrer längeren Inkubationszeit und ihrer Resistenz gegen die Standardbehandlung der Gonorrhoe (Penicillin), als typische *Folge*krankheit der akuten Gonorrhoe *("postgonorrhoische Urethritis")*. Diese wurde in der Praxis nicht selten als Rezidiv gedeutet und verursachte nicht wenig Verwirrung wegen vermeintlicher Penicillinresistenz von Gonokokken. Gravierender sind die Auswirkungen dieses Nahverhältnisses auf das Verständnis der komplizierten und chronischen Verlaufsformen der Gonorrhoe: da die Symptomatologie der Gonorrhoe lange vor den rezenten Erkenntnissen der Chlamydienforschung katalogisiert wurde, ist heute ein gewisses Maß an Unsicherheit entstanden, ob und inwieweit Chlamydien für einen Teil des Symptomspektrums verantwortlich sind. Eine Neubeurteilung ist für die Zukunft zu erwarten.

B. Klinik

I. Gonorrhoe des Mannes

1. Akute Gonorrhoe. Die Gonorrhoe beginnt als *Urethritis anterior* und bleibt (heute) in den meisten Fällen auf diese beschränkt. Die ersten Symptome sind subjektiver Natur: ein Prickeln der Penisspitze (Fossa navicularis) und ein brennendes Gefühl der Harnröhre, das sich beim Urinieren erheblich verstärkt (Dysurie). Meist innerhalb von 24 h folgt das Auftreten eines eitrigen, typischerweise rahmigen, gelb bis gelb-grünlichen und reichlichen Urethralausflusses (charakteristische verräterische Flekken der Unterwäsche). Der Meatus urethrae externus ist gerötet, manchmal (insbesondere bei relativer Phimose) findet sich eine Begleitbalanitis. Systemsymptome sind gering oder fehlen.
Bemerkung: Die subjektiven Beschwerden der akuten Gonorrhoe waren in früherer Zeit erheblich schwerer; sie werden in alten Lehrbüchern mit „wie ein glühender Stab" oder „wie Glassplitter in der Harnröhre" beschrieben.

Aszendiert die Infektion über den Sphincter urethrae externus – die natürliche Barrière zwischen Urethra anterior und posterior – kommt es zur Entwicklung einer *Urethritis posterior* (bei Ausbleiben der Behandlung nach 10 bis 14 Tagen, manchmal auch schon früher). Dieser Vorgang wird durch mechanisches Verbringen gonorrhoischen Eiters aus der Urethra anterior entscheidend beschleunigt (Reiten, Motorradfahren, etc.). Es resultiert Verstärkung der Dysurie, Harndrang und terminale Haematurie (nur bei schweren Fällen; Haematurie bedeutsameren Ausmaßes ist sehr selten). Gleichzeitig stellen sich Systemzeichen ein: Fieber, Krankheitsgefühl, erhöhter Puls, grippales Zustandsbild).

Einschub: Der Unterscheidung zwischen Urethritis anterior und posterior dient die *Zweigläserprobe:* der Patient entleert die erste Portion des Urins (etwa 30 ml) in ein erstes, den Rest in ein zweites Glas. Im Falle einer Urethritis anterior ist die erste Portion trüb, die zweite klar; bei Urethritis posterior sind *beide* Fraktionen trüb. Eine verfeinerte Technik ist die *Drei-Gläser-Probe:* die Urethra anterior wird mit Oxycyanatlösung gespült und die Spülflüssigkeit im ersten Glas gesammelt; ist die Urethra anterior von Eiter befreit, wird der Urin wieder in 2 Portionen abgelassen. Ist die zweite Portion auch jetzt noch trüb, handelt es sich mit großer Wahrscheinlichkeit um eine Infektion der Harnblase (sogenannte „Trigonumvesicitis").

2. Lokale Komplikationen der akuten Urethritis. Sämtliche Strukturen und Anhangsgebilde der Urethra können allein oder kombiniert ergriffen werden; die daraus resultierende Symptomatik propft sich der der unkomplizierten Urethritis gonorrhoica auf. Man unterscheidet zwischen Komplikationen der Urethritis *anterior* und solchen der Urethritis *posterior*.

Komplikationen der Urethritis anterior

a) Balanoposthitis. Selten, fast nur bei (relativer oder absoluter) Phimose; diffuse Rötung der Glans penis und des inneren Präputionalblatts, manchmal mit oberflächlichen Ulcerationen im Frenulumbereich. Genese: Irritation durch den eitrigen Urethralausfluß (keine gonorrhoische Infektion im eigentlichen Sinn!).

b) Tysonitis. Äußerst selten, meist Folge der gonorrhoischen Balanoposthitis; abszedierende Entzündung der großen, beidseits des Frenulum gelegenen freien Tyson'schen Talgdrüsen.

c) Paraurethritis. Selten; Entzündung der paraurethralen Gänge (aus der Fossa navicularis abgehende Blindgänge). Die Symptomatik ist wenig schwerwiegend (Schmerzen im Bereich der Fossa navicularis); die Diagnose wird durch genaue Inspektion des Meatus urethra externus gestellt: bei Druck auf die paraurethralen Gänge entleert sich ein Tropfen Eiters.

d) „Littritis" und „Morgagnitis" (Entzündung der Littrè'schen Drüsen und der Morgagni'schen Lakunen). Diese Gebilde sind stets, also auch bei *unkomplizierter* Urethritis anterior, ergriffen (daher keine eigentliche Komplikation). Ihr Befall äußert sich durch „Fibrinfäden" im Harnsediment (fibrinöse, durch Epithelzellen und Leukozyten durchsetzte Ausgüsse). Kommt es jedoch zum Verschluß der Ausführungsgänge der Littrè'schen Drüsen, resultieren kleine Abszesse entlang der Urethralwand, die zum Periurethralabszeß führen können.

e) Periurethritis. Eine früher häufige Komplikation, die auf einer subepithelialen entzündlichen Infiltration der Urethra beruht. Jede gonorrhoische Urethritis anterior führt zu einer (sterilen) entzündlichen Reaktion des subepithelialen Gewebes; diese verläuft meist asymptomatisch und ohne Folgen, kann jedoch – besonders bei Assoziation mit Littrè'schen Abszessen – zur Persistenz des Ausflusses führen und in eine periurethrale Fibrose mit Strikturen münden (s. unten).

f) Periurethralabszeß. Entsteht durch Konfluenz mehrerer kleinerer Abszesse im Bereich des Corpus spongiosum penis (gewöhnlich von einer Littritis ausgehend). Periurethralabszesse manifestieren sich als vorerst derber, später fluktuierender tiefer Strang an der Ventralseite des Penis. Sie bewirken eine schmerzhafte Erektion mit Deviation des Gliedes nach ventral („Chorda venerea"). Es bestehen zwei Prädilektionsstellen: eine vordere im Bereich der Fossa navicularis und eine hintere im Bereich des Bulbus urethrae. Periurethralabszesse brechen häufig in die Urethra, gelegentlich jedoch nach außen durch und führen dann zur Entleerung von massenhaft Eiter; gelegentlich entsteht hierbei auch eine Kommunikation mit der Harnröhre (Folge: Urethralfisteln). Multiple periurethrale Fisteln an der Glans penis können die bizarre Folge „gießkannenartiger Miktion" nach sich ziehen; bei Lokalisation am Bulbus urethrae entstehen in der Medianlinie mehrere perineale Fisteln.

g) „Cowperitis" (Entzündung der Cowper'schen Drüsen). Während die Beteiligung bloß des Ausführungsganges der Cowper'schen Drüsen keine weiteren Symptome verursacht, führt die Entzündung der Drüse selbst meist zu einem Abszeß. Der Patient verspürt einen klopfenden Schmerz im Perineum, gleichzeitig ein brennendes Fremdkörpergefühl in der Analgegend (treffender Vergleich: „glühende Kastanie im After"). Die Defäkation ist schmerzhaft, es besteht Harndrang, Fieber und manchmal akute Harnverhaltung durch einen reflektorischen Spasmus des Musculus compressor urethrae. Die Cowperitis ist meist einseitig und kann durch rectale Palpation nachgewiesen werden (gleichzeitige Palpation mit dem Zeigefinger im Rectum und dem Daumen am Perineum; vorsichtig, da sehr schmerzhaft!). Der Abszeß bricht gewöhnlich am Perineum durch.

Komplikationen der Urethritis posterior

a) Befall der Prostata. Infektion der Ausführungsgänge der Prostata ist ein häufiges asymptomatisches Begleitsymptom der Urethritis posterior. Steigt die Infektion jedoch in die glandulären Acini auf, entsteht eine *akute Prostatitis* oder – falls einer oder mehrere Ausführungsgänge verstopft werden – ein *Prostataabszeß*. Alle diese Komplikationen sind heute sehr selten. Die akute Prostatitis äußert sich in hohem Fieber, Krankheitsgefühl, perinealen und oft auch suprapubischen Schmerzen, Harndrang und terminaler Dysurie. Die rektale Palpation (äußerste Vorsicht geboten!) zeigt eine meist einseitig geschwollene und schmerzhaft indurierte Prostata. Die akute Prostatitis kann trotz erfolgreicher Behandlung in eine chronische Prostatitis übergehen, oder auch zu einem Prostataabszeß führen. Letzterer ist durch analoge, aber noch intensivere Symptomatik gekennzeichnet: Tenesmen, akute Harnverhaltung und starke Allgemeinbeschwerden. Bei rektaler Untersuchung zeigt sich eine oft erheblich vorspringende, schmerzhafte Schwellung der Prostata. Der Prostata-Abszeß öffnet sich gewöhnlich in die Harnröhre, woraus eine profuse Entleerung von Eiter erfolgt; auch Durchbrechen in das Rektum kommt vor.

b) Befall der Vesiculae seminales und des Ductus ejaculatorius. Sehr seltene Komplikationen, meist mit gonorrhoischer Prostatitis assoziiert. Ihre Symptomatik geht nicht über die der akuten Prostatitis und Urethritis posterior hinaus; als pathognomonisches Zeichen galt früher terminale Haematurie und Haematospermie (diese Symptome können jedoch auch bei schwerer akuter Urethritis posterior auftreten). Bei rektaler Untersuchung (höchste Vorsicht!) können die ergriffenen Samenbläschen als schmerzhafte, derb geschwollene, wurstähnliche Gebilde am oberen Rand der Prostata geta-

stet werden; medial davon manchmal die entzündete geschwollene Ampulle des Ductus ejaculatorius.
Bemerkung: Befall der Vesiculae seminales galt früher als häufiger Ausgangspunkt metastatischer Manifestationen der Gonorrhoe.
c) Befall der Vasa deferentia und der Nebenhoden. Früher eine relativ häufige Komplikation bei Gonorrhoe, heute gleichfalls relativ selten (unter 1% der Fälle). Die *akute gonorrhoische Epididymitis* ist *nicht* an gleichzeitiges Bestehen einer Prostatitis gebunden und kann auch, scheinbar aus heiterem Himmel, als Komplikation der chronischen Gonorrhoe auftreten. Klinisch ist die Epididymitis durch eine plötzlich einsetzende, heftig schmerzende Schwellung im Bereich des unteren Nebenhodens, mit entlang dem Samenstrang in den Unterbauch ausstrahlenden Schmerzen gekennzeichnet (Differentialdiagnose: Appendizitis). Das Scrotum ist an der betroffenen Seite (selten beidseitig) vergrößert, gerötet, ödematös; der Nebenhoden ist prall geschwollen, verdickt und außerordentlich schmerzhaft; die Abgrenzung zwischen Hoden und Nebenhoden ist wegen der begleitenden Schwellung der Tunica albuginea oft nur schlecht möglich. Es besteht hohes Fieber (bis 40 °C), Krankheitsgefühl und die Laborzeichen einer akuten Entzündung.
Die akute Epididymitis hinterläßt nach Abheilung eine Fibrose und Obstruktion des Lumens des Nebenhodens. Beidseitige Epididymitis führt daher mit hoher Wahrscheinlichkeit zur Sterilität.
Die *Pathomechanismen,* die zum Aufsteigen der Infektion führen, sind nicht gänzlich klar; wahrscheinlich breitet sich die Infektion per continuitatem aus, möglicherweise durch retrograden Flux keimhältigen Urins durch plötzliche Druckerhöhungen im Bereich der Urethra posterior (bei Geschlechtsverkehr oder im Zuge der früher üblichen Urethralspülungen, iatrogen durch rektale Untersuchungen oder äußeren Druck auf den Perinealbereich, etwa bei Reiten oder Motorradfahren).
Differentialdiagnose. Hodentorsion. Zur Unterscheidung dient folgender Handgriff: bei Heben des Scrotums empfindet der Patient bei Epididymitis Erleichterung, bei Hodentorsion eine Verschlimmerung des Schmerzes (Prehnsches Zeichen).

3. Chronische Gonorrhoe. Unbehandelt nimmt die Akuität der Gonorrhoe successive ab. Die Milderung der Symptomatik betrifft sowohl die Menge des Ausflusses (Verringerung) als auch dessen Beschaffenheit (schleimig). Schließlich (nach mehreren Wochen bis Monaten) wird die Gonorrhoe asymptomatisch; als Restsymptom sammeln sich häufig nur mehr während der Nacht wenige Tropfen schleimigen Sekrets in der Urethralöffnung an (sogenannter „Bonjour-Tropfen"). Gleichzeitig ist die Zahl der Gonokokken deutlich regredient; Abstrichpräparate in diesem Stadium sind häufig negativ.

Möglicher Ausgang einer solchen Entwicklung kann die Spontanheilung sein; meist geht die akute Urethritis jedoch nach traditioneller Auffassung in eine milde verlaufende chronische gonorrhoische Urethritis über, die durch periodische Exacerbationen (als Trigger gelten forcierter Geschlechtsverkehr, Verkühlung, Begleitkrankheiten etc.) und durch eine Anzahl typischer Komplikationen ausgezeichnet ist.

Folgende charakteristische *Komplikationen bzw. Endzustände der chronischen Urethritis gonorrhoica* werden unterschieden:

a) Chronische Littritis. Derbe entzündliche Knötchen im Verlauf der Urethra um die Littrè'schen Drüsen.

b) Chronisch-entzündliche Infiltrate der Urethralwand.

c) Fibröse Strikturen der Urethra. Eine früher häufige, heute selten gewordene Komplikation. Sie beruhen auf fibröser Schrumpfung entzündlicher Infiltrate der Urethralwand, können überall im Verlauf der Urethra aufteten und von röhren-, ring- oder diaphragmaartiger Gestalt sein. Prädilektionsstelle ist der Bulbus urethrae, seltener der Meatus urethrae. Mögliche Folgen solcher Strikturen sind Harnstau und dessen Konsequenzen.

Bemerkung: Urethralstrikturen zählten früher zu den gefürchtesten Folgen der Gonorrhoe, die mit langwierigen und schmerzhaften Bougierungen behandelt werden mußten.

d) Chronische Cowperitis. Persistierender schleimiger morgendlicher Urethralausfluß; subjektiv Gefühl der schmerzhaften Schwere im Perineum. Bei der Rektaluntersuchung (s. oben) tastet man die vergrößerten, leicht schmerzhaften Drüsen.

e) Chronische Prostatitis.

f) Chronische Vesiculitis seminalis. Meist mit chronischer Prostatitis assoziiert.

g) Chronische Epididymitis. Meist ein Residuum nach akuter Epididymitis. Es findet sich ein wenig schmerzhafter fibröser Knoten am Nebenhoden. Manchmal intermittierende Exacerbationen.

II. Gonorrhoe der Frau

Allgemeines. Bei Frauen verläuft die Gonorrhoe in der Initialphase generell milder als beim Mann; die durch sie bedingten Beschwerden können sogar geringer als etwaige begleitende Infektionen mit Trichomonaden oder Candida sein. In etwa 50% der Fälle bleibt die Infektion seitens der Erkrankten unbemerkt. Sind subjektive Symptome vorhanden, sind sie meist uncharakteristisch (80% bemerken nur einen vermehrten Ausfluß); hieraus ergeben sich bedeutsame epidemiologische Konsequenzen – die Periode der Infektiosität ist erheblich länger als beim Mann –, aber auch ein höheres Risiko zur Entwicklung einer chronischen Gonorrhoe. Das klinische Bild der Gonorrhoe der Frau ist weniger vielgestaltig, da weniger anatomische Strukturen befallen werden können, doch ist die Häufigkeit schwerer und systemischer Komplikationen höher als beim männlichen Geschlecht.

Verlauf. Die Gonorrhoe der Frau beginnt – anders als beim Mann – an mehreren Lokalisationen gleichzeitig: als Urethritis (Nachweisquote 75%), Cervicitis (90%) und Proktitis (40%), während die Vagina ausgespart bleibt (bei geschlechtsreifen Frauen wegen ihres sauren Milieus und geschichteten Plattenepithels resistent gegen gonorrhoische Infektion). Die Infektion steigt per continuitatem (unter Aussparung des Endometriums) in die Tuben auf und führt zur gonorrhoischen Adnexitis („pelvic inflammatory disease"); mögliche Komplikationen sind gonorrhoische Pelveoperitonitis, Fitz-Hugh-Curtis Syndrom, Pyo- bzw. Hydrosalpinx und Sterilität).

1. Akute Gonorrhoe

Urethritis. Verläuft gewöhnlich weniger intensiv als beim Mann; vermehrter Harndrang und Dysurie sind nur bei ca. 10% der Fälle vorhanden und dann nur milde. Eitriger Ausfluß ist nur selten und spärlich nachweisbar; manchmal kann von der Vagina aus tröpfchenweise eitriges Sekret aus der Urethralöffnung ausmassiert werden. Systemische Krankheitszeichen fehlen.
Wichtig: Der Erregernachweis ist meist negativ, wenn die Urethra kurz vor der Untersuchung durch Urinieren gespült wurde.

Cervicitis. Subjektiv häufig symptomlos, manchmal unbestimmte Schmerzen im unteren Kreuz- bzw. Abdominalbereich, Dysmenorrhoe. Keine Systemzeichen. Nur in schweren Fällen fällt der Patientin ein eitriger Fluor auf; bei Spiegelung findet sich ein cervikaler eitriger, gelegentlich auch schleimiger oder schleimig-eitriger Fluor, häufig assoziiert mit einer Erosio portionis.

2. Lokale Komplikationen der akuten Gonorrhoe

a) Vulvitis. Eine seltene Komplikation bei Erwachsenen; wenn vorhanden, ist eine Mitbeteiligung durch Begleitkeime (Candida, Trichomonaden) wahrscheinlich. Klinisch: Rötung und Schwellung der Vulva, eitrig schleimiger Ausfluß.
b) Skenitis (Entzündung der Skene'schen Gänge, d.h. paraurethrale Blindgänge, die beidseits knapp vor dem Meatus innerhalb der Urethra abgehen). Die Beschwerden sind meist gering; gelegentlich kann eine ent-

zündliche Infiltration in diesem Bereich getastet und ein Tropfen Eiters aus den Gängen exprimiert werden. Die Bedeutung der Skenitis liegt in der möglichen Entwicklung eines *Periurethralabszesses* (sehr selten). Ein solcher ist als sehr schmerzhafte Vorwölbung der vorderen Vaginalwand tastbar und kann in die Vagina durchbrechen.

c) Bartholinitis. Entzündung der Bartholin'schen Drüse.

Bemerkung: Die *Bartholin'sche Drüse* ist eine tubulo-azinäre, paarig angelegte Drüse, deren Körper im dorsalen Drittel des Labium majus sitzt und deren Ausführungsgang an der Innenseite des Labium minus mündet. Sie erzeugt ein viskös-mukoides Sekret, das bei sexueller Stimulation in die Vulva abgegeben wird und der Lubrikation dient. Der Ausführungsgang ist von geschichtetem Plattenepithel, die Drüsen von Zylinderepithel ausgekleidet. Obwohl die Ausführungsgänge klappenartig von einer Schleimhautfalte bedeckt sind, ist eine aufsteigende Infektion der Bartholin'schen Drüsen (gewöhnlich durch Geschlechtsverkehr ausgelöst) keine Seltenheit; ursächliche Erreger waren früher in mehr als 50% Gonokokken, heute in weniger als 10% (Haupterreger: Staphylokokken).

Klinisches Bild. Ein außerordentlich schmerzhafter prallgespannter Knoten am Labium majus. Die Vulva ist einseitig vorgewölbt, das Labium minus zeigt ein oft beträchtliches kollaterales Ödem. Um die Mündung des Ausführungsganges am Labium minus findet sich ein Erythem („Sängerscher Fleck"). Die Schmerzhaftigkeit des Prozesses macht das Gehen schwierig und erzwingt einen charakteristischen breitbeinigen Gang („Blickdiagnose").

Bei unkomplizierter Bartholinitis kann man bei sanftem (!) Druck aus dem Ausführungsgang einige Tropfen Eiters auspressen; ist dies – wie häufig der Fall – nicht möglich, deutet dies auf eine Obstruktion des Ausführungsganges hin. Aus dieser resultiert in der Regel ein *Bartholinitischer Abszeß,* der durch Fluktuation gekennzeichnet und entweder nach außen oder in die Vagina durchbricht.

Nach einer akuten Bartholinitis kann es immer wieder zu Obstruktionen des Ausführungsganges und damit zum Rezidiv kommen. Ein möglicher Endzustand ist die Bartholin'sche Zyste, deren Therapie nur mehr chirurgisch erfolgen kann (Excision oder sogenannte „Marsupialisation": breite Eröffnung der Zyste mit Schaffung einer permanenten Mündung; der Sinn dieser Operation liegt in der Funktionserhaltung der Bartholin'schen Drüse).

d) Zystitis. Eine milde „Trigonum-Vesicitis" ist keine ungewöhnliche Komplikation, jedoch sind die Symptome gering (Harndrang, Dysurie). Schwere Fälle von Zystitis sind sehr selten.

e) Gonorrhoische Adnexitis und Pelveo-Peritonitis. Eine relativ häufige (etwa 10% der Fälle) und die schwerwiegendste Komplikation der weiblichen Gonorrhoe; sie stellt sich relativ frühzeitig ein und tritt in etwa 30%

der Fälle als Erstsymptom der Gonorrhoe in Erscheinung; kommt wahrscheinlich durch Reflux infektiöser Menstruationsprodukte zustande.
Merke: Die gonorrhoische Adnexitis stellt einen wichtigen gesundheitspolitischen Faktor dar (in manchen Teilen Afrikas sollen 40–50% der Frauen als Folge dieser Krankheit steril sein).
Klinische Symptomatik. Je nach Intensität und Art der befallenen Strukturen unterschiedlich. Bei einer *gonorrhoischen Adnexitis* stellt sich, meist im Anschluß an eine Menstruation, eine akute krampfhafte Schmerzsymptomatik im unterem Abdomen (meist einseitig) ein, gleichzeitig Fieber bis 39 °C, Allgemeinsymptome, Leukozytose. Nicht selten gehen solchen akuten Attacken ähnliche, mildere Episoden voraus, gleichzeitig mit Menorrhagien und Dysmenorrhoe. Bei der Untersuchung findet sich Druckempfindlichkeit und eine Infiltration im Bereich einer oder beider Fossae iliacae, in schwereren Fällen auch Abwehrspannung in diesem Bereich. Bei der manuellen Exploration treten Schmerzen bei seitlicher Bewegung der Zervix und Schmerzhaftigkeit der Fornices auf.
Die Diagnostik der Adnexitis sowie ihrer Komplikationen wie Douglas-Abszeß, Perihepatitis, tubo-ovarieller Abszeß ist schwierig und muß im Einvernehmen mit dem Gynäkologen erfolgen.
Wichtig: Alle pelveoperitonealen Komplikationen der Gonorrhoe sind verdächtig auf Mitbeteiligung von Chlamydien.

3. Chronische Gonorrhoe

Wie beim Manne geht die akute Gonorrhoe unbehandelt in milde, oligosymptomatische chronische Zustände über. Meist finden sich unspezifische Zeichen wie milder mucopurulenter Fluor, chronisch-rezidivierende Portio-erosionen, Retentionszysten der Cervix (Ovula Nabothii), milde chronische Urethritis oder auch chronisch-rezidivierende Bartholinitis bzw. Bartholin'sche Zysten. Die Diagnostik der chronischen Gonorrhoe der Frauen ist – wie bei Männern – besonders schwierig, da Gonokokken selten im Ausstrichpräparat nachweisbar sind und auch die Kultur häufig negativ bleibt.
Bedeutsam sind jedoch die Endzustände einer chronischen Gonorrhoe, die häufig erst den Vorstellungsgrund beim Arzt darstellen, ohne daß anfangs ein Zusammenhang mit einer gonorrhoischen Infektion bekannt wäre. Die hierhergehörenden Symptome sind hauptsächlich die der chronischen Adnexitis, die sich als chronisch-rezidivierende Schmerzattacken im Unterbauch mit milden Fieberschüben, Menstruationsunregelmäßigkeiten, Menorrhagien und Dysmenorrhoe sowie Dyspareunie äußern. Die Menstruationsunregelmäßigkeiten können zu einer oft ausgeprägten hypochromen Anämie führen. Wesentliche Dauerschäden resultieren ferner aus *narbig-fibrotischen* Endzuständen: Verschluß einer oder beider Tuben,

letzteres verbunden mit *Sterilität*, ein stark erhöhtes Risiko von *Tubenschwangerschaften*, sowie manchmal ausgeprägte fibröse Adhäsionen des Uterus, die in Retroversionsstellung resultieren können, ferner *Hydrosalpinx* und tuboovarielle *Zysten*.
Wichtig: Alle genannten Symptome der chronischen Gonorrhoe sind wieder verdächtig auf Mitbeteiligung von Chlamydien.

III. Extragenitale Gonorrhoe

1. Oropharyngeale Gonorrhoe

Diese Verlaufsform der Gonorrhoe gilt heute, im Gegensatz zu früher, nicht mehr als selten. Sie ist in bis 10% mit genitaler Gonorrhoe assoziiert. Die Übertragung erfolgt viel eher durch Fellatio als durch Cunnilingus und fast nie durch Küssen.
Klinisches Bild. Kann sich als akute Pharyngitis oder Tonsillitis manifestieren. Dies stellt jedoch die Ausnahme dar; üblicherweise findet sich nicht mehr als eine milde Rötung und geringer Schluckschmerz, nicht selten ist sie objektiv und subjektiv asymptomatisch.
Merke: Oropharyngeale Gonorrhoe ist aus folgenden Gründen problematisch: die Diagnose ist schwierig (Differenzierung von anderen Neisserien erfordert Fermentationstechniken), die Standardbehandlung ist oft inadäquat (wahrscheinlich ein Problem der Bioverfügbarkeit); schließlich ist sie wegen ihrer Symptomarmut eine wichtige Infektionsquelle.

2. Anorektale Gonorrhoe

Bei Männern fast stets Folge von Analverkehr, nur in Ausnahmefällen nach Durchbrechen eines gonorrhoischen Prostata- oder Cowper'schen Abszesses. *Bei Frauen* ist der hauptsächliche Infektionsmodus die Ausbreitung vom infizierten Genitale (Kontakt des Genitalsekrets mit der bei Orgasmus und Defäkation nach außen gestülpten analen Mucosa).

Klinik. Falls überhaupt Symptome vorhanden, wird lediglich Pruritus ani angegeben, oder es besteht eine Proktitis: Rötung, Schwellung und Schmerzhaftigkeit der Haut bzw. Schleimhaut des Analtrichters („Kryptitis"), schleimig-eitriger und manchmal blutiger Ausfluß, schmerzhafte Defäkation und Spontanschmerzen, Tenesmen. Nur in sehr seltenen Fällen kommt es zur Entwicklung von proktitischen oder periproktitischen Abszessen und Analfissuren.
Zwischen der anorektalen und der oropharyngealen Gonorrhoe bestehen einige Parallelen: die steigende Inzidenz, die meist gegebene Symptomarmut und die diagnostischen und therapeutischen Schwierigkeiten (siehe oben); aber auch die spontane Abheilung (allerdings oft erst nach längerer Bestandsdauer).

3. Gonorrhoische Blepharoconjunktivitis (Gonoblennorrhoe)

Definition. Akute exogene gonorrhoische Infektion des Konjunktivalsacks.

Allgemeines. Eine potentiell gefährliche (zur Blindheit führende) Manifestation der Gonorrhoe, die bei Erwachsenen sehr selten ist, bei Kindern jedoch früher die häufigste Ursache der Blindheit darstellte. Unter *„Ophthalmia neonatorum"* versteht man eine in den ersten Lebenstagen (bis maximal 3 Wochen nach der Geburt) auftretende akute eitrige Konjunktivitis, die durch Keime aus dem mütterlichen Vaginaltrakt erworben wird. Eine ganze Reihe von Keimen kann eine Ophthalmia neonatorum verursachen (etwa Chlamydien, Staphylokokken etc.), doch verläuft die durch Gonokokken bedingte am stürmischsten und komplikationsreichsten. Die Ophthalmia neonatorum wurde durch die gesetzlich vorgeschriebene *Crede'sche Prophylaxe* (1%ige Silbernitratlösung in den Konjunktivalsack unmittelbar nach der Geburt) weitgehend zurückgedrängt. *Wichtig:* die Crede'sche Prophylaxe wirkt nur gegen die gonorrhoische Ophthalmie, nicht jedoch gegen die heute bei weitem häufigere Blennorrhoe durch Chlamydien. Aus diesem Grund werden heute statt Silbernitrat meist Tetracyclin- oder Erythromycin-Präparationen verabreicht.

Klinisches Bild. 1–3 Tage nach der Geburt einsetzende akute Rötung und Schwellung der Augenlider; aus der Augenspalte quillt reichlich dickflüssiger rahmiger Eiter. Die Konjunktiven sind gerötet, die Bulbi schmerzhaft; Photophobie. Setzt die Behandlung zeitgerecht ein, kommt es zur Restitutio ad integrum; bei Ausbleiben der Behandlung entwickeln sich Ulcera corneae und, als maximale Komplikation, eine Panophthalmie.

Merke: Neben Gonoblenorrhoe können beim Neugeborenen (selten) auch eine anorectale Gonorrhoe, eine gonorrhoische Omphalitis, Rhinitis und Pneumonie und sogar gonorrhoische Abszesse der Kopfschwarte auftreten. Als gefürchtetste Komplikation kann sich hieraus eine neonatale Gonokokkensepsis entwickeln.

Bei Erwachsenen nimmt die Gonoblenorrhoe einen ähnlichen, weniger riskanten Verlauf; sie ist meist einseitig und entsteht durch Autoinokulation mit infektiösem Genitalsekret.

IV. Metastatische Gonorrhoe

1. Gonokokkensepsis

Definition. Haematogene Dissemination einer gonorrhoischen Infektion mit metastatischer Absiedelung an inneren Organen und der Haut.

Allgemeines. Eine mit etwa 1–3% der Fälle seltene Komplikation. Gonokokkensepsis tritt *viel häufiger bei Frauen (besonders während der Menstruation und in der 2. Schwangerschaftshälfte) als bei Männern* (auch Homosexuellen!) auf und kann ihren Ausgang von einer Adnexitis gonorrhoica (Frau) bzw. einer komplizierten Urethritis posterior (Mann) nehmen, ist jedoch häufig *nicht* mit floriden Veränderungen des Genitaltrakts verknüpft.

Klinisches Bild. Man unterscheidet zwei Verlaufsformen:

a) Septischer Typ. Außerordentlich selten; dramatische, komplikationsreiche Verlaufsform, die eine akute Gefährdung des Patienten darstellt. Der Patient fiebert septisch (40 °C oder mehr) und entwickelt eine Endocarditis bzw. Myo- und Pericarditis und Meningitis.

b) Benigner Typ. Eine viel häufigere, protrahierte Verlaufsform, die erheblich weniger zu Komplikationen und zur Gefährdung des Patienten neigt; sie ist durch die Symptomtrias von *intermittierendem Fieber* (selten über 39 °C), *Arthralgien* und *Exanthemen* gekennzeichnet („Arthritis-Dermatitis-Syndrom").

Der *Gelenksbefall* äußert sich als Frühsymptom in Form asymmetrischer Polyarthralgien, die später in Arthritiden (mit Erguß-steril!) einiger (meist nicht mehr als von zwei oder drei) Gelenken übergeht. Prädilektionsgelenke sind Knie, Handgelenke, Knöchel und Ellenbogengelenke sowie die kleinen Fingergelenke.

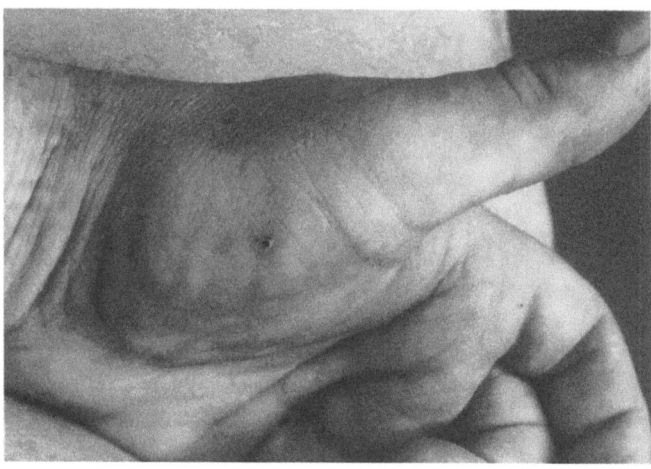

Abb. 24. Eine haemorrhagische Pustel am linken Thenar als Ausdruck einer metastatischen Läsion bei Gonokokken-Sepsis vom benignen Typ

Die *Exantheme* können entweder (selten) in Form maculöser toxischer Exantheme am Rumpf auftreten; häufiger und charakteristischer sind jedoch papulopustulöse und hämorrhagische Läsionen (ähnlich denen bei Endocarditis lenta), die in relativ schütterer Zahl (bis etwa 20 Einzeleffloreszenzen) an den distalen Extremitäten lokalisiert sind und pathologisch metastatischen Herden septischer Vasculitis entsprechen (Abb. 24). Zusätzlich können jedoch auch metastatische Veränderungen innerer Organe auftreten. Während der *Fieberschübe* kann der Erreger in etwa 50% aus dem Blut isoliert werden.

Bemerkung: Gonokokkensepsis wird häufig von Gonokokken eines bestimmten Auxotyps hervorgerufen, des sogenannten AHU-typs (Arginin-Hypoxanthin-Uracil-abhängig). Dieser Wuchstyp ist zwar gut penicillinempfindlich aber resistent gegenüber Komplement-mediierter Bakteriolyse durch das menschliche Serum. Dies macht verständlich, warum Gonokokkensepsis meist nicht aus einer überwältigenden Infektion aus dem Genitaltrakt entspringt, sondern typischerweise *ohne* Symptome desselben abläuft.

2. Arthritis gonorrhoica

Eine akute eitrige (meistens Mono-) Arthritis, die entweder als alleiniges Symptom haematogener Streuung oder im Rahmen einer Gonokokkensepsis auftreten kann. Sie ist häufiger bei Frauen als bei Männern und bevorzugt große Gelenke (Knie, Ellbogen). Die Gonokokken-Arthritis ist eine zwar seltene Komplikation der Gonorrhoe, gleichzeitig jedoch die häufigste Ursache eitriger Arthritis (Schätzungen in den USA); die Diagnose ist an den Nachweis von Gonokokken im Gelenksexsudat gebunden. Die früher als häufig berichtete Inzidenz beruht möglicherweise auf Fehldeutungen der häufigen Begleitarthritis urogenitaler Chlamydien-Infektionen.

Bemerkung: Man vermutet, daß der benigne Typ der Gonokokkensepsis und die gonorrhoische Arthritis zwei konsekutive Schritte desselben Krankheitsprozesses darstellen.

Klinisches Bild. Eine akute, hoch fieberhafte und außerordentlich schmerzhafte Arthritis meist eines großen Gelenks; das Gelenk weist einen Erguß auf, die Bewegung ist durch die Schmerzhaftigkeit stark behindert. Die Haut über dem Gelenk ist gerötet und hitzt; die Aspiration erbringt rahmigen Eiter mit reichlich Gonokokken. Röntgenologisch zeigt sich eine Verschmälerung des Gelenksspalts (Zerstörung des Gelenksknorpels!); die gonorrhoische Arthritis kann zur Ankylose des Gelenks führen.

3. Gonorrhoische Perihepatitis (Fitz-Hugh-Curtis-Syndrom)

Eine seltene Komplikation der Gonorrhoe, die fast ausschließlich bei Frauen auftritt und Resultat direkter Aszension von einer gonorrhoischen Adnexitis ist oder (selten) metastatisch bei Gonokokkenspesis zustandekommt.

Klinisches Bild. Krankheitsbild mit Schmerzen im rechten oberen Abdomen, die gelegentlich in die rechte Schulter ausstrahlen und sich beim Atmen, Husten und Rumpfbeugen verstärken. Erbrechen, Übelkeit. Der rechte obere abdominelle Quadrant ist sehr druckempfindlich, Abwehrspannung. Die gonorrhoische Perihepatitis ähnelt in ihrer klinischen Symptomatik einer akuten Cholezystitis, bzw. subphrenischem Abszeß. Die Diagnose erfolgt aufgrund des klinischen Verdachts meist bei Anamnese genitaler Symptome einer Gonorrhoe und durch den Nachweis von Gonokokken im Genitale.

4. Gonorrhoische Uveitis und Iridozyklitis

Diese im Rahmen einer Gonorrhoe selten auftretenden Zustandsbilder werden heute eher einer begleitenden Chlamydieninfektion, nicht den Gonokokken selbst zugeschrieben.

C. Diagnostik der Gonorrhoe

Allgemeines. Grundsätzlich stehen der *direkte Erregernachweis, die Kultur* sowie *serologische Methoden* zur Verfügung. Der direkte Erregernachweis hat die Bedeutung einer für viele Fälle ausreichenden Screening-Untersuchung, besitzt jedoch keine Beweiskraft; diese kommt nur der kulturellen Identifikation des Erregers zu. Die serologischen Methoden sind praktisch bedeutungslos.

1. Der direkte Erregernachweis

(a) Färbemethoden. Werden an Ausstrichpräparaten des zu untersuchenden Substrates (Urethralausfluß, Cervix-Abstrich, Gelenkspunktat etc.) durchgeführt. Für Routinezwecke dient die Methylenblaufärbung.
Durchführung. Beim Mann wird ein Tropfen Urethralsekret mit einer ausgeglühten Platinöse (bei Fehlen eines Ausflußes mit einem sterilen dünnen Wattestab, der 2–4 cm in die Urethra eingeführt und dort vorsichtig gedreht wird) aufgenommen und möglichst dünn auf einem Objektträger ausgestrichen. Nach Lufttrocknung wird das Präparat kurz (mit der be-

schichteten Seite nach oben gekehrt) durch die Gasflamme geführt; hierdurch erfolgt Koagulation des Eiweißes *(Hitzefixierung)*. Nach Abkühlung wird der Objektträger auf einer Färbewanne mit 1%iger Methylenblau-Lösung überschichtet, nach 10 sec mit Leitungswasser gespült, am Löschpapier getrocknet und im Durchlichtmikroskop im Ölimmersionsobjektiv (100fache Vergrößerung) untersucht.

Bei Frauen entnimmt man in analoger Weise gleichzeitig Abstriche aus der Cervix (korrekte Abnahme ist absolut notwendig, da im Vaginalsekret *keine* Gonokokken enthalten sind!) und aus der Urethra.

Wichtig: Ausstrichpräparate aus dem Analkanal und vom Pharynx bei beiden Geschlechtern sollten routinemäßig gleichzeitig durchgeführt werden; hier erfolgt die Abnahme mit einem sterilen Stieltupfer und die Färbung nach Gram (Mischflora!).

Interpretation des Ausstrichpräparates (Abb. 23). Im Methylenblau-gefärbten Präparat sind alle zellulären Elemente und die bakterielle Flora morphologisch gut beurteilbar. Gonokokken, falls vorhanden, erscheinen vorwiegend *intraleukozytär* (nur in ganz frühen Stadien auch extraleukozytär); sie liegen paarweise (treffender Vergleich: Kaffeebohnen-artig) in Zahlen von 10 bis 20 in einzelnen Leukozyten, während das Gros der Leukozyten keine Gonokokken enthält. Außer ihrer typischen paarweisen Lagerung sind die Gonokokken morphologisch auch durch ihre sehr regelmäßige Größe charakterisiert. Das Erscheinungsbild eines Gonorrhoeausstriches unterliegt einem charakteristischem *stadienabhängigen Wandel:* Bei der *akuten* Gonorrhoe wird das Bild von massenhaft vorhandenen Leukozyten geprägt, abgeschilferte Epithelzellen und Schleim finden sich nur in geringer Menge; Gonokokken sind reichlich vorhanden und stellen den alleinigen oder zumindest weit überwiegenden Keim dar. Je *chronischer* die Gonorrhoe wird, umso mehr sinkt die Zahl der Leukozyten ab und treten abgeschilferte Epithelzellen und Schleim in den Vordergrund (klinisches Korrelat: der Ausfluß verliert seinen eitrigen Charakter und wird mehr schleimig). Im selben Maße nimmt die Zahl der Gonokokken ab und macht einer Mischflora Platz. Aus dieser Situation ergeben sich diagnostische Schwierigkeiten, die die Durchführung einer Gram-Färbung erforderlich machen.

Gramfärbung: Wird immer durchgeführt, wenn im Methylenblau-Präparat eine bakterielle Mischflora vorgefunden wird. Sie bedeutet eine Verfeinerung der Diagnostik durch den Ausschluß grampositiver Keime.

Durchführung: Austrichpräparate werden wie oben angefertigt, hitzefixiert und mit einer 1%igen Karbolgentianaviolettlösung überschichtet (1 min); die Farblösung wird dann abgekippt und durch Lugol'sche Lösung (Jod-Jodkali) ersetzt (1 min). Hierauf wird differenziert, d. h. mit absolutem Alkohol so lange gespült, bis keine Farbschwaden mehr abgehen; dieser

Schritt ist entscheidend, da absoluter Alkohol alle Keime entfärbt, die nicht in ihrer Zellwand den sogenannten Gramstoff besitzen (ein Polysaccharid, das Gentianaviolett in Anwesenheit von Jod irreversibel bindet). Schließlich wird mit Karbolfuchsin gegengefärbt (10 sec). Als Resultat erscheinen die gram-negativen Keime rot, während die gram-positiven immer noch blau-violett gefärbt sind.

Die Gramfärbung ist die klassische Standard-Färbung der Gonorrhoe-Diagnostik. Leider erhöht sie die Trefferquote der Methylenblau-färbung nur unwesentlich, da die von den Gonokokken tatsächlich schwer unterscheidbaren Keime gleichfalls gram-negativ sind (Neisseria meningitidis sowie fakultativ pathogene Neisserien wie Neisseria catarrhalis, Diplokokkus crassus, und sogenannte „Mimea"-Formen aus den Genera Moraxella, Acinetobakter und Veilonella). In solchen Fällen ist das gleichzeitige Anlegen einer Kultur daher unerläßlich.

Treffsicherheit des direkten Erregernachweises mittels Färbung: bei Männern etwa 95%, bei Frauen 50–75%. Die Treffsicherheit des Gonokokkennachweises bei Frauen ist unmittelbar vor der Menstruation am höchsten! Ausstrichpräparate sind bei Frauen sowie bei analer und pharyngealer Gonorrhoe zur Beurteilung des Therapieerfolges *ungeeignet*.

(b) Immunfluoreszenzmethoden. Käuflich erhältliche fluoresceinmarkierte (monoklonale) Antikörper gegen Gonokokkenantigene ermöglichen den Nachweis auch von wenigen Gonokokken in Ausstrichpräparaten; diese Technik ist voraussichtlich die Methode der Zukunft, derzeit jedoch noch nicht routinemäßig eingeführt.

2. Kulturverfahren

Kulturen sollten routinemäßig bei jedem auf Gonorrhoe verdächtigen Fall durchgeführt werden, doch kann bei unkomplizierter gonorrhoischer Urethritis und eindeutigem Ausstrichpräparat darauf verzichtet werden. In allen anderen Fällen, insbesondere aus forensischen Gründen, ist die kulturelle Sicherung der Diagnose jedoch unbedingt erforderlich.

Durchführung: Die Kultur erfolgt auf Selektivnährböden (Thayer-Martin-Nährboden), die neben denaturiertem Haemoglobin und anderen Nährstoffen ein Spektrum von Antibiotika (Vancomycin, Colistin, Trimethoprim) und Antimykotika (Nystatin) enthalten, die das Überwuchern durch Begleitkeime unterbinden. Die Nährböden müssen im Brutschrank (35 °C) bis unmittelbar vor der Inokulation gelagert werden, da die Beimpfung eines kalten Nährbodens wegen der großen Kälteempfindlichkeit der Gonokokken deren Angehen verhindern könnte. Die Probe wird direkt mit der Platinöse auf den vorgewärmten Agar ausgestrichen und in einem luftdichten Container in einer Atmosphäre von 3% Kohlensäure inkubiert.

Die Gonokokken wachsen innerhalb von 24 Stunden zu entlang der Inokulationslinie konfluierenden grauweißlichen, feuchten, glänzenden Kolonien aus.

Treffsicherheit des kulturellen Nachweises: Bei Männern etwa 98%, bei Frauen (bei mehrmaliger Kultur) bis 80%. Kulturen müssen bei Frauen sowie bei pharyngealer und analer Gonorrhoe zur Kontrolle des Therapieerfolges durchgeführt werden (mindestens 2 *konsekutive* Kulturen wegen geringer Sensitivität).

Für den Transport von Untersuchungsmaterial zum nächsten venerologischen Laboratorium stehen käufliche *Transportmedien* zur Verfügung. Die Trefferquote sinkt jedoch drastisch mit der Länge der Transportdauer; Transporte über 24 h überleben Gonokokken zumeist nicht.

Diagnose der Gonokokken-Sepsis: schwierig, da oft multiple Blutkulturen (während des Fieberschübes!) zur Züchtung des Erregers erforderlich sind. Ausstriche und Kulturen aus den metastatischen Hautläsionen sind in weniger als 10% erfolgreich; eine hohe Trefferquote um etwa 60% haben jedoch der Fluoreszenztest aus Ausstrichpräparaten und *Kulturen aus Biopsiematerial.*

Identifikation des Erregers: Nach Anzüchtung des Erregers kann dessen exakte Identifikation durch Zuckervergärung in der sogenannten erweiterten Lingelsheim-Reihe erfolgen (wichtig bei forensischen Fragestellungen). Gonokokken fermentieren Glukose, jedoch nicht Maltose, Saccharose und Lactose und unterscheiden sich hierdurch von anderen gramnegativen Diplokokken, etwa N. meningitidis, N. catarrhalis, Acinetobakter, Veillonella atc.). Eine brauchbare, wenn auch nicht strikt beweiskräftige Untersuchung ist ferner der *Oxydasetest:* ein mit einem farblosem Indophenolprekursor (Tetramethyl-Paraphenylendiamin) imprägnierter Papierstreifen wird auf die Kolonien aufgelegt. Bei Vorhandensein von Gonokokken kommt es innerhalb von Minuten zur Ausbildung eines purpurroten Farbstoffes.

Bemerkung: auch N. meningitidis ist *Oxydase-positiv.* Die Unterscheidung dieser beiden Keime ist bei typischer genitaler Gonorrhoe überflüssig, bedeutsam jedoch bei *metastatischer* Gonorrhoe.

3. Serologie

Die Müller-Oppenheim-Reaktion (eine Komplementbindungsreaktion) wird wegen im unkomplizierten Fall meist negativen Ergebnisses (insbesondere bei Männern; Grund: kürzere durchschnittliche Bestandsdauer) und häufig falsch positiver Resultate kaum eingesetzt. Eine diagnostische Hilfe stellt sie nur bei Gonokokken-Sepsis und gonorrhoischer Adnexitis dar.

D. Therapie

Allgemeines. Neisseria gonorrhoeae war ursprünglich einer der gegen Penicillin empfindlichsten Erreger; die Empfindlichkeit ist seither beträchtlich gesunken (Ursache: Verminderung der Permeabilität der Neisserien für Penicillin durch chromosomale Mutation), doch ist Penicillin immer noch das Mittel der ersten Wahl. Über die Therapierichtlinien herrscht international nicht im selben Maß Übereinstimmung wie bei Syphilis; die Ursachen hierfür liegen in den 3 Hauptproblemen, die die Penicillin-Therapie der Gonorrhoe aufwirft: die häufige Assoziation der Gonorrhoe mit der (Penicillin-resistenten) urogenitalen Chlamydieninfektion, die mangelhafte Bioverfügbarkeit von Penicillin bei extragenitaler Gonorrhoe und schließlich die steigende Inzidenz Penicillin-resistenter (Beta-lactamasebildender) Gonokokkenstämme.

1. Behandlungsziel der Penicillin-Therapie

Erreichen hoher Serumkonzentrationen (20 bis 40 E/ml Serum) durch einige (4–6) h. Dieses Ziel kann durch die einmalige Verabreichung hoher Penicillinmengen i.m. oder durch Verabreichung weniger hoher Penicillinmengen mit gleichzeitiger Gabe von Probenezid (einem Sulfonamidderivat, das die Ausscheidung von Penicillin durch die Tubuli verzögert) erfolgen.
Erklärung: Die *kurze* Behandlungsdauer ist wegen der kurzen Generationszeit der Gonokokken ausreichend. Die *hohen* Spiegel entsprechen der Strategie des overkill, die auf die Verhinderung der Entstehung Penicillin-resistenter Mutanten abzielt.
Standard-Therapie bei unkomplizierter Gonorrhoe: Eine einmalige Gabe von 3,6 bis 4,5 Mill. E. wässrigem Natrium-Penicillin i.m.; gleichzeitig 1 g Probenezid oral. Die Versagerquote dieser Therapie liegt unter 1%.

2. Schwachstellen der Penicillin-Therapie der Gonorrhoe

a) Assoziation der Gonorrhoe mit urogenitaler Chlamydieninfektion. Diese häufige Verknüpfung (bis zur Hälfte der Fälle) hatte zur Folge, daß in den USA statt Penicillin Tetracycline als Mittel erster Wahl in den offiziellen Richtlinien des Center for Disease Control empfohlen werden. *Schema:* 4mal 0,5 g Tetracyclin HCl durch 5 Tage. Der Vorteil dieser Behandlung liegt in der fast stets erfolgreichen Eradikation *beider* Erreger, doch ist der Nachteil eine weniger schnelle und weniger durchgreifende Wirksamkeit bei Gonorrhoe. Außerdem ist der Behandlungserfolg von der Kooperationsbereitschaft der Patienten abhängig. Der beste Ausweg ist wahrscheinlich die derzeit erprobte Kompromißlösung der Einmal-Penicillin-Therapie und nachfolgender oraler Tetracyclin-Behandlung.

b) Mangelnde Bioverfügbarkeit des Penicillin bei extragenitaler Gonorrhoe. Eine solche tritt *nicht* bei Anwendung der Standard-Injektionstherapie mit wässrigem Penicillin (siehe oben) auf, wohl aber bei der in den USA aus Gründen der Annehmlichkeit häufig geübten oralen Penicillin-Therapie (Ampicillin oder Amoxycillin) in einer einmaligen Dosis von 3 bis 3,5 g oral, gleichzeitig 1 g Probenecid oral. *Oropharyngeale und anorektale Gonorrhoe müssen daher mit der Standard-Injektionstherapie mit Penicillin behandelt* werden.

Wichtig: Eine ähnlich schlechte Bioverfügbarkeit haben auch Tetracycline und Spectinomycin. Die Behandlung der extragenitalen Gonorrhoe bei Vorliegen Penicillinase-resistenter Stämme oder bei Penicillin-Allergie ist daher besonders problematisch. Ausweichpräparate sind Erythromycin ($4 \times 0,5$ g oral durch 1 Woche; etwa 10 bis 20% der Gonokokkenstämme sind allerdings resistent gegen Erythromycin) oder Cotrimoxazol (Sulfonamide stellten das erste wirksame Chemotherapeutikum gegen Gonorrhoe dar; es entwickelte sich sehr bald weitgehende Resistenz gegen Sulfonamide, die heute jedoch schon wieder weitgehend verschwunden ist).

Diese Situation macht die Wichtigkeit der routinemäßigen Untersuchung auf das Vorliegen assoziierter extragenitaler Gonorrhoe deutlich.

c) Penicillin-Allergie. Das Mittel erster Wahl bei Penicillin-Allergie ist *Spectinomycin*. **Schema:** einmalige Injektion von 2 g i. m.

Bemerkung: Spectinomycin ist ein nebenwirkungsarmes, sehr wertvolles Aminoglycosid-Antibiotikum, welches fast ausschließlich gegen Neisseria gonorrhoeae wirksam ist (keine Verschleierung eventuell gleichzeitig erworbener Syphilis!) und das Ausweichpräparat erster Wahl darstellt. Die Heilungsquoten bei Gonorrhoe sind fast ebenso hoch wie bei Penicillin. Außer der *Penicillin-Allergie* ist die Behandlung *Betalactamase-bildender* (siehe unten) Gonokokkenstämme die Hauptindikation von Spectinomycin; leider wird das Medikament häufig planlos eingesetzt; die diesbezüglich warnenden Stimmen haben insoferne recht behalten, als erste Fälle von Spectinomycin-resistenten Gonokokken-Stämmen aufgetreten sind.

d) Betalactamase-bildende Gonokokken-Stämme. Erstmals in den Philippinen 1976 beobachtet, werden sie nun weltweit mit steigender Inzidenz isoliert, stellen aber immer noch eine geringfügige Fraktion der Gonokokken-Population dar. Die Penicillinase-Produktion wird von einem Plasmid gesteuert, das bei Propagation des Keimes auch wieder verloren gehen kann. Die Betalactamase-bildenden Stämme entstanden durch die weitläufig geübte Praxis der prophylaktischen (unterdosierten) Penicillineinnahme bei Militärpersonal und Prostituierten im Süd-Ostasiatischen

Raum. Die klinische Symptomatik durch Betalactamase-bildende Gonokokkenstämme unterscheidet sich kaum von der üblichen Symptomatik. Plasmid-Analyse und Auxotypisierung lassen vermuten, daß zwei Typen Penicillinase-bildender Gonokokken existieren.
Die Diagnose einer Gonorrhoe durch Betalactamase-bildende Gonokokken muß durch *exakte Diagnose des Erregers* (Zuckervergärung) und *Nachweis der Penicillin-Resistenz* in vitro gesichert sein. *Therapie der Wahl:* Spectinomycin (siehe oben). *Alternative:* Cefoxitin oder Cefotaxim 500 mg i.v. alle 6 h durch 10 Tage. Bei oropharyngealen Gonorrhoe: Cotrimoxazol.

3. Behandlung komplizierter Gonorrhoe

Die antibiotische Therapie bei gonorrhoischer Epididymitis und der gonorrhoischen Adnexitis sollte aus hochdosierter und durch mindestens 10 Tage fortgesetzter Penicillin-Therapie erfolgen, soferne die gonorrhoische Genese durch die entsprechenden diagnostischen Methoden nachgewiesen ist. Bestehen Unklarheiten über den Erreger (leider nicht selten) sollten Breitbandantibiotika vorgezogen werden. Gleichzeitig Verabreichung von Antiphlogistika und die entsprechenden unterstützenden Maßnahmen. Gonokokken-Sepsis wird der Regel nach mit hochdosierter Penicillininfusionstherapie behandelt.

4. Nachkontrollen

Eine Woche nach Therapie erfolgt eine klinische Nachuntersuchung mit Versuch des Erregernachweises. Beim Mann genügen Ausstrichpräparate, bei Frauen sowie bei pharyngealer und anorektaler Gonorrhoe sind Kulturen erforderlich. Wird bei diesen Kontrollen ein *Therapieversagen* festgestellt (d.h. finden sich immer noch klinische Symptome und gramnegative Diplokokken im Ausstrich oder in der Kultur), ist die wahrscheinliche Interpretation die *Reinfektion:* Jedenfalls muß eine exakte Abklärung des Keimes mit Zuckervergärung erfolgen (zum Ausschluß sogenannter Mimea-Formen, d.h. häufig Penicillin-resistenter gramnegativer Diplokokken anderer Art, beispielsweise Veillonella). Erst der Nachweis, daß es sich tatsächlich um Gonokokken handelt und diese Penicillin-resistent sind, erlaubt die Diagnose einer *Penicillin-resistenten Gonorrhoe* (siehe oben). Die Therapie erfolgt dann mit Spectinomycin.
Finden sich trotz Persistenz oder Neuaufflammen der klinischen Symptomatik keine gramnegativen Diplokokken, liegt mit großer Wahrscheinlichkeit eine unspezifische „postgonorrhoische" Urethritis vor. In diesem Fall muß der Versuch des Chlamydiennachweises und eine Behandlung mit Tetracyclinen angeschlossen werden.

5. Partnerbehandlung

Klarerweise ist exakte Diagnostik und Therapie des (der) Geschlechtspartner des Patienten erforderlich, bevor Geschlechtsverkehr wieder aufgenommen werden kann.

6. Mischinfektion mit Syphilis

Die Standard-Penicillin-Therapie ist fast stets imstande, eine akzidentelle Begleitinfektion mit Syphilis in der Inkubationszeit ausreichend mitzubehandeln. Dies ist bei Tetracyclin-Therapie schon viel weniger wahrscheinlich und ist bei Spectinomycin *nicht* der Fall. Da die Inkubationszeit der Syphilis viel länger ist als der Gonorrhoe kommen klinische Läsionen nur in Ausnahmefällen vor Beginn der Gonorrhoe-Therapie zur Entwicklung; noch weniger wahrscheinlich ist das Positivwerden der Lues-Seroreaktionen. Um daher die syphilitische Begleitinfektion nachweisen zu können, sind *klinische und Serumkontrollen bis 3 Monate nach durchgeführter Penicillin-Therapie erforderlich* (Abortive Penicillin-Behandlung verzögert das Positivwerden der Seroreaktionen!).

Ulcus Molle (Weicher Schanker, Chancroid)

Definition. Eine durch Haemophilus Unna-Ducrey hervorgerufene lokal und regional invasive Geschlechtskrankheit ohne Fähigkeit zur systemischen Ausbreitung.

Historisches. Ulcus molle wurde früher nicht von der Syphilis unterschieden. Die Erkenntnis der eigenständigen Klinik erfolgte 1852 durch Bassereau, die Identifikation des Erregers 1889 durch Ducrey.

Epidemiologie. In Westeuropa und USA selten und hauptsächlich auf Hafenstädte beschränkt; in tropischen und subtropischen Gegenden ist Ulcus molle endemisch und relativ häufig (Südostasien, Afrika), in manchen dieser Länder sogar die häufigste Ursache genitaler Ulcera. Frauen sind erheblich seltener betroffen als Männer (berichtete Relationen 6:1 bis 185:1), doch sind Frauen wahrscheinlich häufig symptomlose Keimträger. Die genaue Inzidenz ist wegen des Mangels verläßlicher Nachweismethoden nicht bekannt. Die Altersverteilung entspricht der bei den übrigen Venerea.

Erreger. Ein gramnegativer, kurzer und schlanker Coccobacillus ($0.2 \times 1.5\,\mu$), der schwer kultivierbar ist und in Kultur und im Abstrich eine Neigung zu kettenförmiger Anordnung („Fischzugformation") besitzt. Künstliche Infektion von Labortieren ist (schwer) möglich.

Klinik

Verlauf. Die Inkubationszeit ist mit 1 bis 5 Tagen kurz, in Ausnahmefällen bis zu 30 Tagen. Nach deren Ablauf entstehen genitale Ulcera, die – unbehandelt – nach mehrwöchigem Verlauf spontan abheilen. In etwa der Hälfte der Fälle entsteht Tage bis Wochen nach Auftreten der genitalen Ulcera eine meist einseitige und massive regionale Lymphadenitis *("Bubo"),* die häufig einschmilzt und fistuliert. Systemische Symptome fehlen. Die Infektion bewirkt keinerlei Immunität; durch Autoinokulation können immer wieder neue Ulcera mollia entstehen; Reinfektion kann unmittelbar nach Abheilung erfolgen.

Klinisches Bild. (Abb. 25) Die Läsionen sind meist multipel, nur ausnahmsweise einzeln. Sie beginnen als kleine entzündliche Papeln, die nach kurzer Zeit pustulieren und sich in sehr schmerzhafte, scharf begrenzte Ulcera umwandeln. Diese sind meist oval bis schlitzförmig und besitzen ausgefranste, überhängende Ränder (charakteristisch!). Der Ulcusgrund ist

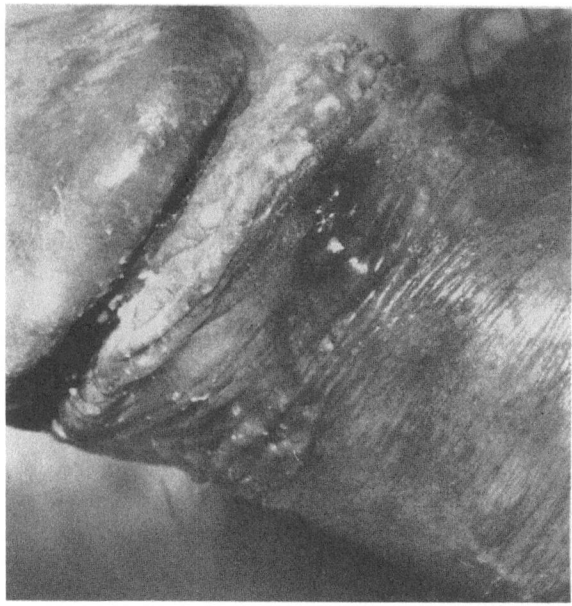

Abb. 25. Ulcera mollia (Primäraffekt am inneren Praeputialblatt): weiche rundliche, relativ kleine, schmierig belegte Ulcera mit hypertropher Granulation (hypertrophe Variante des Ulcus molle)

weich, mit eitrigem, schmierig-nekrotischem Material bedeckt und blutet bei Berührung leicht. Die Ulcera sind eher flach und reichen in ihrer Größe von kaum mehr als stecknadelkopfgroß („Zwergchankroid") bis zu mehreren Zentimetern. Oftmals sind mehrere kleine Ulcera linear angeordnet. Charakteristisches Symptom: heftige brennende Schmerzen beim Darüberfließen des Urins (typische Anamnese; häufig Grund zum Aufsuchen des Arztes).

Varianten: Die Ulcera mollia können sowohl in Größe, als auch in (unbehandelter) Krankheitsdauer erheblich schwanken.

Als *„transientes* Chankroid" bezeichnet man kleine Ulcera, die innerhalb einiger Tage abheilen und erst durch die Entwicklung des entzündlichen Bubo einige Wochen später diagnostiziert werden.

Das *„Riesen-Ulcus molle"* (serpiginöses Ulcus molle) entsteht durch periphere Ausbreitung vom Primärulcus oder vom durchgebrochenen Lymphknoten und kann beträchtlich große, nekrotisierende, polyzyklische Ulcera der Genital-, Perianal- und suprapubischen Region hervorrufen.

Das Ulcus molle elevatum beginnt als Geschwür, wird jedoch bald durch hypertrophe Granulation platten- bzw. pilzartig erhaben. Differentialdiagnose: Condylomata lata.

Phagedänisches Ulcus molle: Sich besonders schnell ausbreitende nekrotisierende Ulcera, die zur Destruktion der äußeren Genitalien führen können; häufig bei Superinfektion mit dem fusospirillären Gemisch.

Prädilektionsstellen: Inneres Blatt des Präputiums, Frenulum präputii, Fossa navicularis. Bei Frauen: hintere Kommissur, Labia minora und Meatus urethrae. Extragenitale Ulcera (Hand, Mund, Mamillen) sind selten.

Merke: Bei Zirkumzision ist das Infektionsrisiko erheblicher geringer (Risikofaktor: feuchte Kammer).

Komplikationen: Die regionäre Lymphadenitis ist meist einseitig und umfaßt mehrere Lymphknoten; letztere sind vergrößert, schmerzhaft und miteinander verbacken, die bedeckende Haut gerötet. In etwa der Hälfte der Fälle kommt es zur eitrigen Einschmelzung (Fluktuation!) mit Ausbildung einer unilokulären Abszeßhöhle. Bei Ausbleiben bzw. zu spätem Beginn der Behandlung bricht der Abszeß durch, es entsteht ein großes, morphologisch dem Ulcus molle sehr ähnliches Geschwür. Dieses kann seinerseits wieder peripher anwachsen und oft erhebliche Dimensionen erreichen.

Weitere Komplikationen sind Phimose, Paraphimose, Urethralfisteln.

Diagnostik

1. Abstrich: Abstrichpräparate aus genitalen Ulcera sind das wichtigste diagnostische Hilfsmittel, wenngleich selbst bei korrekter Durchführung und Erfahrung nur in etwa einem Drittel der Fälle positiv. Das Material für den Abstrich (nekrotisches Gewebe) muß von unterhalb der überhängenden Ränder gewonnen werden (Grund: der aktive Rand des Geschwürs ist am keimreichsten). Das Ausstrichpräparat wird Gram-gefärbt (Alternative: Methylgrün-Pyronin nach Pappenheim) und nach den charakteristischen Fischzugformationen des Haemophilus Unna-Ducrey abgesucht (Abb. 26). Bessere Trefferquoten als mit Abstrichpräparaten aus dem Primärulcus ergeben sich bei Punktion von eingeschmolzenen Lymphknoten.

2. Kultur: Die Trefferquote ist kaum höher als beim Abstrichpräparat; wegen der Seltenheit der Krankheit ist die Kultur nur an wenigen Speziallabors routinemäßig und verläßlich eingeführt. Wachstum erfolgt lediglich auf Blutagares (hauptsächlich gebraucht: Schokoladeagar mit Vancomycin); Alternative: Kultur in Hitze-inaktiviertem Patientenserum. Wachstumsoptimum um 28°–35° bei 5–10% CO_2. Der Keim wächst relativ schnell, nach 72 Stunden erscheinen kleine, graue, glatte transparente Kolonien.

3. Intracutantest: Ein wenig verläßlicher, obsoleter Inokulationstest mit abgetöteten Erregern (Ito-Reenstierna-Reaktion). Positive Reaktionen er-

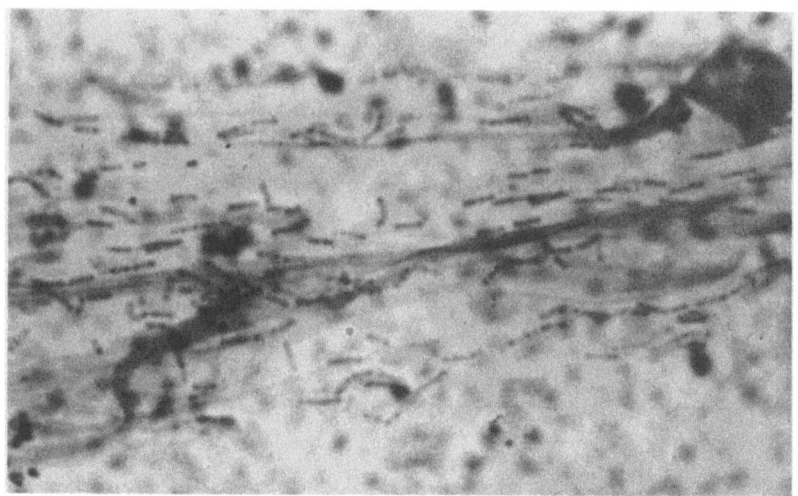

Abb. 26. Gram-gefärbtes Ausstrichpräparat aus einem Primäraffekt von Ulcus molle: fischzugartig angeordnete gramnegative Stäbchen (Haemophilus Unna-Ducreyi). × 100, Ölimmersion

gaben sich ab etwa einer Woche nach Infektion und manifestieren sich als infiltrierte Papeln (analog dem Tine-test).

4. *Autoinokulation:* Eine gleichfalls kaum mehr geübte Nachweismethode, bei der in eine schachbrettartig skarifizierte Region der Bauchhaut unter einem Uhrglasverband Material aus dem Ulcus inokuliert wird. Nach einigen Tagen entstehen an der Skarifikationsstelle dem Ulcus molle analoge Läsionen, aus dem der Erregernachweis leichter gelingt als aus dem Primärulcus.

5. *Serologie:* Eine Komplementbindungsreaktion wurde entwickelt, ist aber wegen häufig falsch-positiver Resultate obsolet.

Differentialdiagnose. Luetischer Primäreffekt, Herpes genitalis, Pyodermien.

Therapie
Tetracyclin 4 × 500 mg pro Tag durch 20 Tage. Alternativ Cephalotin (1 g i. m. 4 × täglich durch 5 Tage) und Cotrimoxazol (800 mg + 160 mg, 3 × täglich durch 2 Wochen).

Lymphogranuloma Inguinale

Synonyme: Lymphogranuloma venereum

Definition. Eine durch Chlamydia trachomatis, Serotypen L1–L3, hervorgerufene Geschlechtskrankheit von regionärer Charakteristik, die im späten Verlauf durch Blockierung der Lymphwege zu elephantiastischen Schwellungen und anogenitalen Funktionsstörungen führen kann (anogenitales Syndrom).

Klinisches Bild, Diagnostik und *Therapie* werden im Kapitel über genitale Chlamydienkrankheiten abgehandelt (s. S. 117).

Granuloma Venereum (Granuloma Inguinale, Donovaniose)

Definition. Eine durch Donovania (Calymmatobacterium) granulomatis erregte Geschlechtskrankheit von chronisch-progressivem und destruktivem Charakter und lokaler bzw. regionaler Ausbreitung. Systemische Ausbreitung (Metastasierung) ist selten aber möglich.

Historisches. Donovaniose wurde 1882 erstmals beschrieben und ihr Erreger 1905 von Donovan isoliert.

Allgemeines. Granuloma venereum kommt in Westeuropa nur sehr selten, in den südlichen USA gelegentlich vor; Hauptvorkommen: tropische und subtropische Gebiete. Männer sind etwa doppelt so häufig befallen wie Frauen. Prädilektion dunkelhäutiger Rassen.

Erreger. Calymmatobacterium granulomatis, kleine ($0,7 \times 1,5\ \mu$) enkapsulierte Stäbchen noch ungeklärter näherer Zugehörigkeit (Klebsiellen?). Der Erreger lebt intracellulär (Histiozyten, Leukozyten, Plasmazellen); er vermehrt sich innerhalb multipler Vakuolen, reift und wird schließlich durch Zellyse freigesetzt. Die kulturelle Züchtung ist zwar verschiedentlich gelungen (Dottersack), gilt jedoch als schwierig. Die Erfüllung des dritten Koch'schen Pustulats (Reproduktion der Krankheit durch Inokulation des gezüchteten Erregers) ist noch ausständig.

Klinik

Verlauf. Die Inkubationszeit ist nicht genau bekannt (8–80 Tage). Die Krankheit nimmt einen chronisch-progressiven Verlauf und führt *nicht* zur Spontanheilung. Systemzeichen sind selten, können jedoch durch metastatische Läsionen (Knochen, Leber) oder im Rahmen sehr ausgedehnter lokaler Krankheiten entstehen.

Merke: Donavaniose ist bei früh einsetzender Behandlung harmlos, führt jedoch andernfalls zu gravierenden Destruktionen.

Klinisches Bild. Erstmanifestation sind schmerzlose, derbe entzündliche subkutane Papeln und Knoten, die sich in Geschwüre und sich langsam ausdehnende granulomatöse elevierte globuläre Massen umwandeln. Primäre Lokalisation sind hauptsächlich die Genitalien, seltener Scrotum, Inguinalregion und Perineum. Durch langsame periphere Ausbreitung und Autoinokulation entstehen ausgedehnte schmerzlose, verletzliche und leicht blutende, düsterrote, verkrustete ulcero-granulomatöse Läsionen, die durch früh einsetzende Fibrose zu narbigen Strikturen, und durch Lymphstau zu Elephantiasis der betroffenen Partien führen können. Bei (nicht selten vorhandener) Superinfektion treten Gewebsnekrosen auf. Die regionären Lymphoknoten sind manchmal betroffen. Ihre Einschmelzung kann in Geschwüre analog der Primärläsion resultieren; meist sind jedoch als „Bubonen" imponierende Läsionen lediglich subkutane Granulome.

Differentialdiagnose. Die frühen Läsionen ähneln einer Lues II (Condylomata lata) und, bei starker nekrotischer Komponente, der cutanen Amöbiasis; fortgeschrittene Läsionen Plattenepithelkarzinomen (eine häufige und wichtige Fehldiagnose; auch histologisch besitzt die Donovaniose durch pseudoepitheliomatöse Hyperplasie Ähnlichkeit mit Karzinomen) und inveterierte Läsionen dem Anogenitalsyndrom des Lymphogranuloma venereum.

Diagnose

Gewebsausstriche von Biopsiematerial werden Giemsa-gefärbt; im positiven Fall zeigen sie diagnostische große mononucleäre Zellen mit intraplasmatischen Zysten, gefüllt mit zahlreichen tiefblau gefärbten Partikeln („Donovankörperchen"), die eine typische bipolare Chromatinverdichtung („sicherheitsnadelartig") zeigen. Donovankörperchen können auch in Biopsien gefunden werden.

Therapie

Routinebehandlung ist Tetracyclin (6 × 500 mg durch 2 bis 3 Wochen); Alternative: Cotrimoxazol. Bei Resistenz Chloramphenicol oder Gentamicin.

Andere sexuell übertragbare Krankheiten

Genitale Chlamydieninfektionen

Definition. Eine von Chlamydia trachomatis, Serotypen D-L3, verursachte Gruppe von Infektionskrankheiten vorwiegend der Genitalregion, die 2 klinische Bilder umfaßt: das Lymphogranuloma inguinale (Serotypen L1-L3) und eine in Symptomatologie und Komplikationen der Gonorrhoe vergleichbare aufsteigende „oculogenitale" Epithelinfektion (Serotypen D-K).

Allgemeines und Historisches. Chlamydia trachomatis ist eine weltweit verbreitete Erregergruppe, die die Bevölkerung der meisten Länder in erheblichem Maß durchseucht und bedeutende Morbidität verursacht. Zwei ihrer klinischer Manifestationen sind seit altersher wohl bekannt, von sehr eigenständiger Charakteristik und in westlichen Ländern außerordentlich selten: das Trachom (eine der am längsten bekannten Krankheiten überhaupt; es wird schon im Papyrus Ebers erwähnt) und das Lymphogranuloma inguinale. Das Wissen um den dritten, häufigsten Manifestationstyp – die aufsteigende Urogenitalinfektion – begann sich zwar schon 1910 abzuzeichnen, als „Einschlußkörperchen" wie bei Trachom auch bei nichtgonorrhoischer Blenorrhoe der Neugeborenen und der unspezifischen Urethritis nachgewiesen wurden (Linder); doch waren die Erkenntnis des Umfanges dieser Krankheiten, die Aufdeckung der Zusammenhänge, die Kenntnis der Biologie der Erreger, und die Auffindung der wesentlichsten diagnostischen Techniken erst das Ergebnis der drei letzten Jahrzehnte. Obwohl manche Detailfragen noch ungeklärt sind, ist heute schon klar, daß das Konzept der venerischen Krankheiten durch die Erkenntnisse der Chlamydienforschung in entscheidender Weise gewandelt und ausgeweitet wurde. Leider steckt die Information in den meistbetroffenen medizinischen Disziplinen (Dermatologie, Gynäkologie, Ophthalmologie und Pädiatrie) derzeit noch in den Kinderschuhen, und die diagnostischen Einrichtungen zur Erfassung der Chlamydieninfektionen sind bislang auf wenige spezialisierte Zentren beschränkt. Die leichte Zugängigkeit immunfluoreszenztechnischer Tests läßt allerdings erwarten, daß dieses bedeutsame gesundheitspolitische Problem bald eine adäquate Obsorge finden wird.

A. Die Erregergruppe

Bemerkung: Chlamydien wurden 1907 erstmals von Halberstädter und von Prowazek dargestellt und „Chlamydozoen" benannt („Mantel-Körperchen" – die Elementarkörperchen erscheinen von einer Matrix wie von einem Mantel umhüllt). Später wurden die Chlamydien als Viren klassifiziert und als Miyagawanellen oder Bedsonien bezeichnet.

1. Biologie

Chlamydien sind kleine, gram-negative Bakterien, die obligate intrazelluläre Parasiten darstellen: sie besitzen zwar Zellwand, DNS, RNS, Ribosomen und einen eigenen Enzymapparat; sind aber unfähig, energiereiche Verbindungen (Adenosintriphosphat) zu synthetisieren, und müssen diese von der Wirtszelle beziehen („Energie-Parasiten"). Die Vermehrung und Verbreitung der Chlamydien ist durch einen einzigartigen Entwicklungszyklus gesichert, bei dem die Erreger zyklisch zwei spezifische Erscheinungsformen durchleben (Abb. 27):

(a) Das *Elementarkörperchen* (elementary body): ein 0,2–0,3 µm im Durchmesser großes, metabolisch inaktives und äußeren Einflüssen gegenüber sehr resistentes Partikel; es stellt die infektiöse, extrazelluläre Form der Chlamydien dar und gewährleistet den Transit von Zelle zu Zelle: es lagert sich an die Wirtszelle an, induziert in dieser seine endozytotische Aufnahme und kommt nun intrazellulär in eine membran-umhüllte Vakuole zu liegen. Das Elementarkörperchen wird metabolisch aktiv, synthetisiert Ribosomen und vergrößert sich innerhalb 6 bis 9 h: ein reifes

(b) *Initialkörperchen* (reticulate bzw. initial body) ist entstanden. Dieses vermehrt sich nun durch wiederholte Zweiteilungen, sodaß schließlich in einer Vakuole multiple Initialkörperchen liegen. Durch Konfluenz mehrerer Vakuolen bildet sich ein sogenanntes *Einschlußkörperchen,* das anwächst und schließlich den Zelleib weitgehend einnimmt. Ca. 20 h nach Eintritt in die Zelle beginnen sich nach und nach aus einzelnen Initialkörperchen durch DNA-Kondensation wieder je 2–4 Elementarkörperchen zu formen (diese Zwischenstufen werden auch *intermediate bodies* genannt). Nach ca. 48 h bietet eine derart befallene Zelle im Regelfall ein charakteristisches Bild: den größten Teil ihres Zytoplasmas nimmt ein Einschlußkörper ein, der Tausende von Chlamydienpartikeln in allen Entwicklungsstadien enthält. Die Freisetzung der Partikel erfolgt schließlich durch Lyse der Wirtszelle.

Eine alternative Form des Zellparasitismus stellt die „latente" Infektion dar; eine solche ist durch einen *stark verzögerten Vermehrungszyklus* der Chlamydien (nicht aber durch inaktive, vermehrungsunfähige Dauerfor-

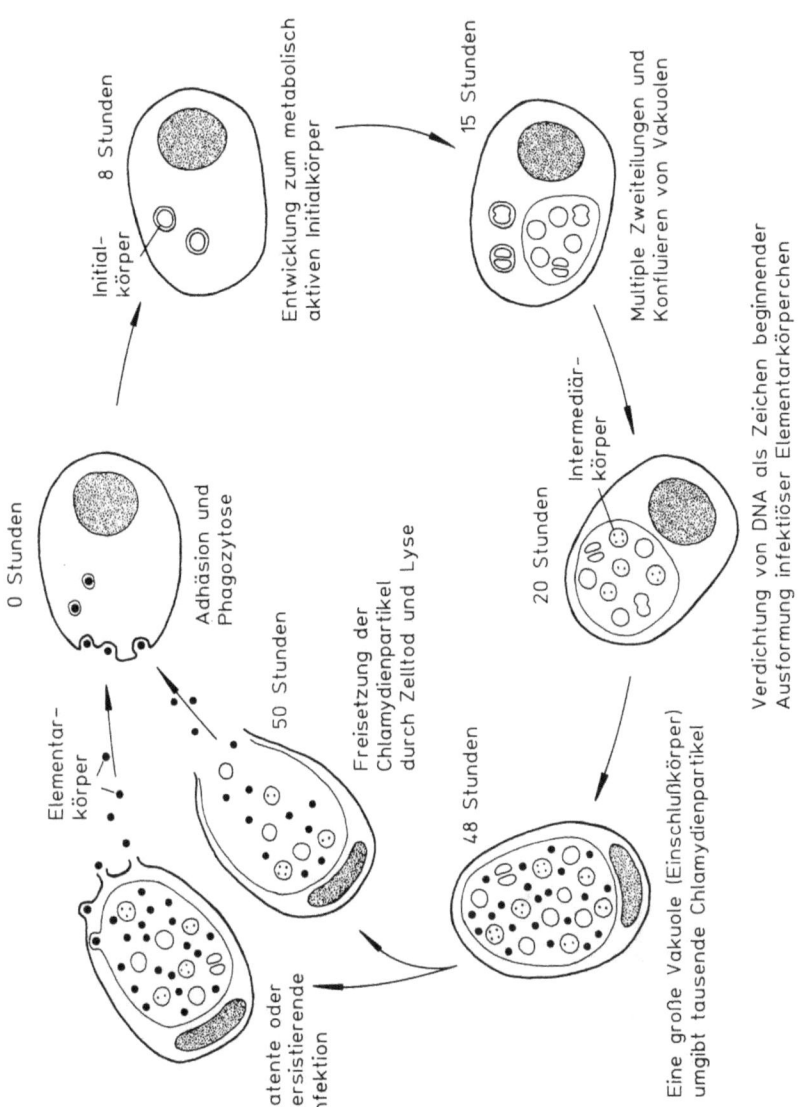

Abb. 27. Schematische Darstellung des Vermehrungszyklus der Chlamydien

men!) gekennzeichnet; die Freisetzung der Elementarkörperchen erfolgt nicht durch Lyse der Zellen sondern durch Exocytose durch die intakte Zellmembran. Die befallene Zelle bleibt lebens- und sogar teilungsfähig (infizierte Tochterzellen!). Derlei latente bzw. persistente Infektionen kommen bei allen Chlamydieninfektionen vor und stellen einen bedeutsa-

Tabelle 9. Unterschiedliche Eigenschaften von Chlamydia trachomatis und Chlamydia psittacii

	Chlamydia trachomatis	Chlamydia psittacii
Pathogenität	hauptsächlich humanpathogen	hauptsächlich tierpathogen
Resistenz gegen Sulfadiazin	empfindlich	resistent
Einschlußkörperchen	kompakte, mit Jod anfärbbare Einschlußkörperchen (enthalten Glykogen)	diffus verteilte, mit Jod nicht färbbare Einschlusse
Kultur (auf McCoy-Zellen)	Wachstum nur auf vorbehandelten Kulturen (Röntgenbestrahlung, diverse chemische Agentien) und nach Zentrifugation	Wachstum auch auf nichtvorbehandelten Kulturen und ohne Zentrifugation

men Faktor in der Pathogenese chronisch-rezidivierender Manifestationen dar (Aufflammen der Infektion bei Absinken der Immunlage). Allerdings ist das Wissen um solche latente Infektionen noch lückenhaft: unklar ist etwa, ob latente Infektionen die zwangsläufige Folge einer initialen Infektion darstellen, ob sie von lebenslanger Dauer oder spontanlimitiert sind, welche Rolle das Immunsystem beim Zustandekommen derselben spielt, und in welchem Maß im latenten Stadium die antibiotische Therapie erfolgreich ist.

2. Klassifikation

Die Gattung Chlamydia umfaßt die Arten Chlamydia trachomatis und Chlamydia psittacii; diese beiden Arten unterscheiden sich voneinander durch einige typische Merkmale (Tabelle 9, Abb. 28).

Chlamydia psittacii ist der Erreger der Ornithose (Psittakose): eine seltene Infektionskrankheit des Respirationstraktes, die von infizierten Vögeln (Hühner, Papageien etc.) erworben wird, sich meist als atypische Pneumonie und selten als akute Sepsis-ähnliche Krankheit manifestiert und dann eine Letalität von etwa 20% hat; sie ruft *keine* menschlichen Urogenitalinfektionen hervor. Chlamydia psittacii und Chlamydia trachomatis besitzen ein gemeinsames hitze-stabiles Glykolipid-antigen; dieses ist die Grundlage einer altbekannten Komplement-Bindungsreaktion, die jahrzehntelang den einzigen serologischen Nachweis sowohl der Ornithose als auch der genitalen Chlamydieninfektionen darstellte.

Die zweite Gruppe, *Chlamydia trachomatis,* umfaßt den Erreger des Trachoms und verschiedenster genitaler Kontaktinfektionen; man unterscheidet insgesamt 15 Serotypen, die sich durch verschiedene Proteinantigene voneinander unterscheiden und mit den Buchstaben A bis L-3 be-

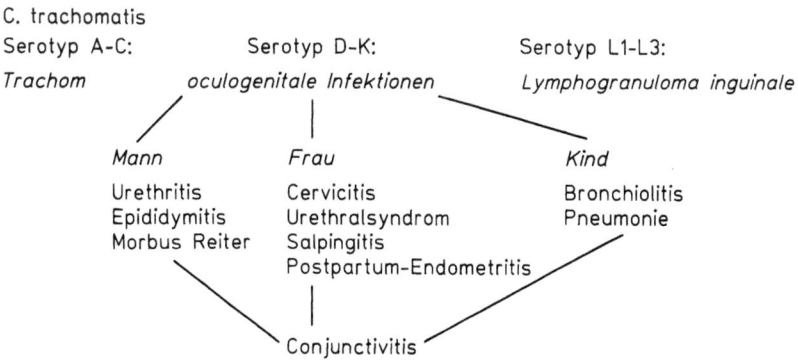

Abb. 28. Schema der Chlamydienkrankheiten

zeichnet werden (siehe Abb. 28). Die Serotypen sind gruppenweise mit bestimmten Krankheitszuständen assoziiert; die Serotypen L1–L3 (Erreger des Lymphogranuloma inguinale) sind invasiver als die übrigen Serotypen; sie vermehren sich schneller in der Zellkultur, erregen nach Inokulation in Labortiere Infektionen und können klinisch auch andere Gewebe als Epithelien befallen (Lymphbahnen). Innerhalb der jeweiligen Gruppe unterscheiden sich die einzelnen Serotypen jedoch weder nach der Art des erregten klinischen Bildes noch in ihrer Pathogenität.

B. Klinik

I. Infektion durch Chlamydia Trachomatis A–C: Trachom

Charakterisierung. Trachom ist eine durch Schmierinfektion übertragene subakutchronische Conjunktivitis (sowohl der Conjunctiva tarsi als auch bulbi), die durch seröse Sekretion, Knötchenbildung („Follikel"), oberflächliche Geschwüre und schließlich Keratitis, Pannus, Trichiasis und Symblepharon gekennzeichnet ist. Trachom ist durch die Besserung des Lebensstandards und die Einführung der Antibiotika aus den westlichen Ländern fast gänzlich verschwunden, stellt aber in den hyperendemischen Ländern der Dritten Welt (Nordafrika, Naher Osten, Indien) eine führende Ursache der Blindheit dar.

II. Infektionen durch Chlamydia trachomatis D–K: Ascendierende oculogenitale Chlamydieninfektionen

Allgemeines. Chlamydia trachomatis (Serotyp D–K) sind Epithelparasiten des Urogenital- und Conjunktivalepithels und rufen typischerweise „katarrhalische", also serös-mucöse und nur seltener eitrige Sekretion mit relativ geringer Entzündung und meist nur milder Allgemeinsymptomatik hervor. Eitrige Einschmelzung und Durchbruch in das subepitheliale Bindegewebe sind seltene Komplikationen. Die je nach Lokalisation der Infektion sehr unterschiedliche Symptomatik (Tabelle 10) imponiert wie ein Spiegelbild der Gonorrhoe, unterscheidet sich von dieser jedoch durch die häufig gegebene Milde und die Neigung zu – unbehandelt – chronisch-rezidivierendem Verlauf. Akute Entzündungen kommen vor, doch liegt die Hauptbedeutung eher in den chronischen Restzuständen, insbesondere Sterilität von Frau und Mann. Weitere schwerwiegende Komplikationen betreffen die Perinatologie.

Epidemiologie. Die Risikopopulation zur Infektion mit Chlamydia trachomatis entspricht gänzlich den im allgemeinen Teil beschriebenen Verhältnissen. Die Inzidenz ist nicht genau bekannt, jedenfalls aber sehr hoch: allein für die Chlamydienadnexitis werden in den USA pro Jahr bis zu 300 000 Fälle geschätzt. Die Übertragung erfolgt wahrscheinlich ausschließlich durch Geschlechtsverkehr (Keime verlieren ihre Infektiosität nach 48 h bei Zimmertemperatur) bzw. beim Geburtsakt auf das Neugeborene. Die Infektiosität des Erregers ist sehr hoch: in über 60% der Partnerinnen von Männern mit Chlamydienurethritis kann der Keim in der Cervix nachgewiesen werden.
Bemerkung: Die oculogenitale Chlamydieninfektion ist zwar nicht im deutschsprachigen, wohl aber im englischsprachigen Raum eine meldepflichtige Infektionskrankheit.

1. Genitale Chlamydieninfektionen des Mannes.

Pathogenese. Bei Geschlechtsverkehr mit einer infektiösen Partnerin wird primär das Epithel der distalen Urethra infiziert. Von hier kann die Infektion aufsteigend die gesamte Harnröhre befallen und greift bei manchen Patienten über die Vasa deferentia auf die Tubuli des Nebenhodens über. Ob auch das Prostataepithel befallen werden kann, ist noch nicht endgültig geklärt.

(a) Urethritis

Allgemeines. Die Chlamydienurethritis ist die häufigste Manifestationsform genitaler Chlamydieninfektionen. Sie tritt klinisch als sogenannte

„unspezifische Urethritis" in Erscheinung (s. S. 124), deren Ursache sie in etwa der Hälfte der Fälle darstellt.

Klinisches Bild. Die Chlamydien-Urethritis tritt typischerweise nach einem Wechsel des Sexualpartners auf; nach einer Inkubationszeit von 1–3 Wochen kommt es zu den typischen Symptomen: Dysurie sowie ein oft bescheidener, wäßrig-schleimiger, selten schleimig-eitriger Ausfluß; auch klinisch stumme Infektionen sind möglich. Unbehandelt bildet sich die Urethritis innerhalb einiger Tage bis Wochen zurück. Der weitere Verlauf ist durch individuell verschieden häufige Exacerbation gekennzeichnet, die durch verschiedenartige Trigger wie grippale Infekte („Verkühlungen"), mechanisches Trauma (Sport, Motorrad, vehementer Coitus etc.) oder eine gonorrhoische Infektion ausgelöst werden können. Klinisch kann zwischen der ersten Attacke bei frischer Infektion und der Exacerbation bei latenter bzw. abgeklungener Infektion nicht unterschieden werden.

Assoziation mit Gonorrhoe: Gonorrhoe ist in zumindest 15–25% mit einer Chlamydienurethritis assoziiert. Diese Assoziation beruht in einem Teil der Fälle auf *gleichzeitiger Acquisition,* in einem anderen Teil auf der *Exacerbation einer latenten Chlamydieninfektion* durch Neisseria gonorrhoeae. In beiden Fällen wird die Chlamydienurethritis zuerst von der Gonorrhoe überdeckt und tritt typischerweise erst nach Behandlung derselben als *postgonorrhoische Urethritis* (PGU) in Erscheinung. *„Postgonorrhoische Urethritis"* ist ein klinischer Begriff, der als persistierende oder rezidivierende Urethritis nach ausreichend behandelter Gonorrhoe und Verschwinden von Neisseria gonorrhoeae difiniert ist. Klinisch unterscheidet man zwei Varianten:
1. Die Symptome der Gonorrhoe werden nach erfolgter Therapie schwächer, Ausfluß und Dysurie bleiben jedoch in unterschiedlichem Ausmaß bestehen.
2. Die Symptome der Gonorrhoe verschwinden unter der Therapie, nach einigen Tagen oder Wochen kommt es jedoch neuerlich zu den typischen Zeichen einer Urethritis.

Merke: Postgonorrhoische Urethritis kann durch alle Erreger der „unspezifischen" Urethritis hervorgerufen werden, doch wird Chlamydia trachomatis bei bis zu 80% der Fälle gefunden.

Komplikationen: Urethral-Strikturen, Epididymitis, Prostatitis.

Merke: Klinisch bedeutsame Urethral-Strikturen sind wahrscheinlich nur selten Folge einer Chlamydien-Urethritis (sondern eher die einer Gonorrhoe); urethroskopisch nachweisbare, symptomlose Strikturen finden sich jedoch bei 5% der Patienten mit abgeheilter Chlamydienurethritis.

(b) Epididymitis

Die akute Chlamydien-Epididymitis gleicht der gonorrhoischen (siehe diese), verläuft jedoch meist milder. Sie beginnt mit einer sehr schmerzhaften Schwellung und Verhärtung am unteren Nebenhodenpol und weitet sich schnell über den gesamten Nebenhoden und meist auch den anliegenden Hoden aus (Epididymo-Orchitis). Die Schmerzen strahlen in schweren Fällen in die Leiste und den Unterbauch aus, es besteht Krankheitsgefühl und Fieber. Das Skrotum kann gerötet und geschwollen sein. Der Befall ist meist einseitig, gelegentlich aber bilateral.

Merke: Bei älteren Männern ist eine Epididymitis meist Folge einer bakteriellen Harnwegsinfektion bei Prostatahypertrophie oder nach chirurgischen Eingriffen, bei jungen Männern jedoch hauptsächlich venerischer Natur (meist durch Chlamydia trachomatis und viel seltener durch Neisseria gonorrhoeae). Es ist unklar, ob Chlamydia trachomatis alleiniger Auslöser sein kann, oder ob Begleitkeime und vielleicht auch Immunreaktionen erforderliche Kofaktoren sind. Spätfolge bei bilateralem Befall ist die Infertilität.

(c) Prostatitis

Chlamydia trachomatis wurde immer wieder als Erreger sowohl der akuten wie der chronischen „abakteriellen" Prostatitis erwogen, doch steht bis heute ein Beweis durch den serologischen und kulturellen Chlamydiennachweis im Sekret der erkrankten Prostata aus. Einziges Indiz ist, daß derlei Zustände gelegentlich gut auf Breitbandantibiotika ansprechen.

(d) Chlamydienproctitis
(nicht-gonorrhoische Proctitis (NGP) männlicher Homosexueller)

Proctitis ist ein häufiger Befund bei Homosexuellen („gay bowel syndrome"), für das einerseits das chronisch-mechanische Trauma, häufig aber auch verschiedene infektiöse Agentien verantwortlich sind. Chlamydia trachomatis scheint allerdings bei der NGP keineswegs ein nur annähernd so wichtiger Erreger zu sein wie bei der unspezifischen Urethritis, da der Nachweis nur in etwa 4% der Fälle gelingt. Homosexuelle scheinen insgesamt seltener Chlamydien-Infektionen zu erwerben als Heterosexuelle; die Gründe dafür sind noch unklar.

2. Genitale Chlamydieninfektionen der Frau

Pathogenese. Erster und häufigster Infektionsort ist die Cervix; von hier aus können in aufsteigender Infektion Endometrium, Salpinx und schließlich das Abdomen erreicht werden. Daneben kann Chlamydia trachomatis auch bei der Frau eine Urethritis verursachen.

(a) Cervicitis

Allgemeines. in großen Reihenuntersuchungen in Schweden war Chlamydia trachomatis aus der Cervix von 10% der Frauen nachweisbar, die wegen vaginalen Ausflusses eine gynäkologische Ambulanz aufgesucht hatten. Es handelte sich typischerweise um jüngere Patientinnen mit subjektiv wenig Beschwerden (häufig orale Kontrazeptiva!). Die Durchseuchung der weiblichen Bevölkerung mit Chlamydia trachomatis scheint stark von der sozialen Schicht bzw. vom Sexualverhalten abzuhängen: in Screening-Untersuchungen in STD-Ambulanzen wurden bei ca. 25% der Frauen, bei Geheimprostituierten sogar in ca. 50% aus der Cervix Chlamydien isoliert, während diese Werte bei anderen Bevölkerungsgruppen zwischen 0 und 5% liegen. Dies bedeutet, daß die junge, sexuell aktive Frau, die Kontrazeptiva verwendet, im oberen Prozentbereich liegt und die Inzidenz mit zunehmendem Alter abnimmt. Über dem Durchschnitt liegen die Prozentzahlen in *Schwangeren-Ambulanzen* (5–10%); sowohl Gravidität als auch Kontrazeptiva scheinen also Chlamydieninfektionen zu begünstigen.

Assoziation mit Gonorrhoe: Ist in weit höherem Maß als beim Mann gegeben; 25–50% der Fälle florider Gonorrhoe weisen eine gleichzeitige cervikale Chlamydieninfektion auf.

Klinisches Bild. Etwa 30% der Chlamydia trachomatis-positiven Frauen mit isoliertem Cervixbefall sind symptomlos; bei den restlichen 70% besteht ein unspezifischer Fluor. „Cervikale Erosionen", kombiniert mit dickem, mukösem Ausfluß aus dem Cervikalkanal gelten als charakteristischer Befund der Chlamydien-Cervicitis.
Bemerkung: Ob man schon makroskopisch auf eine Chlamydiencervicitis schließen kann, muß mit Zurückhaltung betrachtet werden: eine Ektopie des Zylinderepithels der Cervix kann den Eindruck einer scharf begrenzten Erosion ergeben, ein muköser Ausfluß kann Folge eines gestagenen Stimulus sein (z. B. durch Kontrazeptiva oder in der Schwangerschaft). Ob Chlamydia trachomatis tatsächlich Erosionen der Portio hervorrufen kann, wird bezweifelt; die häufige Assoziation könnte durch leichteres „Angehen" der Chlamydien an Ektopien erklärt werden. Eine britische Autorengruppe gibt an, daß die Ektopien der Portio bei Befall durch Chlumydie trachomatis sehr ödematös erscheinen und gleichzeitig ein mukopurulenter Ausfluß besteht (Abb. 29). Nach Therapie kommt es rasch zur Normalisierung; tatsächliche Erosionen wurden hingegen nicht beobachtet.
Merke: Der Chlamydien-Nachweis aus der Cervix sollte bei jeder gynäkologischen Routineuntersuchung der jungen, sexuell aktiven Frau, bei der Schwangerenuntersuchung und bei jeder Patientin, die wegen einer genitalen Kontaktinfektion den Arzt aufsucht, durchgeführt werden.

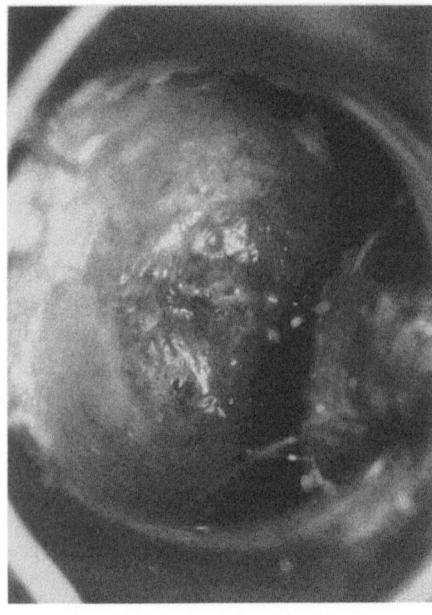

Abb. 29. Chlamydiencervicitis: die Portio einer Graviden mit ödematös glänzender Ektopie und mucopurulentem Exsudat

(b) Urethritis („female urethral syndrome")

Infektion der weiblichen Urethra ist meist ein Begleitbefund der Chlamydiencervicitis, kann aber selten auch isoliert auftreten. Nur etwa die Hälfte der Betroffenen hat subjektive Beschwerden (Dysurie, Harndrang). Die Symptomatik ist häufig assoziiert mit traumatischem Geschlechtsverkehr mit einem neuen Partner („Honeymoon-urethritis").

Bemerkung: Gleichartige Symptome können auch durch andere Erreger, etwa E. coli oder Neisseria gonorrhoeae, hervorgerufen werden.

(c) Bartholinitis

Chlamydia trachomatis wurde in mehreren Fällen von akuter Bartholinitis nachgewiesen, allerdings fast immer gemeinsam mit N. gonorrhoeae. Ob Chlamydien allein eine Bartholinitis auslösen können, ist noch unklar.

(d) Salpingitis

Begriffsbestimmung. Das im deutschsprachigen Raum gewöhnlich als „Salpingitis" bezeichnete Zustandsbild wird vom Center of Disease Control (USA) als jenes Syndrom definiert, das durch die Ausbreitung von Mikroorganismen von der Vagina und der Cercix in Endometrium, Tuben und/oder angrenzende Strukturen verursacht wird. Im angloamerikanischen Schrifttum wird der treffendere Ausdruck „Pelvic inflammatory disease" (PID) verwendet.

Bemerkung: Unter der Diagnose „Pelvic inflammatory disease" wurden 1980 in den USA ca. 35 000 Patientinnen an gynäkologischen Abteilungen stationär aufgenommen, davon waren wahrscheinlich 70% durch Chlamydien verursacht; ein Viertel dieser Fälle wurde aus Unwissen laparoskopiert oder laparotomiert – eine erschreckende Statistik, die verdeutlicht, daß hier eine umfassende Aufklärung dringend nötig ist.

Allgemeines. Salpingitiden können durch sehr verschiedene Keime verursacht werden; man unterscheidet zwei Gruppen von aszendierenden Infektionen:

1. Durch *„endogene" Keime,* also solche, die physiologischerweise in der Vaginal-, Vulva- oder Darmflora vorkommen (etwa 25% der Fälle). Es handelt sich meist um Anaerobier.
2. Durch Erreger *genitaler Kontaktinfektionen* (Neisseria gonorrhoeae, Chlamydia trachomatis, Mycoplasma hominis?); diese Erreger stellen bei jungen Frauen der westlichen Länder die Hauptursache dar (bis 75%), wovon auf Chlamydia trachomatis wieder *zwischen 50 und 70% entfallen* (in allen Statistiken ist Chlamydia trachomatis der am häufigsten isolierte Keim!). Natürlich ist der Erregernachweis noch nicht Beweis für die *alleinige* ursächliche Rolle: Chlamydia trachomatis kann etwa bereits latent vorhanden gewesen sein und erst im Zuge einer bakteriellen Infektion anderer Genese (etwa Neisseria gonorrhoeae) aszendiert sein.

Klinisches Bild. Die typische Patientin mit Chlamydiensalpingitis ist jung (75% sind jünger als 25 Jahre) und zeigt ein vergleichsweise benignes klinisches Bild: meist sucht sie wegen oft schon mehrere Tage bestehender menstruationsähnlicher Bauch- oder Rückenschmerzen den Arzt auf. Fieber ist nur etwa in einem Drittel der Fälle vorhanden, die Senkung ist mäßig erhöht. Metrorrhagien bestehen in ca. 40%. Der objektive Tastbefund der Beckenorgane ist nicht sehr eindrucksvoll, doch zeigt die laparoskopische Untersuchung im Gegensatz zum klinischen Bild heftig entzündliche Adnexe.

Differentialdiagnose. Gonorrhoische PID verläuft typischerweise heftiger, fast immer mit hohem Fieber und einer gut palpablen Schwellung der Adnexe. Patientinnen mit „endogener" Salpingitis (Anaerobier) sind meist älter, zeigen einen akuten Krankheitsbeginn und die am stärksten ausgeprägte Symptomatik. Doppelinfektionen der Cervix sind zwar häufig, doch kann in den Tuben kaum mehr als ein Erreger nachgewiesen werden.

Spätfolgen. Schwerwiegendste Komplikationen einer Salpingitis sind die Infertilität der Frau und das steigende Risiko einer extrauterinen Schwangerschaft. Nach einer einzigen Episode von Salpingitis sind bereits

10%–20% der Frauen infertil; nach zwei durchgemachten Episoden steigt der Prozentsatz auf 20–30% und erreicht nach drei und mehr Exacerbationen 50 bis 60%. In den USA werden schätzungsweise jährlich 50000 Frauen durch Chlamydien-Infektion infertil, in Schweden sind es 2500 Frauen im Jahr; diese Werte dürften ohne große Abstriche auf Österreich bzw. die Bundesrepublik extrapolierbar sein. Neben der Infertilität steigt das *Risiko einer extrauterinen Schwangerschaft bereits nach einmaliger Salpingitis um das 7- bis 10-fache.*

Post-partum-Endometritis. Die Geburt stellt oft den Trigger dar, um eine latent vorhandene Chlamydieninfektion zur Exacerbation zu bringen und einen Befall des (sonst nur selten befallenen) Endometriums zu bewirken. Es resultiert ein Anfiebern der Patientin, ohne daß der Uterus beim Tastbefund besonders vergrößert oder druckempfindlich wäre. Meist wird die Diagnose einer Infektion mit endogenen Keimen gestellt, die sich erst retrospektiv durch das Nichtansprechen auf Penicilline als irrig erweist (schlagartiges Ansprechen auf Tetracykline). Eine Endomyometritis mit schwerer Blutung gehört *nicht zu den Komplikationen* der aufsteigenden Chlamydieninfektion.

(e) Perihepatitis (Fitz-Hugh-Curtis-Syndrom)

Perihepatitis als seltene Folge bzw. Komplikation einer Salpingitis wurde erstmals bereits 1919 beschrieben und früher ausschließlich als Komplikation der Gonorrhoe gewertet (siehe oben); heute weiß man jedoch, daß in mindestens der Hälfte der Fälle Chlamydia trachomatis verantwortlich ist. Betroffen sind fast immer junge, sexuell aktive Frauen; die Schmerzsymptomatik im rechten Oberbauch ist zwar charakteristisch, wird aber meist mit Pleuritis, Pneumonie, Pulmonal-Embolie oder sogar einem perforierten Ulcus duodeni verwechselt. Dies führt oft zu überflüssigen, aufwendigen Untersuchungen bis zur explorativen Laparotomie, ohne daß eine zugrundeliegende Genitalinfektion bedacht wird. Laparoskopisch zeigen sich fibröse Plaques und kleine fleckige Hämorrhagien an der Leber-Kapsel; als Restzustand „violinsaitenartige" Adhäsionen zwischen Leber und vorderer Bauchwand.

(f) Proctitis

Bei einem hohen Prozentsatz (20%) von Patientinnen mit genitaler Chlamydieninfektion kann Chlamydia trachomatis auch von der Rektalschleimhaut isoliert werden; umgekehrt haben etwa 60% der Frauen mit Chlamydien-positiver Rektalschleimhaut gleichzeitig eine Cervicitis. Klinische Symptome einer Proctitis fehlen meist. Im Auflichtmikroskop finden sich in etwa 40% der Fälle „Follikel", „Knötchen", „Pflastersteinpattern", Vernarbungen der Mukosa etc. (siehe Chlamydienophthalmie); Abstrichpräparate von der Rektalschleimhaut zeigen typischerweise polymorphkernige Leukozyten.

Ungeklärte Fragen. Kommt der Befall der Rektalschleimhaut durch Autoinokulation oder durch anorektalen Koitus zustande? Ist das Rektum Reservoir für Chlamydien, von dem aus der Genitaltrakt reinfiziert werden kann? Werden rektale Infektionen durch jene Behandlungsschemata miterfaßt, die imstande sind, Chlamydien aus dem Genitaltrakt zu eliminieren? Sollte der Rektalabstrich auf Chlamydien genauso wie der Cervikal-Abstrich zum Routine-Screening werden?

3. Manifestationen von Chlamydia trachomatis Serotyp D–K bei beiden Geschlechtern

(a) Paratrachom des Erwachsenen (Adult chlamydial ophthalmia – ACO)

Epidemiologie. Die Infektion erfolgt durch akzidentellen Transfer von infektiösen genitalen Sekreten zum Auge. Nach großen Statistiken leiden 90% der weiblichen und 50% der männlichen Patienten mit ACO gleichzeitig an einer genitalen Chlamydieninfektion. Das Verhältnis Frauen : Männer beträgt 2:1. ACO ist eine durchaus häufige Krankheit: nach manchen Statistiken sind bis 20% aller Fälle von Keratoconjunctivitis durch Chlamydien bedingt.

Klinische Erscheinungsformen.

1. *Einschlußkörperchen-Konjunktivitis* (Inclusion-Conjunctivitis – IC) ist die häufigste Form; sie manifestiert sich bei Erwachsenen und älteren Kindern als meist unilaterale chronisch-folliculäre Konjunktivitis mit akutem oder subakutem Beginn.
Nach einer Inkubationszeit von 1–2 Wochen (2–21 Tage) entwickeln sich conjunktivales Fremdkörpergefühl, verstärkter Tränenfluß, mukoides oder mukopurulentes Sekret, Rötung, Photophobie und Lidschwellung. Nach Wochen bis Monaten kommt es typischerweise auch zur Ptosis. Die Conjunktiven sind mäßig hyperämisch, diffus infiltriert und in schweren Fällen auch ödematös. Besteht die Infektion länger als eine Woche, entwickelt sich eine zunehmende folliculäre Hypertrophie besonders der Fornices. Die Cornea ist meist nicht betroffen; manchmal entsteht eine stets spontan abheilende milde epitheliale punktierte Keratitis.
2. Die sogenannte TRIC (Trachoma Inclusion Conjunctivitis) agent punctate keratoconjunctivitis weist zusätzlich eine persistierende subepitheliale punktierte Keratitis auf, die sich meist 2–3 Wochen nach Beginn der Konkunktivitis einstellt und als feines bis gröberes punktiertes Muster

imponiert. Die Symptome sind ähnlich einer Adenovirusinfektion (Typ 8, 10 oder 19).

3. Das sogenannte *„Trachoma of sexual transmission"*: eine sehr seltene Verlaufsform, die durch marginale Infiltrate und Pannusbildung mit Neigung zu narbiger Abheilung charakterisiert ist.
Häufige Komplikationen sind eine prä-aurikuläre Lymphadenopathie und Otitis media. Seltener kommt es zu Halsschmerzen, Pharyngitis und Laryngitis. Selten (wahrscheinlich assoziert mit HLA B27) entsteht auch eine milde Iritis; diese spricht auf Steroide oder Mydriatica rasch an und führt nie zu Synechien.

(b) Reaktive Arthritis
(sexually acquired reactive arthritis – SARA – Morbus Reiter)

Hinweis: Das Reiter-Syndrom wird ausführlich im Buch „Dermatologie" (HTB 222) abgehandelt.

Definition. Eine sterile Synovitis, die auf derzeit noch unklaren immunologischen Mechanismen beruht und als Begleitsyndrom von Infektionskrankheiten auftritt (meist einer urogenitalen Chlamydieninfektion). Sie ist in hohem Maße (80%) mit HLA-B27 und dem männlichen Geschlecht assoziiert. 35% aller Patienten mit reaktiver Arthritis entwickeln das Vollbild des Reiter-Syndroms (Arthritis – Urethritis – Conjunktivitis).

Pathologie. Sitz der auslösenden Infektionen können sowohl der Darmtrakt als auch der Urogenitaltrakt sein; in unseren Breiten kommt den Infektionen des Intestinaltraktes (Shigellen, Salmonellen, Yersinien, Campylobacter) wenig Bedeutung zu. Hauptauslösend sind hier die Chlamydien-Urethritis und die Gonorrhoe (allerdings ist wegen der häufigen Doppelinfektionen noch unklar, ob Neisseria gonorrhoeae allein imstande ist, eine reaktive Arthritis zu induzieren). Bei ca. 35% der Patienten mit reaktiver Arthritis kann Chlamydia trachomatis aus dem Genitaltrakt isoliert werden. Serologische Studien ergaben eine noch klarere Evidenz: über 70% der Patienten zeigten signifikant erhöhte IgG Antikörper-Titer gegen Chlamydia trachomatis der Serotypen D–K.

4. Perinatale Chlamydieninfektionen

Allgemeines. Bei der Passage durch den mit Chlamydia trachomatis infizierten Geburtskanal steht das Neugeborene unter einem erheblichen Infektionsrisiko: 60–70% der Kinder erleiden (oft klinisch stumme) Infektionen; diese betreffen hauptsächlich den Konjunktivalraum und den Respirationstrakt: 25–50% der Kinder entwickeln eine Konjunktivitis, 10–20% eine Pneumonie. Darüber hinaus hat die mütterliche Chlamydieninfektion bedeutsame Auswirkungen auf die Frühgeburtenrate und die perinatale Mortalität.

(a) Einschlußkörperchen-Konjunktivitis (Inclusion conjunctivitis of the newborn – ICN). Eine mukopurulente Konjunktivitis, die ca. 5–14 Tage nach Geburt auftritt und fast stets nach 2–3 Wochen, auch ohne Behandlung, spontan abheilt. Bleibende Schäden, im Extrem die Erblindung, sind seltene Vorkommnisse.

Merke: Die lange Inkubationszeit unterscheidet die ICN von der viel früher auftretenden und üblicherweise auch stürmischer verlaufenden gonorrhoischen Ophthalmie. Weder die Credè'sche Prophylaxe mit Silbernitrat noch topische Verabreichung von Antibiotica sind geeignete Vorbeugemaßnahmen, da die fast immer gleichzeitig vorhandene Besiedelung des Nasopharyngealraums in etwa 50% zum Rückfall führt. Zielführend ist lediglich eine systemische Therapie (Erythromycin).

(b) Rhinitis. Die Symptome reichen von milden bis zu sehr ausgeprägten Formen (nasopharyngeale Obstruktion). Typisches Prodrom der Chlamydienpneumonie.

(c) Bronchitis und Pneumonie. Die Inkubationszeit für diese typischerweise afebrile Pneumonie beträgt 2 Wochen bis 4 Monate (Gipfel bei 10 Wochen). Symptome sind hackender, trockener Husten und inspiratorischer Stridor. Das Thoraxröntgen zeigt eine Überblähung der Lungen und fleckige interstitielle Verschattungen; regelmäßig gefundene Laborparameter umfassen Hypergammaglobulinämie, besonders der IgM-Fraktion und Eosinophilie. Die Erkrankung ist selbstlimitiert, Langzeitfolgen sind auch bei Nichtbehandlung nicht bekannt.

(d) Otitis media. Serös, ebenfalls selbstlimitiert; tritt selten allein, sondern meist in Kombination mit einer Chlamydienpneumonie auf. Mögliche Langzeitschäden sind derzeit noch nicht beurteilbar.

(e) Einfluß auf perinatale Mortalität und Frühgeburtenrate. Erst in den letzten Jahren wurde die Auswirkung materner Infektionen mit Chlamydia trachomatis auf den Ausgang der Schwangerschaft näher untersucht, wobei sich alarmierende vorläufige Aufschlüsse ergaben: Frühgeburtenrate und perinatale Mortalität erwiesen sich bei infizierten Schwangeren um das Zehnfache erhöht; das durchschnittliche Geburtsgewicht von Neugeborenen infizierter Mütter betrug 2651 g im Vergleich zu 3307 g bei Gesunden. Die Pathogenese dieser Entwicklung ist nicht gänzlich geklärt; man vermutet, daß eine Chlamydieninfektion der Amnion-Flüssigkeit zur Schädigung der fetalen Membranen führt und diese eine bakterielle Infektion durch andere cervikovaginale Keimen begünstigt. Auch hier stehen die Studien erst am Anfang; klar ist jedenfalls, daß ein Chlamydienabstrich aus der Cervix zu den Routineuntersuchungen im Rahmen der Schwangerenvorsorge gehören sollte.

III. Infektionen durch Chlamydia Trachomatis L1–L3: Lymphogranuloma Inguinale

Definition. Lymphogranuloma inguinale ist eine seltene, von Chlamydia trachomatis Serotypen L1, L2 und L3 verursachte genitale Kontaktinfektion von regionaler Charakteristik, die im Spätstadium zu schwerwiegenden Komplikationen führen kann (genitoanorectaler Symptomenkomplex).

Epidemiologie. Eine weltweit vorkommende, aber hauptsächlich in Entwicklungsländern und tropischen Regionen endemisch verbreitete Krankheit. Genaue Zahlen der Inzidenz sind kaum erhältlich: in Indien soll Lymphogranuloma inguinale 6% aller behandelten genitalen Kontaktinfektionen ausmachen; in der US-Armee wurden während des Vietnamkrieges sogar 14 Erkrankungen pro 1000 Mann im Jahr registriert, während die Inzidenz in den USA selbst, – und mehr noch in Europa – sehr niedrig liegt. Meist wird Lymphogranuloma inguinale durch Seeleute aus Tropenländern eingeschleppt und tritt dann sporadisch in Hafenstädten auf. In der Bundesrepublik Deutschland wurden im letzten Dezennium konstant jährlich ca. 30 Erkrankungsfälle registriert, in Österreich 1976–1981 nur 2 Fälle. Vermutlich besteht eine hohe Dunkelziffer.

Klinik. Man unterscheidet 3 Stadien: das *Primärstadium* (Veränderungen an der Eintrittspforte der Erreger), das *Sekundärstadium* (Befall der regionalen Lymphknoten), und das *Tertiärstadium* (genitoanorektaler Symptomenkomplex).
(a) Die Primärläsion entsteht nach einer Inkubationszeit von ca. 7–10 (3–30) Tagen als ein meist unauffälliges, schmerzloses, Herpes simplex-ähnliches Bläschen, das später exulceriert und nach etwa 14 Tagen abheilt. Bei intraurethraler Primärläsion manifestiert sich das Primärstadium als Urethritis. Prädilektionstellen sind beim Mann Glans penis und Präputium, bei der Frau neben dem äußeren Genitale auch Vaginalwand und Cervix. Extragenitale Lokalisationen sind selten. Bei Auftreten der charakteristischen Lymphknotenschwellung (Beginn des Sekundärstadiums), ist die Primärläsion meist schon abgeheilt. Bei der Erstuntersuchung findet sich eine Primärläsion nur noch in 5% der Fälle (Anamnese einer Primärläsion allerdings in 24–40%).

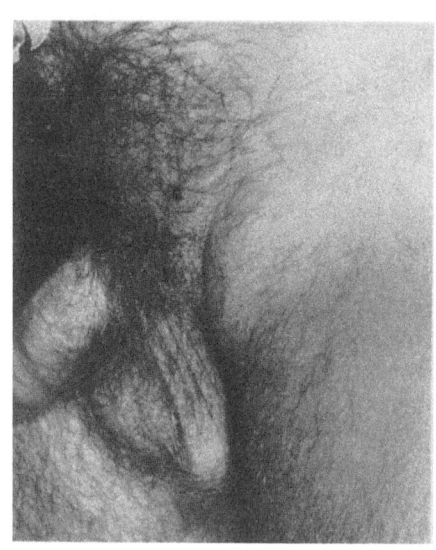

Abb. 30. Entzündlicher Bubo bei Lymphogranuloma inguinale (der Primäraffekt am inneren Praeputialblatt ist nicht nur nicht sichtbar, sondern zum Zeitpunkt der Aufnahme schon abgeheilt)

(b) Die Sekundärläsionen: Die Lymphknotenschwellung (Abb. 30) stellt die Hauptsymptomatik des Lymphogranuloma inguinale dar: 3–4 Wochen nach Infektion kommt es unter Temperaturanstieg und Krankheitsgefühl zu anfangs mäßig dolenter, später zunehmend schmerzhafter meist ein-, seltener beidseitiger Schwellung der inguinalen, manchmal zusätzlich auch der femoralen Lymphknoten („Doppelbubonen"). Die schließlich bis faustgroßen Bubonen sind heftig entzündlich, sowohl mit der darüberliegenden akut geröteten Haut als auch mit der Unterlage verbacken, schmelzen eitrig ein und wandeln sich in multiple konfluierende und fistulierende Abszeßhöhlen um. Unbehandelt kommt es innerhalb etwa eines halben Jahres zur langsamen Rückbildung; gleichzeitig aszendieren aber die Chlamydien bei einem Teil der Patienten unbemerkt in die Lymphknotenstationen des kleinen Beckens und können nach Jahren bis Jahrzehnten das Tertiästadium auslösen. In über 90% der diagnostizierten Fälle von Lymphogranuloma inguinale handelt es sich um Männer im Sekundärstadium, die wegen der schmerzhaften Bubonen den Arzt aufsuchen. Grund für die Bevorzugung der Männer (Verhältnis 10:1) ist die Tatsache, daß bei Frauen die betroffenen Lymphknotenstationen meist retroperitoneal liegen (inguinale Lymphknoten sind nur in etwa 10% befallen). Daraus resultiert, daß bei Frauen die Infektion häufig unbemerkt und unbehandelt bleibt und in das Tertiärstadium fortschreiten kann.

(c) Das Tertiärstadium beginnt nach etwa 5–10 Jahren und erstreckt sich meist über Jahrzehnte. Hauptsitz der Krankheitserscheinungen sind die distalen Abschnitte des Rektums, Analgegend und äußere Geschlechtsorgane. Es handelt sich um eine teils destruktive, teils produktive granulomatöse Entzündung (Stauung durch verlötete Lymphbahnen spielt eine untergeordnete Rolle) mit akzidentell hinzutretenden Sekundärinfektionen. Bei der *Frau* führen diese Prozesse zu Stenosen des Rektums, massiven periproktitischen Infiltraten, Abszessen, Rektovaginalfisteln, schweren, chronischen Geschwüren der Vulva (teils mit Mutilationen, teils mit elephantiastischen Erscheinungen), und manchmal zur völligen Zerstörung der Urethra. Beim *Mann* entsteht eine Elephantiasis des Genitales, seltener chronisch destruierende Ulcera des Penis. In einem Teil der Fälle bleibt die Krankheit als chronische Proktitis ohne Entwicklung einer Striktur bestehen; meist kommt es jedoch zur zirkulären Stenose des Rektums durch massive rektale und perirektale granulomatöse Infiltrate (seltener durch Narbenstenose).

(d) Proctitis als Primäraffect: In manchen Fällen schwerer Proctitis, hauptsächlich bei Homosexuellen, wird Chlamydia trachomatis L1–L3 als Erreger isoliert. Das Krankheitsbild ist weit schwerer als das durch Chlamydia trachomatis D–K hervorgerufene: neben weit ausgeprägterem Lokalbefund mit schmerzhafter Stuhlverhaltung bestehen auch Allgemeinsymptome mit Fieber, Krankheitsgefühl und starker Gewichtsabnahme. Bei der Rektoskopie zeigen sich entweder nekrotische Ulcera oder hypertrophe Granulationen der Mukosa (histologisch ähnlich der Colitis ulcerosa).
Differentialdiagnose. Herpes simplex-Proctitis.

C. Nachweismethoden

1. Direkter Erregernachweis

(a) Durch Ausstrich und Färbung. Der direkte Erregernachweis durch Ausstrich und Färbung (Giemsa) ist zwar grundsätzlich möglich, jedoch von untergeordneter Bedeutung, da die Trefferquote gering ist. Ausnahme: bei Lymphogranuloma inguinale und ophthalmologischen Infektionen kann der Abstrich zur Diagnose verwendet werden. Im positiven Fall ergibt sich ein typisches Bild: das Nebeneinandervorkommen von im Immersionsobjektiv gerade noch sichtbaren kokkoiden intracellulären Elementen (Elementarkörperchen, größeren Partikeln (Initialkörpern) und „sicherheitsnadelartigen" bipolar gefärbten Einschlußkörpern (Abb. 31).
(b) Durch direkte Immunfluoreszenz. Der Chlamydiennachweis am Ausstrichpräparat mit direkter Immunfluoreszenz hat sich in den letzten Jah-

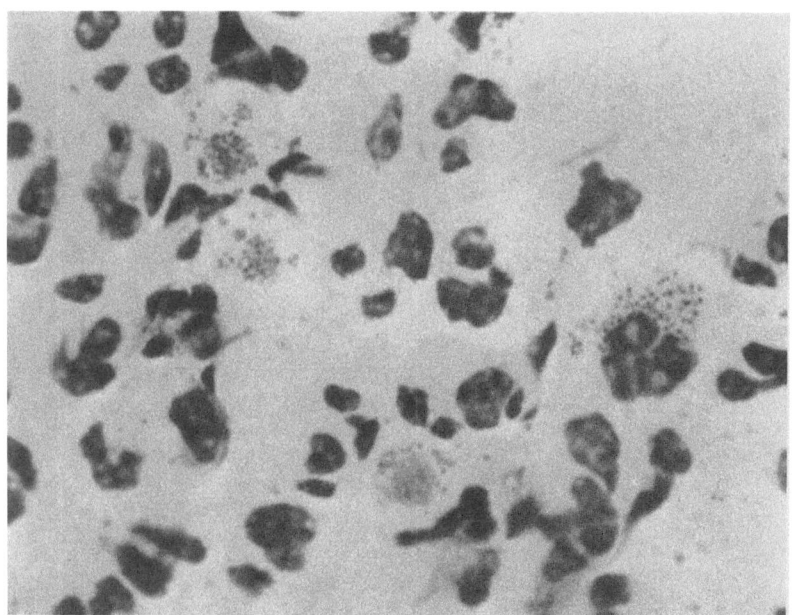

Abb. 31. Giemsa-gefärbtes Ausstrichpräparat aus einem Lymphknotenpunktat bei Lymphogranuloma inguinale: manche der im Bild enthaltenen Leukozyten enthalten multiple Chlamydienpartikel. ×100, Ölimmersion

ren zur einfachsten und billigsten Nachweismethode entwickelt, die eine Spezifität von 98% und eine Sensitivität von 92% erreicht (im Vergleich mit dem weit aufwendigeren kulturellen Nachweis). Das Prinzip ist einfach: der vom Patienten entnommene Abstrich wird auf einem Objektivträger ausgestrichen, fixiert und anschließend mit einem Fluorescein-markierten monoklonalen Antikörper überschichtet. Die Beurteilung kann bereits ca. 30 min. später im Fluoreszenzmikroskop erfolgen. Angefärbt werden die extrazellulär gelegenen Elementarkörperchen (Abb. 32), die (bei Erfahrung des Untersuchers) leicht identifiziert werden können. Die Fehlerquelle stellt bei dieser Methode die Abnahmetechnik dar. Gewonnen werden die Abstriche im Genitalbereich beim Mann aus der Urethra, bei der Frau aus Urethra und Cervix, und bei beiden vom Rektum. Grundsätzlich könnte man natürlich bioptisch oder laparoskopisch auch aus sämtlichen potentiell infizierten Organen (z. B. Prostata, Nebenhoden, Salpinx etc.) Proben gewinnen; für die Praxis haben diese Methoden klarerweise keine Bedeutung. Man kann jedoch davon ausgehen, daß in den meisten Fällen aszendierter genitaler Chlamydien-Infektionen auch der Urethral- bzw. Cervikalabstrich positiv sein wird.

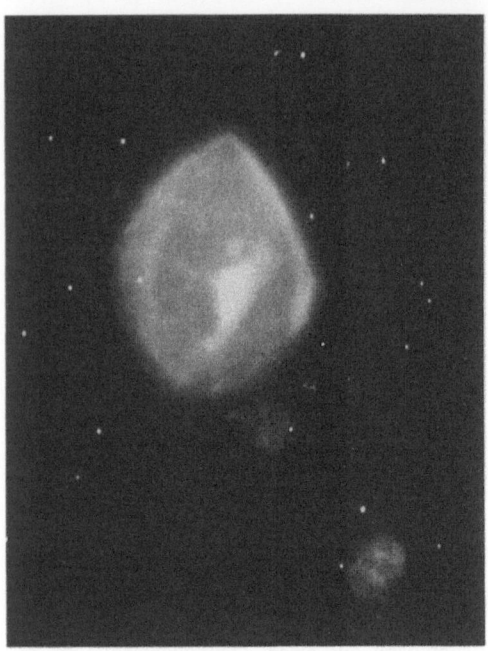

Abb. 32. Chlamydiennachweis an einem Cervixabstrich durch direkte Immunfluoreszenz: die Elementarkörperchen sind als einzelne, leuchtende Punkte zu erkennen, die um eine Endocervixzelle gelagert sind

Technik. Beim *Mann* wird der aus einem dünnen Draht mit Baumwollspitze bestehende Abnahmeswab 2–4 cm in die Urethra eingeführt und mindestens 15 sec mit leichtem Druck gegen die Harnröhrenwand gedreht, um genug Epithelzellen zu gewinnen. Anschließend wird sofort der Ausstrich auf dem Objektträger angefertigt (der Patient sollte eine Stunde vor der Untersuchung *nicht mehr uriniert* haben!). Bei der *Frau* erfolgt der Ausstrich aus dem Cervikalkanal: die Portio wird von Schleim und Exsudat gereinigt; anschließend führt man den Abnahmeträger so weit in den Cervikalkanal ein, daß die Baumwollspitze gerade nicht mehr sichtbar ist. Wieder erfolgt nun eine Rotationsbewegung mit Druck gegen die Wand des Cervikalkanals durch mindestens 30 sec; beim Zurückziehen muß eine Berührung der Vaginalwand vermieden werden (!). Die Entnahme eines Abstrichs von der Rektalschleimhaut wird analog nach Reinigung der Schleimhaut, am besten durch das Fenster eines Proktoskops, durchgeführt.

Beim Lymphogranuloma inguinale erfolgt die Gewinnung des Ausstrichpräparates direkt vom Ulcus oder, häufiger, durch Punktion der befallenen Lymphknoten. Bei ophtalmologischen Infektionen gewinnt man das Präparat durch Abstrich von der Konjunktiva.

Die beschriebenen Techniken ermöglichen einen *direkten* Nachweis bei Chlamydienurethritis, Cervicitis, Proctitis, Lymphogranuloma inguinale sowie der Chlamydienophthalmie. Für andere genital lokalisierte Infektionen lassen diese Untersuchungen zumindest wichtige Rückschlüsse zu: so ist etwa ein positiver Cervikalabstrich bei einer Salpingitis noch kein Beweis, aber doch ein starker Hinweis auf die Ätiologie. Die Diagnose muß dann in Zusammenschau mit weiteren Befunden (Klinik, Serologie etc.) erfolgen. Dasselbe gilt z.b. auch für den Patienten mit Epididymitis und positivem Urethralabstrich.

2. Kultureller Erregernachweis

Bis zur Einführung der Immunfluoreszenzmethoden war die Kultur von Chlamydia trachomatis auf Zellkulturen die einzig sichere Nachweismöglichkeit. Die Abnahme erfolgt wie oben; die Sensitivität und Spezifität ist, wenn auch nur geringfügig, höher. Nach Überimpfung auf die Zellkultur kann nach 48 h der Nachweis der Einschlußkörper durch *Jodfärbung,* oder besser durch monoklonale Antikörper gegen sämtliche Chlamydienpartikel, erfolgen. Nachteile dieser Methode: (1) Zeitaufwand (mindestens 48 h); (2) der Aufwand einer Gewebekultur; (3) direktes Beimpfen nur an den Zentren möglich, die über eine entsprechende Gewebekultur verfügen; ansonsten muß der Versand an das Labor in einem (bei längerem Transport gekühlten) Medium erfolgen.

3. Serologie

a) Komplementbindungsreaktion (KBR). Chlamydien besitzen ein gemeinsames hitzestabiles Polysaccharidantigen an der Zelloberfläche, das mit der KBR nachgewiesen wird. Die Methode wurde ursprünglich zur Diagnose der Psittakose entwickelt und kann auch in der Abklärung des Lymphogranuloma inguinale verwendet werden. Bei Lymphogranuloma inguinale wird ein Titer von über 1:64 bei entsprechender Klinik als Beweis gewertet (in ca. 50% der Fälle positiv). Titer über 1:16 werden beim Lymphogranuloma inguinale fast immer gefunden. Für Infektionen mit Chlamydia trachomatis D–K hat die Komplementbindungsreaktion wenig Bedeutung; ein positiver Ausfall wird nur manchmal bei hohem antigenen Stimulus (z.B. Epididymitis, PID) registriert.

b) Mikroimmunfluoreszenzmethode. Mit dieser Methode werden Antikörper gegen typenspezifische Oberflächenproteine von Elementarkörperchen nachgewiesen. Der Test ist zwar weit aussagekräftiger als die Komplementbindungsreaktion, doch weisen oft auch Patienten ohne manifeste

Tabelle 10. Antikörpertiter (Mikro-IF) bei versch. Chlamydieninfektionen

Erkrankung	Titerhöhe	Diagn. Bedeutung
– Urethritis	Häufiger positive IgM und IgG-Titer als vergleichbare Kontrollgruppen	Keine
– Prostatitis	Widersprüchliche Angaben	Keine
– Epididymitis	IgM meist negativ, IgG-Spiegel oft mit dem Verlauf der Erkrankung korreliert	Kann mit zur diagnostischen Klärung dienen
– Proktitis	Manchmal hohe IgG-Spiegel	In manchen Fällen diagnostisch
– Cervikale Infektionen	Häufiger positive IgM und IgG-Spiegel als Kontrollgruppen	Keine
– Salpingitis (PID) Endometritis post partum	IgG-Spiegel bei 70% über 1:64, mittlere Titerhöhe ca. 1:500	Wichtiger diagnostischer Parameter
– Perihepatitis	80–100% hohe oder steigende IgG-Titer	Wichtiger diagnostischer Parameter
– Paratrachom	IgG in 95%, IgA in 65% in der Tränenflüssigkeit	Wichtiger diagnostischer Parameter
– Morbus Reiter (SARA)	IgM zu Beginn der Erkrankung am höchsten, später langsam abfallende Werte, IgG-Spiegel erreichen ca. 6 Wochen nach Beginn die größte Höhe. Sowohl IgM als auch IgG sind bei jedem Schub erhöht.	Kann in der Diagnostik gut mitverwendet werden
– Neonatale Chlamydien-Pneumonie	IgM-Antikörper typischerweise über 1:256; IgG meist erhöht, jedoch nicht diagnostisch, da diaplacentar übertragen	Diagnostisch
– Lymphogranuloma inguinale	IgM über 1:32 erhöht IgG über 1:1000 erhöht	Diagnostisch

Chlamydieninfektion – wenn auch in einem viel geringeren Prozentsatz – niedere Antikörpertiter auf. Daher können nur höhere Titer, wie sie bei stark entzündlichen Zuständen (z. B. Salpingitis) zu erwarten sind, diagnostisch verwertet werden.

Methode. Auf Objektträgern fixierte Elementarkörperchen werden mit Patientenserum in einer Verdünnungsreihe inkubiert. Sind spezifische Chla-

mydien-Antikörper vorhanden, so binden sich diese an das Antigen und können in einem zweiten Schritt mit FITC-markierten Antihumanglobulinen (Anti-IgG, IgM) nachgewiesen werden. Werden statt Serum Sekrete (Tränenflüssigkeit, Cervikalsekret) untersucht, werden Anti-IgA und Anti-IgG verwendet.
Eine gleichwertige Methode zum Nachweis spezifischer Antikörper stellt der ELISA (Enzyme linked immuno-sorbent assay) dar, bei dem die Antikörper-Bindung an das Antigen mittels Enzym-markiertem Konjugat photometrisch nachgewiesen wird.

Beurteilung. Je nach Krankheitsbild haben die Titer der einzelnen Immunglobulinklassen völlig unterschiedliche diagnostische Bedeutung. Erfahrungswerte zur Bewertung von Mikro-IF oder ELISA-Befunden sind in Tabelle 10 zusammengestellt.
Bemerkung: Interessant ist die Tatsache, daß bei Morbus Reiter Chlamydien zwar viel seltener als bei der unspezifischen Urethritis direkt (kulturell oder in der Immunfluoreszenz) nachgewiesen werden können, doch steigen die spezifischen Chlamydien-AK-Titer in über 70% der Fälle bei jedem Krankheitsschub parallel zur Krankheitsaktivität an. Dies stellt ein schwerwiegendes Argument für die Genese dieses Krankheitsbildes durch Chlamydien dar.

D. Therapie

1. Unkomplizierte urogenitale Infektionen durch die Serotypen D–K, *Paratrachom* und *reaktive Arthritis:* Doxycyclin 100 mg, 2× täglich durch 10 Tage. Alternative: Erythromycin 500 mg, 4× täglich durch 10 Tage.
Bemerkung: die Wirkung von Tetracyclinen bei reaktiver Arthritis ist umstritten.

2. Schwer verlaufende Komplikationen (Perihepatitis, PID, Post partum-Endometritis etc.): Tetracycline oder Erythromycin i.v. bis zur Besserung des klinischen Bildes, dann entsprechend oben angeführter Dosierung weiter.

3. Chlamydien-Infektionen des Neugeborenen: Erythromycin-Sirup 50 mg/kg/Tag, aufgeteilt auf 4 Einzelgaben, durch 3 Wochen; zusätzliche lokale Applikation von Antibiotika bei Conjunctivitis ist überflüssig!

4. Lymphogranuloma inguinale: Primär- und *Sekundärstadium:* Doxycyclin 100 mg 2× täglich durch 3 Wochen. Alternative: Sulfonamide (z. B. Sulfamethoxazol 1 g, 2× täglich durch 3 Wochen). *Tertiärstadium:* Langzeittherapie (Monate) nach dem genannten Schema kann zur erheblichen Besserung der Elephantiasis und Rückgang der granulomatösen Veränderungen führen. Zusätzlich chirurgische Eingriffe sind jedoch meist notwendig.

Partnerbehandlung. Muß stets (notfalls auch ohne geglückten Erregernachweis) durchgeführt werden. Bei Chlamydieninfektion von Neugeborenen gilt dasselbe für die Eltern.

Die „unspezifische" Urethritis des Mannes

Definition. Unter „unspezifischer" Urethritis (non-gonococcal urethritis – NGU) des Mannes versteht man das Symptom der infektösen Urethritis ungeachtet des ursächlichen Erregers, sofern N. gonorrhoeae (in Ausstrich und Kultur) ausgeschlossen ist.

Erklärung zur Begriffsbestimmung. „Unspezifische" Urethritis ist als einziges Krankheitsbild der Venerologie nicht nach dem Erreger, sondern nach dem Symptom definiert. Dieser historisch gewachsene Verlegenheitsbegriff entstand aus der Zwangslage, eine Gruppe von Krankheiten ähnlicher Symptomatik und meist unklarer, jedenfalls aber heterogener und schwer bestimmbarer Ätiologie gegenüber der viel besser erforschten und auch gravierenderen Gonorrhoe abzugrenzen. Obwohl operativ durchaus brauchbar, ist dieser Begriff vom Inhalt unbefriedigend und heute weniger angebracht denn je: während „unspezifische" Urethritis früher einen neben Gonorrhoe eher unbedeutenden Restbestand subsummierte, hat sie heute die Inzidenz der Gonorrhoe bei weitem übertroffen (nach manchen Statistiken um das 10-fache). Weiters ist ein großer Teil der Fälle „unspezifischer" Urethritis durch Chlamydia trachomatis hervorgerufen, eine viel zu gut durchforschte Erregergruppe, um die Bezeichnung „unspezifisch" zu rechtfertigen. Aus diesen Gründen wird die Chlamydien-Urethritis heute häufig aus der „unspezifischen" Urethritis ausgebürgert, und die nunmehr verbleibende Restgruppe mit dem Begriffsungetüm „non-gonococcal – non-chlamydial Urethritis" belegt. Ein Ende dieser nomenklatorischen Misere ist erst zu erwarten, wenn alle Erreger der „unspezifischen" Urethritis gefunden und die von ihnen verursachten Krankheitsbilder definiert sind.

Allgemeines

Urethritis, also eine Entzündung der Urethra, kann nicht-infektiöser wie infektiöser Natur sein. Nicht-infektiöse Ursachen (etwa durch urethrale

Fremdkörper wie beispielsweise Katheter, Strikturen, Anomalien, Neoplasmen des Harntraktes etc.) sind, ebenso wie die Begleiturethritis bei Harnwegsinfekten, Prostatitis oder Phimose, Teilgebiet der Urologie und werden hier nicht näher abgehandelt. Die Erreger der „unspezifischen" Urethritis sind auf das Zylinderepithel der Urethra spezialisiert und aszendieren daher in der Regel nicht im Harntrakt; Aszension im Genitaltrakt (Epididymitis!) ist jedoch eine charakteristische Eigenschaft von Chlamydia trachomatis.

Klinisch ist Urethritis durch die Symptome von Urethralausfluß, Dysurie und prickelndem Jucken am Meatus gekennzeichnet; der Urethralausfluß kann oft mäßig sein oder gänzlich fehlen. Das *pathognomonische Laborsymptom* der Urethritis sind Leukozyten im Urethralausstrich.

Epidemiologie. Wie bei allen genitalen Kontaktinfektionen, begann die Inzidenz der „unspezifischen" Urethritis vor etwa 30 Jahren drastisch anzusteigen; im Gegensatz zu Syphilis und Gonorrhoe ist sie jedoch immer noch weltweit im Steigen und stellt heute zweifellos (wenn auch genaue Zahlen wegen des Fehlens der Meldepflicht nicht vorliegen), die häufigste genitale Kontaktinfektion überhaupt dar. Alters-, Geschlechts-, geographische und sozioökonomische Verteilung ist wie bei den übrigen genitalen Kontaktinfektionen; interessanterweise trifft jedoch die generell höhere Inzidenz genitaler Kontaktinfektionen bei Homosexuellen im Fall der „unspezifischen" Urethritis nicht zu.

Erreger. Unter den vielen möglichen Erregern ist Chlamydia trachomatis der häufigste (Tabelle 11) und am besten abgeklärt (siehe oben). Beim zweithäufigsten Erreger, Ureaplasma urealyticum, sind die Verhältnisse jedoch weniger klar: *Ureaplasma urealyticum* ist ein Vertreter der Mycoplasmen und gilt, zusammen mit Mycoplasma hominis, als opportunistischer Erreger des Genitaltraktes. Mycoplasmen stellen die kleinsten freilebenden Mikroorganismen dar und sind durch das Fehlen der bakteriellen Zellwand charakterisiert (Folge: Resistenz gegen Antibiotika, die an der Zellwandsynthese angreifen, etwa Penicillin). Ureaplasma urealyticum unterscheidet sich von den übrigen Mycoplasmen durch besonders kleine Kolonien (T-Mycoplasmen) und die Fähigkeit, Harnstoff zu spalten. Im Gegensatz zu Chlamydia trachomatis kann Ureaplasma urealyticum sehr häufig aus den Urethren klinisch gesunder Männer isoliert werden; die Inzidenz ist mit der Zahl vergangener Geschlechtspartner korreliert und erreicht schon nach etwa 5-maligem Partnerwechsel eine Höhe von 50–70%. Dies gab früher Anlaß zu Zweifeln über die Pathogenität des Keimes, umsomehr, als er häufig als Begleitkeim bei Gonorrhoe und Chlamydienurethritis auftritt. Schwerwiegende Gründe sprechen jedoch für die Pathogenität: Ureaplasma urealyticum wird bei Urethritis manch-

Tabelle 11. Ursachen der „unspezifischen" Urethritis und ihr Verhalten nach Tetracyclin-Behandlung

	unbehandelt	persistent	rezidivierend
Chlamydia trachomatis	30–50%	∅	0– 5%
Ureaplasma urealyticum	30–40%	40–50%	10–20%
keines von beiden	20–30%	40–60%	70–80%
Trichomon. vag.	1– 2%	5–10%	
Herpes simplex	1– 2%	5–10%	
Candida			< 1%
Gardnerella vag.	< 1%	< 1%	
Staphylokokken			
	100%	100%	100%

mal als einziger Erreger gezüchtet; nach Behandlung mit geeigneten Antibiotika (Erythromycin, Spectinomycin) kommt die Urethritis zur Abheilung und gleichzeitig kann Ureplasma urealyticum nicht mehr nachgewiesen werden. Umgekehrt persistiert sowohl die klinische Symtomatik als auch der positive Erregernachweis bei Anwendung eines in vitro gegen Ureaplasma urealyticum unwirksamen Antibiotikums (Penicillin). Schließlich führt experimentelle endourethrale Inokulation von Ureaplasma urealyticum zur Kolonisierung des Urethralepithels und, in einem Teil der Fälle, zur Urethritis. Eine Erklärung dieses inkonstanten Verhaltens von Ureaplasma urealyticum liegt möglicherweise in der Pathogenität einzelner (von insgesamt 14 bekannten) Serotypen.

Übrige Erreger. Ein heterogenes Keimspektrum kann in seltenen Fällen als Erreger von „unspezifischer" Urethritis nachgewiesen werden (Tabelle 11). Es verbleibt jedoch ein Restbestand, bei dem keine Erreger gefunden werden; diese meist therapeutisch problematischen Fälle gehören vorwiegend dem persistierenden und rezidivierenden Verlaufstyp der „unspezifischen" Urethritis an. Obwohl kaum an der infektiösen Natur dieser Gruppe zu zweifeln ist, wurden und werden häufig *nicht-infektöse Genesen* vermutet: mechanische (Sport, wie etwa Reiten, Motorradfahren), das wiederholte „Ausmelken" der Harnröhre bei neurotisierten Patienten, insbesondere solchen, die schon mehrmals an Gonorrhoe erkrankt waren, Alkohol- und Kohlensäure-haltige Getränke, scharf gewürzte Speisen sowie psychische Ursachen. Alle diese Faktoren mögen eine nicht zu unterschätzende Rolle spielen, doch ist die Beweislage unbefriedigend.

Klinisches Bild. Die klinische Symptomatik ähnelt der der gonorrhoischen Urethritis anterior, ist in der Intensität jedoch gewöhnlich erheblich milder: der Urethralausfluß ist spärlicher, meist nur morgens vorhanden, selten eitrig und meistens schleimig bis schleimig-eitrig, die subjektiven Beschwerden gering. Die Unterschiede zur Gonorrhoe waren früher sehr deutlich ausgeprägt, sodaß Patienten mit Erfahrung in sowohl Gonorrhoe als auch „unspezifischer" Urethritis bei neuerlicher Infektion über die Natur derselben Bescheid wußten. Heute sind die Unterschiede wegen des generell milderen Charakters der Gonorrhoe etwas verwischt. Die klinische Symtomatik ist bei allen Erregern zwar weitgehend gleich, doch läßt sich gelegentlich aus der Begleitsymptomatik ein daignostischer Schluß ziehen: „Unspezifische" Urethritis durch Candida albicans bzw. Gardnerella vaginalis sind fast stets mit Balanoposthitis vergesellschaftet, eine Herpes simplex-Urethritis zeichnet sich durch typische juckend-brennende Schmerzen und Lymphadenitis aus. Gemeinsam ist allen Formen der „unspezifischen" Urethritis ferner die unkomplizierte Symptomatik: Harndrang, Nykturie, Haematurie, sowie Befall der Adnexe der Urethra kommen kaum je vor. Eine bedeutende Ausnahme stellen die Symptome der aszendierenden Infektion und die restlichen Komplikationen durch Chlamydia trachomatis (s. oben) dar.

Unbehandelt nimmt die „unspezifische" Urethritis zumeist einen chronisch rezidivierenden Verlauf; je nach Ansprechen der Behandlung unterscheidet man jedoch 3 distinkte Verläufe, die relativ charakteristisch für den ursächlichen Erreger sind (siehe Tabelle): die „unspezifische" Urethritis durch Chlamydia trachomatis spricht ausgezeichnet auf die Behandlung an und führt gewöhnlich *nicht* zum Rezidiv (cave: Reinfektion!). Bei Ureaplasma urealyticum ist die Quote von Therapieversagern deutlich höher; die problematische chronisch-rezidivierende Verlaufsform ist hingegen typisch für Fälle, bei denen ein Erregernachweis nicht gelingt.

Diagnostik. Der wichtigste Schritt ist der Nachweis der *Urethritis überhaupt,* der durch den Nachweis von Leukozyten im Urethralsekret erfolgt. Dies kann an gramgefärbten Ausstrichpräparaten (Faustregel: mehr als vier Leukozyten in einem repräsentativen Gesichtsfeld im Immersionsobjektiv) oder in der Zählkammer am zentrifugierten Morgenharn geschehen; zu diesem Zweck wird die erste Portion (etwa 15 ml) des Harns zentrifugiert und der Überstand bis auf 0,5 ml abgegossen. Dieser wird im Mikroskop befundet (Faustregel: mehr als fünfzehn Leukozyten in einem repräsentativen Gesichtsfeld bei Objektvergrößerung von 400 × erlaubt die Diagnose Urethritis).

Der zweite wesentliche Schritt besteht aus dem *Ausschluß der Gonorrhoe,* der mit Hilfe gramgefärbter Ausstriche und Kulturen durchgeführt wird. Als nächstes erfolgt der *Nachweis von Chlamydia trachomatis* (siehe oben) sowie Candida albicans und Trichomonaden (siehe unten). Selbstverständlich wird auch eine konventionelle Bakterienkultur durchgeführt. Verlaufen all diese Untersuchungsschritte negativ, wird die Untersuchung im Routinefall abgeschlossen.

Therapie. Ist generell weniger erfolgreich als die Therapie bei der Gonorrhoe. Chlamydia trachomatis spricht sehr gut auf Tetracycline an (siehe oben), Ureaplasma urealyticum besser auf Doxycyclin, Erythromycin und Spectinomycin. Behandlungsdauer jeweils 10 Tage.

Genitale Kontaktinfektionen mit vorwiegender Manifestation als Vulvovaginitis

Allgemeines. „Vaginitis" bezeichnet alle entzündlichen Prozesse der Vagina sowohl infektiöser als auch nicht-infektiöser Natur. Ihre klinischen Hauptmerkmale sind: vermehrter und oft auch übelriechender Fluor vaginalis, Pruritus und Brennen der Vulva, Dyspareunie. Klarerweise stellt „Vaginitis" somit ein nicht nur vieldeutiges, sondern auch sehr häufiges Symptom dar; nach amerikanischen Schätzungen ist es der Vorstellungsgrund von mehr als 50% der Patientinnen an STD-Kliniken, aber auch von etwa einem Drittel aller gynäkologischen Konsultationen. Diese Zahlen machen klar, daß Vaginitis ein interdisziplinäres Krankheitsbild von Dermatologie und Gynäkologie darstellt.

Zur Physiologie der Vagina. Die Vagina der gesunden geschlechtsreifen Frau hat ein unverhorntes geschichtetes Plattenepithel mit hohem Glykogen-Gehalt; sie ist arm an sensiblen Nervenendigungen, weshalb Entzündungen häufig erst bei Übergreifen der Symptome auf die Vulva wahrgenommen werden. Exkretorische Drüsen fehlen, das Vaginalsekret entstammt der Endocervix und (teilweise) den Bartholinischen Drüsen. Das Vaginalsekret ist sauer (der pH-Wert schwankt physiologischerweise zwischen 4.0 und weniger als 5.0); es erreicht sein Säuremaximum zur Zeit der Ovulation und praemenstruell (Zeitpunkt der höchsten Östrogenspiegel) und sein Säureminimum während der Menstruation. Die Vagina ist das Habitat einer Reihe symbiontischer apathogener und fakultativ pathogener Keime: Lactobazillen, Diphtheroide, Staphylococcus epidermidis und Anaerobier, z. B. Bacterioides fragilis sowie Mycoplasmen und – häufiger als vielerseits vermutet – Candida albicans. Die Lactobazillen (Döderlein'sche Stäbchen) spielen eine wichtige physiologische Rolle; sie bauen gemeinsam mit vaginalen Enzymen Glycogen zu Milchsäure ab und bewirken und erhalten dadurch das saure Milieu. Letzteres ist ein wichtiger Schutzmechanismus, durch den das Wachstum pathogener Bakterien (und auch der Trichomonaden) in der Vagina unterdrückt wird. Jede Änderung des Glycogengehaltes wirkt sich auf den pH-Wert der Vagina aus; sein Ansteigen bewirkt eine höhere Empfänglichkeit der Vagina gegenüber pathogenen Erregern.

Die Homöostase des Vaginalmilieus beruht daher auf einem komplexen System von Einzelfaktoren und kann durch äußere und innere Momente leicht gestört werden. Die meisten dieser Störfaktoren gehören in den Bereich der Gynäkologie und werden hier nur kurz aufgezählt:

Vaginitis nicht-infektiöser Ursache

1. *Physiologische Ursachen:* hohe praeovulatorische und praemenstruelle Östrogenspiegel bewirken einen besonders niedrigen pH-Wert der Vagina („Fluor albus"). Hohe Gestagenspiegel, wie etwa in der Schwangerschaft oder beim Gebrauch oraler Kontrazeptive, führen zu einem relativ hohen pH, Verschiebung der Vaginalflora (Candida albicans!) und gleichfalls zu Fluor vaginalis. Die *atrophe oder senile Vaginitis* entsteht durch das physiologische Absinken des Glycogengehaltes der Vaginalepithelien und dem daraus resultierenden neutralen pH.
2. *Chemische Ursachen:* zu häufige Vaginalspülungen, Zerstörung des sauren Milieus durch Seifenapplikation, Verwendung von lokalen Kontrazeptiva und anderer Artikel der weiblichen Hygiene.
3. *Fremdkörper (Tampons!)*

Infektöse Ursachen von Vaginitis können von sehr verschiedener Natur sein: Neben Begleitreaktionen der Vagina bei Infektionen der inneren Geschlechtsorgane handelt es sich hauptsächlich um *primäre Infektionen,* deren wichtigste Erreger Trichomonas vaginalis, Candida albicans und Gardnerella vaginalis sind. Diesen drei Krankheitsbildern ist die fehlende oder sehr bescheidene Neigung zur Aszendenz, der häufig (bis zu einem Drittel) asymptomatische Verlauf, die Bedeutung individueller prädisponierender Faktoren zur Entstehung klinischer Symptome sowie schließlich die Tatsache gemeinsam, daß die männlichen Geschlechtspartner fast durchwegs viel mildere oder asymptomatische klinische Verläufe bieten. Daneben können selten Staphylokokken und Streptokokken, Mykoplasmen, Herpesvirus hominis etc. eine Vaginitis verursachen.

Merke: Zwischen den Erregern der Vaginitis und denen der Cervicitis (N.gonorrhoe, Chlamydia trachomatis, Herpesvirus genitalis) besteht ein klares Komplementärverhältnis mit wenig Überlappung (Herpes simplex).

A. Trichomonadenvaginitis (Trichomoniasis)

Definition. Eine auf den Urogenitaltrakt beschränkte Infektion mit dem Protozoon (Flagellaten) Trichomonas vaginalis.

Allgemeines. Eine häufige und seit langem bekannte Infektionskrankheit (die Erstbeschreibung erfolgte 1835 durch Donné). Trotz der langen Kenntnis sind manche Fragen noch ungeklärt: etwa, ob und wie häufig Spontanheilungen vorkommen und vor allem, ob die Trichomoniasis zu Langzeitkomplikationen führen kann. Früher galt die Meinung, daß die Trichomoniasis durch Verklebung der Tuben zur Sterilität führen könne und sogar die häufigste Ursache von Sterilität in Entwicklungsländern darstelle; heute schreibt man derlei Komplikationen nicht den Trichomonaden selbst, sondern einer Begleitinfektion mit Chlamydien zu.

Inzidenz. In den Statistiken treten erhebliche Unterschiede zwischen verschiedenen Bevölkerungsgruppen zutage (zwischen 1% und 70%). Folgende Assoziationen lassen sich jedoch nachweisen: die Trichomoniasis ist am häufigsten im frühen Erwachsenenalter (Alter der höchsten sexuellen Aktivität), häufiger bei Frauen als bei Männern (zumindest häufiger nachweisbar), häufiger bei Personen mit aktivem Geschlechtsleben und am häufigsten assoziiert mit anderen Geschlechtskrankheiten (Gonorrhoe, Chlamydieninfektion). Trichomoniasis bei Virgines ist sehr selten; bei Frauen in der Menopause immerhin bei etwa 10%.

Erreger (Abb. 33). Ein 15–30 μ großer Flagellat von ovaler bis birnenförmiger Figur. An seinem abgeplatteten Ende entspringen vier lange Geisseln aus einer gemeinsamen Zellorganelle (Blepharoblast); unmittelbar neben ihnen, meist aus einem eigenen Blepharoblasten, eine solitäre geisselähnliche, „undulierende" Membran. Eine dem Achsenskelett entsprechende Zellorganelle ist das „*Axostyl*", das zentral, vom Zellkern ausgehend, das Zytoplasma durchzieht und am unbegeißelten Pol als schwanzartiger Fortsatz vorspringt. Die Geißeln werden in schnellen, unregelmä-

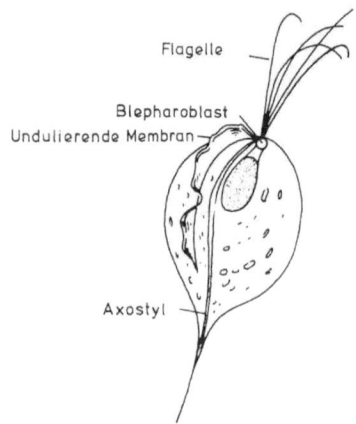

Abb. 33. Schematische Darstellung von Trichomonas vaginalis

ßigen und ruckartigen Bewegungen bewegt, die der Lokomotion dienen und die Identifikation des Erregers erleichtern. **Merke:** Der menschliche Organismus beherbergt noch zwei weitere Species von Trichomonaden: Trichomonas tenax (buccalis) und Trichomonas hominis (faecalis); diese sind apathogen und führen nicht zur Infektion des Urogenitaltraktes.

Klinik. Trichomoniasis ist eine meist oligosymptomatische chronische Infektion, die vom Träger häufig unbemerkt bleibt. Die *Inkubationszeit* beträgt zwischen 4 Tagen und 3 Wochen. Die Infektion erfolgt fast ausschließlich über Geschlechtsverkehr, doch ist grundsätzlich auch eine Übertragung über Badewasser oder unbelebte Gegenstände (Badeschwämme etc.) möglich, da Trichomonaden bis 24 h im feuchten Milieu (Urin!) überleben können.

Trichomoniasis der Frau manifestiert sich als eine meist milde Vaginitis mit charakteristisch dünnem, gelblichem, schaumigen und süßlich-übelriechendem Fluor. Nur gelegentlich ist der Ausfluß profus und führt zu einer heftig juckenden und brennenden Vulvitis, die auch Ursache einer Dyspareunie sein kann. Bei der Spiegelung (in solchen Fällen schmerzhaft) sind Vaginalwand und Portio gerötet; die Trichomonaden attackieren die Epithelzellen und führen zu einer leukozytären Entzündungsreaktion mit Kapillarproliferation und Ausbildung punktförmiger Hämorrhagien, die der Vaginalwand ein charakteristisches granuläres Aussehen verleihen. Der pH-Wert der Scheide ist in den neutralen Bereich verschoben. Die Symptomatik verschlechtert sich typischerweise bei der Menstruation (physiologisches Ansteigen des Scheiden-pH). In etwa 50% der Fälle findet sich zusätzlich ein Befall der Harnwege (Urethritis und Trigonum-Vesicitis). Auch diese Manifestationen sind meist oligosymptomatisch und führen nur selten zu Dysurie und vermehrtem Harndrang. Als weitere Komplikationen sind *Skenitis, Bartholinitis und Endocervicitis* beschrieben, wobei die Rolle der Trichomonaden wieder fraglich ist. Nach heutiger Anschauung sind die Trichomonaden nicht imstande, durch die Cervix in das Cavum uteri und die Tuben vorzudringen; Entzündungen dieser Organe werden gleichfalls auf begleitende Chlamydien zurückgeführt.
Nachweis: Dunkelfeld- bzw. Phasenkontrastuntersuchung des Vaginal- bzw. Urethralsekrets erlauben, bei ausreichender Erfahrung, in fast 100%-iger Trefferquote den Erregernachweis. Kulturen (in flüssigen Medien nach Feinberg oder Diamond) sind in etwa 90% positiv, bedeuten jedoch durch die Inkubationszeit von 2–3 Tagen Zeitverlust.

Trichomoniasis des Mannes ist meist völlig asymptomatisch; gelegentlich manifestiert sie sich als milde unspezifische Urethritis: vorwiegend morgendlicher milder schleimiger bis schleimig-eitriger Urethralausfluß mit

milden subjektiven Beschwerden (Kribbeln). Nur ausnahmsweise tritt eine eitrige Urethritis mit Dysurie auf.
Komplikationen. Chronische Littritis, Prostatitis und sogar Epididymitis wurden als Manifestationen der Trichomoniasis beschrieben, sind jedoch wahrscheinlich Folgen einer begleitenden Chlamydieninfektion (siehe oben).
Nachweis: Dunkelfeld- oder Phasenkontrastuntersuchung des zentrifugierten Morgenharns oder des Urethralsekrets (mit einer Platinöse durch tiefes Ausstreichen der distalen Urethra gewonnen); letztere Methode hat eine höhere Trefferquote, ist jedoch für den Patienten strapaziöser. Generell ist der Nachweis der Trichomoniasis beim Mann viel schwieriger als bei der Frau (weniger Sekret vorhanden und dieses weniger reich an Trichomonaden).

Behandlung. Metronidazol (2 × 400 mg durch 10 Tage oder als sogenannte Einmaltherapie mit 2 g peroral). Die Heilungsquote liegt bei ungefähr 80%. Lokalbehandlung mit Metronidazol ist unwirksam. Der Geschlechtspartner muß gleichzeitig mitbehandelt werden.
Cave. Metronidazol ist ein zwar wenig toxisches Medikament, hat jedoch antabusähnliche Wirkungen und kann bei längerer Verabreichung zu Störungen des Blutbildes und cerebellärer Symptomatik führen.
Bemerkung: Trichomoniasis gilt als harmlose Krankheit, die lediglich zu manchmal intensiven subjektiven Beschwerden führt. Dies ist zwar grundsätzlich zutreffend, doch dürfen folgende Punkte nicht außer Acht gelassen werden: Trichomoniasis ist häufig mit einer chronischen Erosio portionis assiziiert und könnte daher ein Kofaktor bei neoplastischer Transformation sein; weiters ist sie mit einer etwa doppelt so hohen Rate postpartaler Endometritis und einer höheren Rate von Infertilität (Beeinträchtigung der Spermatozoenmobilität?) verknüpft (wobei die Rolle von Chlamydien allerdings nicht ausgeschlossen ist).

B. Candida-Vaginitis

Definition. Eine nicht aszendierende Vulvovaginitis durch Hefepilze (in der überwiegenden Majorität Candida albicans).

Hinweis: Candida-Infektionen werden im Buch „Dermatologie" ausführlich beschrieben.

Allgemeines. Candida albicans ist ein fast ubiquitär vorkommender Hefepilz, der saprophytisch als Teil der normalen Keimflora von Haut und

Schleimhäuten vorkommt und zur Entwicklung von Krankheitserscheinungen besonderer prädisponierender Faktoren bedarf. Solche Faktoren sind – neben lokalen Hautschäden – Immundefizienzen, Diabetes mellitus, andere Hormonstörungen wie Morbus Addison und Hyperthyreose, Mangelernährung und Marasmus u.a.m. Eine iatrogene Prädisposition erfolgt durch längerfristige systemische Behandlung mit Corticosteroiden und Breitspektrum-Antibiotika. Vor der Einführung der oralen Kontrazeptiva kam die genitale Candidose vorwiegend bei Schwangeren vor; heute ist die Gruppe der orale Kontrazeptiva einnehmenden jungen Frauen die Risikopopulation schlechthin. Die Inzidenz ist demnach heute viel höher als früher, doch gibt es keine objektiven Beweise für ein (immer wieder behauptetes) fortdauerndes Ansteigen der genitalen Candidamykosen.

Infektionsmodus. An der sexuellen Übertragbarkeit von Candida albicans besteht wenig Zweifel, da die Sexualpartner von Patientinnen mit Candida-Vaginitis in einem (wenn auch mit etwa 10% recht kleinen) Teil klinische Symptome zeigen (siehe unten) und bei asymptomatischen Partnern der Pilz häufig von der Genitalhaut bzw. aus Urin und Samen isoliert werden kann. Fest steht jedoch, daß die Hauptinfektionsquelle der vaginalen Candidiasis *nicht* die Übertragung durch Geschlechtsverkehr sondern die Infektion vom häufig asymptomatisch befallenen Gastrointestinaltrakt darstellt.

Bemerkung: Candida-Vaginitis ist zweifellos eine Massenkrankheit, wird aber dennoch viel zu häufig und ohne adäquate Diagnostik diagnostiziert. Eine antimykotische Behandlung, zur Routinebehandlung jedweden vaginalen Ausflusses geworden, ist natürlich erfolglos, wenn es sich um die (kaum weniger häufige aber meist verkannte) Gardnerella-Vaginitis handelt.

Klinisches Bild. Rötung und Schwellung der Vulva, meist nicht sehr reichlicher, bröckeliger, weißlicher Fluor und starker (manchmal bis ans Unerträgliche reichender) Juckreiz und Brennen der Vulva.

Nachweis: Das Nativpräparat aus Fluormaterial mit 30%iger Kalilauge ermöglicht den Nachweis der Pilzhyphen. Die Treffsicherheit des direkten Erregernachweises ist beim geübten Untersucher über 80%; Färbemethoden (Gram) sowie Immunfluoreszenz-Methoden sind zwar eingeführt, aber nicht erforderlich. Pilzkulturen auf Sabourand oder Nickerson-Medien sind noch etwas sensitiver als der direkte Erregernachweis und erlauben zudem die Klassifikation der vorliegender Candidaspecies.

Genitale Candidiasis des Mannes. Die Geschlechtspartner erkrankter Frauen zeigen eine meist innerhalb von Tagen bis Wochen spontan abklingende milde Balanoposthitis (Ursache für den relativ milden Verlauf: der

Wegfall der hormonellen Prädisposition und das trockenere Milieu des männlichen äußeren Genitales). Schwerere Verlaufsformen kommen vor und sind häufig mit prädisponierenden Faktoren auf Seiten des Mannes assoziiert: relative Phimose, Diabetes mellitus etc. Candida albicans ist schließlich eine sehr seltene Ursache der „unspezifischen" Urethritis des Mannes.

Therapie. Nystatin- oder Imidazolpräparate in lokaler Verabreichung.

C. Gardnerella vaginalis – Vaginitis

Definition. Eine sexuell übertragbare, durch charakteristische klinische und Laborsymptome ausgezeichnete Vaginitis durch Gardnerella vaginalis, wahrscheinlich in Kombination mit noch nicht identifizierten anaeroben Vaginalkeimen; aszendierende Infektion kann möglicherweise selten erfolgen.
Bemerkung: Gardnerella-Vaginitis wurde früher als „unspezifische Vaginitis" bezeichnet; dieser Terminus lehnte sich an die Bezeichnung „unspezifische Urethritis des Mannes" an und sollte ebenso wie dieser als Verlegenheitsbegriff ausdrücken, daß ein kausativer Erreger nicht vorgefunden werden konnte. Im Fall der unspezifischen Vaginitis bezog sich das auf Trichomonaden und Candida; die gedankliche Assoziation dieses Krankheitsbilds mit Gardnerella vaginalis vollzog sich erst langsam, obwohl der Erreger schon seit 70 Jahren bekannt ist.

Erreger. Gardnerella vaginalis ist ein gram-negatives Stäbchen bislang ungeklärter taxonomischer Zugehörigkeit, das früher den Genera Haemophilus bzw. Corynebakterium zugeordnet wurde. Die Kultur gelingt vorwiegend auf Blutagares.

Allgemeines. Obwohl 1914 erstmals beschrieben, ist die Rolle von Gardnerella vaginalis und die Pathogenese der mit ihr assoziierten Vaginitis noch nicht völlig klar. Unentschieden ist, ob Gardnerella vaginalis ein obligat pathogener oder nur ein opportunistischer Keim ist, und inwieweit sie der Mithilfe anaerober vaginaler Symbionten (z.B. Bakterioides fragilis) bedarf. Unklarheiten bestehen ferner über die Bedeutung sexueller Übertragung und etwaiger prädisponierender Faktoren; offen ist schließlich auch die Frage der Existenz und Bedeutung aszendierender und systemischer Manifestationen sowie der Übertragung des Keimes auf Neugeborene. Trotz dieser vielen Unklarheiten ist Gardnerella vaginalis unzweifelhaft kausal mit einem sehr charakteristischen klinischen Krankheitsbild assozi-

iert; dieses ist (wenn auch genaue Zahlen nicht vorliegen) weit verbreitet (geschätzte Inzidenz in den Vereinigten Staaten: 10–20 Millionen symptomatische und asymptomatische Keimträger) und wird sehr häufig fehldiagnostiziert (häufigste Fehldiagnose: Candida-Vaginitis!).
Die *epidemiologischen* Charakteristika der Gardnerella-Vaginitis entsprechen denen anderer genitaler Kontaktinfektionen: die Praedisposition der sexuell aktiven Altersgruppe, der Frauen mit multiplen Geschlechtspartnern und der sozioökonomisch niederigeren Gesellschaftsklassen.

Übertragungsmodus. Für die sexuelle Übertragung sprechen gewichtige Argumente: die hohe Nachweisrate (etwa 75%) von Gardnerella in der Urethra der männlichen Geschlechtspartner und die hohe Rezidivrate bei korrekt behandelten Frauen, deren Partner nicht mitbehandelt wurden. Gardnerella vaginalis wird sehr selten aus den Vaginen präpubertaler Mädchen und geschlechtsreifer Jungfrauen isoliert; ihre Inzidenz bei klinisch gesunden Frauen ist etwa 10%, bei Frauen mit dem Symptom „Vaginitis" (gleichgültig welcher Ursache) zwischen 30 und 70%, bei der „unspezifischen Vaginitis" (im oben genannten Sinn) fast 100%. Inokulationsversuche an klinisch gesunden Frauen ohne Evidenz für Gardnerella haben ergeben, daß eine Kolonisierung in allen Fällen erfolgt, davon in drei Viertel der Fälle mit Entwicklung der typischen Symptome der Gardnerella-Vaginitis.

Klinisches Bild. Nach einer (durch Inokulationsexperimente bestimmten) Inkubationszeit von weniger als einer Woche stellt sich ein meist nur milder, dünnflüssiger, homogener, grauer Fluor vaginalis von üblem Geruch („fishy") ein. Die subjektiven Symptome sind relativ gering: Pruritus und Brennen der Vulva unterbleibt zumeist. Die Vulva ist meist unauffällig, die Vagina ist kaum oder milde diffus entzündlich gerötet, gelegentlich mit punktförmigen Hämorrhagien. Das Vaginalsekret adhäriert an der Vaginalwand; sein pH ist relativ hoch (5,0 bis 5,5). Die Hauptbeschwerden sind meistens durch den auffallenden und von Patienten und Partner als „neu" empfundenen üblen Geruch gegeben, der charakteristischerweise nach dem Koitus verstärkt auftritt.

Diagnostik. Nativ- oder gram-gefärbte (vorzuziehende Methode) Ausstrichpräparate zeigen ein charakteristisches Bild: reichlich Vaginalepithelzellen *ohne* Beimengung von Leukozyten (im Gegensatz zur Candidiasis und Trichomoniasis!); die normale Vaginalflora aus Lactobazillen fehlt, an ihrer Stelle finden sich ein Rasen massenhafter kurzer plumper Stäbchen, die eine besondere Adhärenz für die Vaginalepithelzellen besitzen und diese dicht (wie die Stacheln den Kaktus) besetzen. Diese in charakteristischer Weise veränderten Epithelzellen gelten als pathognomonisch für die Gardnerella-Vaginitis und werden als „clue cells" bezeichnet. Eine einfache und wertvolle diagnostische Hilfe ist der *Alkalinisierungstest:* Zufügen einiger Tropfen 100%iger Kalilauge zu Vaginalsekret bewirkt das Aufsteigen einer Wolke üblen, „fischigen" Geruchs, der durch die Entstehung biogener Amine bedingt ist. Diese Reaktion ist auch die Ursache der Entstehung üblen Geruchs post coitum, da Sperma gleichfalls zu einer milden Alkalinisierung des Vaginalsekrets führt.

Klinisches Bild beim männlichen Partner. Eine fast stets milde und nach einigen Tagen spontan abklingende Balanoposthitis, die sich durch Erythem, vermehrte Smegmabildung und ein Gefühl der Irritation kennzeichnet (typische Anamnese: „meine Frau hat einen scharfen Ausfluß"). Aus dem Präputialsack kann Gardnerella vaginalis (und übrigens auch Bacterioides species) isoliert werden; der Keim findet sich auch in einem hohen Prozentsatz im Urin männlicher Sexualpartner, doch sind Fälle „unspezifischer" Urethritis des Mannes durch Gardnerella eine außerordentliche Seltenheit.

Extragenitale Manifestationen. Gardnerella kann gelegentlich aus dem (steril gewonnenen) Harn von Patientinnen mit Gardnerella-Vaginitis isoliert werden; ob daraus klinische Harnwegsinfekte resultieren können, ist derzeit noch nicht klar. Unklar ist auch, ob septische Zustandsbilder durch Gardnerella vaginalis erregt werden können; bei septischen Aborten und bei operativen Eingriffen im Genitalbereich (Kaiserschnitt!) wurde Bakteriämie durch Gardnerella vaginalis beschrieben. Möglicherweise kann Gardnerella vaginalis den Neugeborenen infizieren und durch Sepsis zum Tode führen (vereinzelte Literaturberichte).

Therapie. Therapie der Wahl ist Metronidazol (3×250 mg peroral durch eine Woche). Früher wurde, allerdings mit weniger gutem Erfolg, Ampicillin gegeben. Ob eine gleichzeitige Mitbehandlung des asymptomatischen männlichen Partners erforderlich ist, wird verschieden beurteilt, wegen der hohen Rezidivquote bei Unterlassung jedoch meist bejaht.
Bemerkung: Penicillin ist in vitro hoch wirksam gegen Gardnerella vaginalis, in vivo jedoch praktisch unwirksam; dieser scheinbare Widerspruch erklärt sich durch die Bildung von Betalactamasen durch vaginale Anaerobier. Umgekehrt ist Metronidazol in vitro nur mäßig gegen Gardnerella vaginalis wirksam, in vivo jedoch hoch wirksam. Die hypothetische Erklärung hierfür liegt darin, daß der Angriffspunkt von Metronidazol nicht Gardnerella vaginalis selbst sondern die genitalen Anaerobier sind (Argument für die Ansicht, daß die Gardnerella-Vaginitis tatsächlich eine Mischinfektion durch symbiontisch agierende Gardnella vaginalis und vaginale Anaerobier darstellt).

Genitale Kontaktinfektionen mit vorwiegend dermatologischer Symptomatik

Hinweis: Die hierher gehörenden Krankheitsbilder werden im Buch „Dermatologie" (HTB 222) ausführlich besprochen.

A. Herpes Genitalis

Definition. Eine durch Herpesvirus hominis (vorwiegend Typ II) hervorgerufene vesiculo-ulceröse Infektionskrankheit vorwiegend der Genitalregion von charakteristischem klinischen Bild und Verlauf.

Erreger. Herpesvirus hominis ist ein 100 nm großes DNS-Virus aus der Gruppe der Herpesviren. Zwei Serotypen werden unterschieden (Typ I und Typ II); beide können Infektionen an jeder Körperstelle hervorrufen, Typ II besonders häufig an der Genitalregion.

Allgemeines. Der Erstkontakt des Organismus mit dem Herpes simplex-Virus resultiert häufig in intensive und ausgedehnte klinische Manifestationen; Gingivostomatitis herpetica bzw. Vulvovaginitis oder Balanoposthitis herpetica. Im Zuge der Infektion wandert das Virus entlang der sensiblen Nerven in die Dorsalganglien, die es von nun ab in latenter Form besiedelt. Getriggert durch Absinken der Abwehrlage durch verschiedene Faktoren (Fieber, Menstruation etc.) kann es zur Reaktivation der latenten Infektion kommen: die Viren steigen entlang der sensiblen Nerven wieder in die Haut ab und rufen dort Rezidivläsionen hervor (Herpes simplex rezidivans); die gleichzeitig bestehende Ganglionitis bedingt deren charakteristische Schmerzhaftigkeit. Trotz einer teilweisen Immunität bei Virusträgern kann auch exogene Inokulation von Herpesviren zu lokalisierten Läsionen führen; ein bestehender Herpes simplex schützt daher nicht gegen Neuinfektion, doch verläuft das Krankheitsgeschehen meist milder.

Epidemiologie. Vor 25 Jahren galt Herpes genitalis noch als ausgesprochene Rarität; wie alle genitalen Kontaktinfektionen erfuhr Herpes genitalis eine dramatische Inzidenzsteigerung und ist heute häufiger als Gonorrhoe. *Die Infektiosität florider Herpesläsionen ist hoch; als Infektionsquelle wahrscheinlich ebenso wichtig ist jedoch das symptomlose „shedding" von Viruspartikeln bei Patienten mit rezidivierendem Herpes simplex während des erscheinungsfreien Intervalls.*

Klinisches Bild

1. Erstmanifestation. Eine vehement verlaufende, sehr schmerzhafte und mit hohem Fieber und Lymphadenitis einhergehende, erythematös-vesiculöse bis ulceröse Vulvovaginitis bzw. Balanoposthitis. Manchmal assoziiert sind Blaseninnervationsstörungen; Homosexuelle können eine Proctitis herpetica entwickeln, die mit erheblichen analen Schmerzen, Tenesmen und eitrigem Ausfluß aus dem Anus einhergeht. Häufig finden sich multiple Streu- und Abklatschherde (Anogenitalbereich, Hände, Gesicht).

Merke: Die Erstmanifestation eines Herpes genitalis kann auch milde, ähnlich den durchschnittlichen Episoden eines rezidivierenden Herpes genitalis oder asymptomatisch verlaufen.

2. Rezidivierender Herpes genitalis. Meist an der selben Stelle oder zumindest der selben Region zyklisch rezidivierende vesiculo-ulceröse Läsionen geringerer Ausdehnung, die von juckend-brennenden Schmerzen (gehen oft schon voraus!) und einer regionären Lymphadenitis begleitet werden; nach ein- bis zweiwöchigem Verlauf erfolgt Spontanheilung. Die Frequenz der Episoden ist sehr variabel und kann zwischen mehrmals pro Jahr bis fast wöchentlich reichen. Präzipitierende Faktoren sind allgemeine Senkung der Abwehrlage, Menstruation, Fieber, sowie lokales Trauma (Geschlechtsverkehr).

Diagnostik. Tzanck-Test (Ausstrichpräparat aus dem Herpesbläschen) zeigt die typischen akantholytischen Virusriesenzellen. Der direkte Virusnachweis kann im Elektronenmikroskop (Schnellmethode: Negativestain), die Diagnostik des Serotyps kann mittels Immunfluoreszenz oder (teurer und langsamer) mit Viruskulturen erfolgen. Serologische Testmethoden besitzen wenig diagnostische Bedeutung.

Therapie. Erstmanifestationen sollten, ebenso wie alle systemischen Komplikationen, mit Acyclovir behandelt werden. Die Therapie des chronisch rezidivierenden Herpes genitalis ist schwierig; systemische oder lokale Anwendung der hochwirksamen Virustatika Vidarabin und Acyclovir ist nicht angebracht, konservative Lokaltherapie hingegen wenig wirksam. Teilweise Wirksamkeit wird einer aktiven Immunisierung mit abgetöteten Herpesviren zugeschrieben.

B. Genitale Viruswarzen (Condylomata Acuminata)

Definition. Durch humane Papillomviren (vorwiegend Typ VI und XI) hervorgerufene benigne Papillome der Haut vorwiegend der Genital- und Analgegend.

Erreger. Humane Papillomviren sind ca. 50 nm große sphärische DNS-Viren; das Virus kann zwar nicht gezüchtet werden, doch wurden durch biochemische Methoden eine heute schon unüberschaubare Menge von Untertypen klassifiziert, die ein hohes Maß an Spezifität der produzierten klinischen Läsionen besitzen. Das humane Papillomvirus ist potentiell onkogen; seine Rolle bei der Entstehung verschiedener Carcinome ist noch nicht völlig klar.

Epidemiologie. Condylomata acuminata werden vorwiegend durch Geschlechtsverkehr übertragen; eine Schmierinfektion von Verrucae vulgares etwa von den Händen ist vielleicht möglich, aber epidemiologisch kaum relevant: Patienten mit Condylomata acuminata haben nicht häufiger Warzen der Hände als die Normalbevölkerung; hingegen zeigen zwei Drittel der Geschlechtspartner gleichfalls Condylome. Die Inkubationszeit ist sehr lange (2 Monate bis möglicherweise Jahre). Die Population der Patienten mit Condylomata acuminata zeigt wieder dieselben Charakteristika wie bei anderen genitalen Kontaktinfektionen. Die Inzidenz der Condylomata acuminata hat sich nach manchen Statistiken in den letzten 15 Jahren verdoppelt.

Klinisches Bild. Genitale Viruswarzen können unter verschiedenartigen Bildern auftreten: das häufigste ist das *Condyloma acuminatum,* eine hahnenkammartige rosa-weißliche papilläre, manchmal bis mehrere Zentimeter große Exkreszenz, in deren Furchen und Tälern sich übelriechendes, bisweilen eitriges Sekret ansammelt. Sie treten oft multipel auf und können zu großen Platten zusammenwachsen, die gelegentlich zur Destruktion der darunter liegenden Haut (Perforation von Präputium oder Labien, Fistelgänge) führen können. Prädilektionsstellen sind die am meisten der Friktion ausgesetzten Regionen: Frenulum, inneres Präputionalblatt und Sulcus coronarius beim Mann, hintere Kommissur und Labia minora bei der Frau. Die nicht seltenen intraurethralen Condylome beim Mann stellen ein erhebliches therapeutisches Problem dar. Bei Frauen können die Condylome die gesamte Vagina und die Cervix besiedeln.
Neben Condylomata acuminata können Warzen vom Typ der *Verrucae vulgares* und der *flachen Warzen* auftreten. Eine wahrscheinlich in letztere gehörende Kategorie stellen die *bowenoiden Papeln* dar, eine als pseudocancerös gedeutete warzenartige Veränderung mit deutlichen Kernatypien.
Bemerkung: Sogenannte flache Condylome der Cervix uteri zeigen ein charakteristisches histologisches Bild, das einer cervicalen Dysplasie ähnelt. Es ist derzeit noch unklar, ob solche flachen Condylome nicht tatsächlich präcanceröse Veränderungen darstellen.
Anale Condylomata acuminata sind bei Frauen in 50% der Fälle assoziiert

(Schmierinfektion), bei Männern jedoch fast ausschließlich Folge homosexueller Aktivität. Anale Condylome können das geschichtete Plattenepithel auch jenseits des Analrings bis zur Linea dentata besiedeln und werfen dann oft erhebliche therapeutische Probleme auf.

Komplikationen. Neben Gewebsdestruktion und Pyodermien ist als selten aber gravierend die Möglichkeit neoplastischer Transformation zu erwähnen: das verrucöse Carcinom bzw. die Riesen-Condylomata acuminata Buschke-Löwenstein sind mit hoher Wahrscheinlichkeit virusinduzierte Carcinome. Inwieweit dies auch auf das Collum-Carcinom bzw. Carcinome der Vulva und des Penis zutrifft, ist heute noch nicht abgeklärt.

Therapie. Ätzbehandlung mit Podophyllin oder Trichloressigsäure. Ausgedehnte Condylome müssen elektrokoaguliert werden.

C. Molluscum contagiosum

Definition. Eine durch das Molluscum-Virus hervorgerufene gutartige Infektionskrankheit der Haut vorwiegend von Kindern; sie kann bei Erwachsenen sexuell übertragen werden.

Erreger. Ein großes Pockenvirus (DNS-Virus).

Epidemiologie. Weltweit verbreitet; die Altersverteilung entspricht einer zweigipfeligen Kurve: die Hauptinzidenz liegt im Kindesalter, wo Molluscum contagiosum durch Schmierinfektion übertragen wird. Ein zweiter Inzidenzgipfel fällt in die Altersgruppe der höchsten sexuellen Aktivität. Die Population der Betroffenen zeigt wieder die anderen typischen epidemiologischen Merkmale genitaler Kontaktinfektionen: häufigerer Befall von Männern und höhere Inzidenz bei Homosexuellen.

Klinisches Bild. Transluzente, oft genabelte, hautfarbene, halbkugelige Knötchen, aus denen sich der sogenannte Molluscum-Brei exprimieren läßt. Prädilektionsstellen: Genitalien, Oberschenkel, untere Rumpfpartien; bei Kindern zusätzlich das Gesicht.

Komplikationen. Sekundäre Pyodermien.

Therapie. Excochleation.

D. Scabies

Definition. Eine durch Infestation der Hornschichte der Haut mit der Milbe Sarcoptes hominis (Krätzmilbe) gekennzeichnete Infektionskrankheit.

Erreger. Sarcoptes hominis ist eine auf den Menschen spezialisierte Milbe; pathogen ist das Weibchen, das im Stratum corneum Gänge bohrt und dort ihre Eier ablegt. Die Weibchen haben einen rundlichen Körper, 4 Beinpaare und messen knapp ½ mm.

Epidemiologie. Die Scabies folgte bisher einem zyklischen epidemischen Verlauf (30 Jahres-Zyklen mit etwa 15-jähriger Dauer der Epidemien). Dieser Zyklus scheint nunmehr durchbrochen, da eine derzeit herrschende Pandemie schon mehr als 20 Jahre andauert; die Ursachen hierfür liegen wahrscheinlich im generellen Aufschwung der genitalen Kontaktinfektionen. Die epidemiologischen Charakteristika der betroffenen Population sind wieder gleich wie bei den übrigen genitalen Kontaktinfektionen (Alters-, Geschlechts-, geographische und sozioökonomische Prädilektion). Die Übertragung erfolgt durch Geschlechtsverkehr, darüber hinaus durch länger dauernde körperliche Kontakte nicht-sexueller Natur. Die Übertragung erfolgt besonders nachts, wo die Weibchen ihre Gänge verlassen und auf die Hautoberfläche wandern; daher wird Scabies besonders dann übertragen, wenn man „die Nacht miteinander verbringt". Dies ist auch in Familien, Internaten, Kasernen etc. der Fall.

Klinisches Bild. Eine besonders nachts heftig juckende generalisierte ekzemähnliche Dermatose; diagnostisches Merkmal sind die *Milbengänge:* kurze, gewundene Gänge in der Hornschicht, an deren blinden Ende die Milbe unter einer kleinen Erhebung gefunden werden kann: *Milbenhügel.* Prädilektionsstellen sind die Intertrigines, Mamillen und vor allem Genitale und Fingerzwischenseiten; Gesicht, Capillitium sowie Handflächen und Fußsohlen sind bei Erwachsenen frei. Sonderverläufe der Scabies sind: schwere *ekzematisierte Formen,* die sogenannte *„gepflegte" Scabies* (klinisch sehr unauffälliges Krankheitsbild bei Menschen mit hohem hygienischen Standard), die *noduläre Scabies* (besonders bei Kindern; knotige Infiltrate mit pseudolymphomatöser Histologie als Zeichen einer Immunreaktion gegenüber Milbenpartikeln) und schließlich die *Scabies norvegica:* eine überwältigende Infestation mit Milben bei immundefizienten Individuen (psoriasiformes Erscheinungsbild).

Komplikationen. Pyodermien, im Extremfall Sepsis.

Diagnostik. Das klinische Bild ist meist diagnostisch. Den exakten Nachweis erbringt der Milbenbefund durch Einführen einer Nadel in den Milbengang und Extraktion der Milbe (Nachweis im Mikroskop). Alternativ können Hornhautgeschabsel mikroskopisch untersucht werden (Nachweis von Milbeneiern und den typischen Kotballen, selten von Milben selbst).

Therapie. Externe Applikation von Scabiziden (Lindan, Crotamiton, Hexachlorzyklohexan). Wesentlich ist die gleichzeitige Behandlung aller Familienmitglieder und sonstiger Kontaktpersonen (auch bei Erscheinungsfreiheit!).

E. Pediculosis pubis

Definition. Infestation der Haut durch die Filzlaus (Pediculus pubis).

Erreger. Pediculus pubis ist ein etwa 1 mm großes, flügelloses Insekt, breiter als lang, von plattem Körperbau und besitzt an den beiden hinteren Beinpaaren Krallen zum Festklammern an den Haaren. Die Ernährung erfolgt durch Punktion von Hautkapillaren; durch den Stich und wahrscheinlich auch eine Immunreaktion gegen hierbei in die Haut verbrachten Speichel entsteht Juckreiz.

Epidemiologie. Befall mit Filzläusen hat in den letzten Jahrzehnten drastisch zugenommen; die Population der Betroffenen zeigt ähnliche epidemiologische Charakteristika wie die bei anderen genitalen Kontaktinfektionen. Die Inkubationszeit beträgt etwa 30 Tage. Pediculosis pubis ist ein häufiges Begleitsymptom gravierenderer Kontaktinfektionen.

Klinisches Bild. In der Schambehaarung und den Haaren des Unterbauchs, seltener den Achselhaaren, Augenbrauen, -wimpern und am okzipitalen Haaransatz können sich zahlreiche Filzläuse finden; daneben die palmkätzchenartig an den Haaren fixierten Nissen (Eier). Die subjektiven Beschwerden reichen von kaum wahrgenommenem bis vehementem Juckreiz; im letzteren Fall finden sich häufig Excoriationen und Pyodermien. Typisch sind ferner die sogenannten „Taches bleues"; schummerige, schiefergrau-blaue Flecken der Abdominalwand, die auf Lausbisse zurückzuführen sind (Extravasate von durch den Lausspeichel verändertem Haemoglobin).

Diagnose. Klinisch.

Therapie. Externe Therapie mit Pestiziden (Lindan, Hexachlorzyklohexan). Die Mitbehandlung der Geschlechtspartner ist selbstverständlich.

Genitale Kontaktinfektionen bei Homosexuellen

Allgemeines

Daß männliche Homosexuelle eine Risikogruppe für genitale Kontaktinfektionen darstellen, ist eine erst in den beiden letzten Jahrzehnten – vorwiegend in den USA – gewonnene Erkenntnis. Ursächlich sind hierfür sowohl physiologische als auch psychologische Momente, die mit männlichem homosexuellen Verkehr assoziiert sind:
1. Männliche Homosexuelle sind – im Gegensatz zu weiblichen Homosexuellen – in der Regel von hoher Promiskuität, die diejenige Heterosexueller oft weit in den Schatten stellt. Dieser psychologische Grundzug wurde früher, in den Zeiten der Diskriminierung der männlichen Homosexuellen, durch die gesellschaftlichen Umstände behindert, konnte sich jedoch in letzter Zeit im Rahmen der gesetzlichen Liberalisierung entfalten. Homosexuelle Kontaktaufnahme ist entscheidend erleichtert, so daß die Zahl der Partnerkontakte in Extremfällen schwer nachfühlbare Höhen erreicht (bis zu 100 verschiedene Partner pro Monat). Da ganz allgemein gilt, daß das Risiko der venerischen Infektion mit der Häufigkeit des Partnerwechsels korreliert ist, wäre allein hierdurch ein wesentlicher Risikofaktor gegeben.
2. Homosexueller Verkehr erfolgt durch anogenitale, orogenitale und oroanale Kontakte. Hierdurch kommt das gesamte Spektrum der den Darm besiedelnden apathogenen, potentiell pathogenen und pathogenen Keime ins Spiel (was bei heterosexuellen Kontakten in nur geringem Umfang der Fall ist).
3. Homosexueller Verkehr verläuft traumatischer als der heterosexuelle; chronische Proktitis („Gay bowel syndrome") und blutende (Mikrooder auch größere) Verletzungen sind keine Seltenheit. Hierdurch können auch haematogene Erreger übertragen werden.
4. Venerische Infektionen der Analregion verlaufen oft durch längere Zeit unbemerkt; gonorrhoische Proktitis oder ein tief sitzender Primäraffekt im Rectum können von vergleichsweise milder Symptomatik sein, wodurch die Diagnostik erschwert aber die unbeabsichtigte Übertragung nicht beeinträchtigt wird.

5. Die hohe Frequenz und die sich daraus ergebende (und auch erwünschte) Anonymität homosexueller Kontakte bewirkt eine schnelle Ausbreitung venerischer Epidemien innerhalb der Risikogruppe und die sehr schwierige Erfassung der Kontaktpersonen.

Aus den genannten Punkten ergibt sich, daß männliche Homosexuelle viel eher an genitalen Kontaktinfektionen erkranken als die Durchschnittsbevölkerung; dies gilt für die „klassischen" Geschlechtskrankheiten ebenso wie die „übrigen" genitalen Kontaktinfektionen. So treten in den USA etwa die Hälfte der Fälle frischer Syphilis in der homosexuellen Population auf; anale Condylomata axuminata sind ein typischer Befund bei männlichen Homosexuellen. Über die *Quantität* hinaus ist das *Spektrum* der Erreger genitaler Kontaktinfektionen bei männlichen Homosexuellen erheblich reichhaltiger als bei Heterosexuellen, vorwiegend durch Keime, die üblicherweise nicht durch sexuelle Kontakte übertragen werden (siehe unten). Schließlich ist die homosexuelle Population aber auch in der *Qualität* eine Risikopopulation, da Homosexuelle häufig eine mehr oder minder stark ausgeprägte Immundefizienz erkennen lassen (s. unten).
Bemerkung: Weibliche Homosexuelle stellen keine besondere Risikogruppe genitaler Kontaktinfektionen dar. Ursache: weibliche Homosexuelle gehen meist stabile Partnerbeziehungen ohne ungewöhnliche Promiskuität ein, die geschlechtlichen Praktiken sind nicht so invasiv und die Deposition des potentiell infektiösen Samens unterbleibt.

I. Bei Heterosexuellen wie bei Homosexuellen vorkommende genitale Kontaktinfektionen

Generell ist die Inzidenz aller genitaler Kontaktinfektionen bei männlichen Homosexuellen höher als bei heterosexuellen Männern (Ausnahme: urogenitale Chlamydieninfektion). Die Erscheinungsbilder sind analog, zeichnen sich jedoch durch häufigen Befall der Analregion und des Rectums aus (Primäraffekte, gonorrhoische Proktitis, Herpes simplex, Condylomata acuminata etc.).

II. Vorwiegend oder ausschließlich männliche Homosexuelle betreffende genitale Kontaktinfektionen

1. Infektionen durch Darmkeime

Epidemisches Auftreten von Darminfekten durch Shigellen, Acinetobakter, und Salmonellen wurde beschrieben. Die Infektion erfolgt in diesen Fällen durch die orale Route (oroanale Kontakt), die Symptomatik unterscheidet sich nicht vom üblichen Erscheinungsbild dieser Krankheiten.

2. Infektionen durch Darmparasiten

Zahlreiche pathogene (Entamoeba histolytica, Giardia lamblia) und potentielle pathogene Protozoen (Balantidium coli, Dientamoeba fragilis, Isosporen) können ebenso wie manche Würmer (Strongyloides stercoralis, Enterobius vermicularis etc.) im Rahmen homosexueller Praktiken übertragen werden. Übertragungsmodus ist wieder hauptsächlich die orale Route, bei der Amoebiasis kann jedoch eine direkte Inokulation des Penis zu amoebenbedingten Exulcerationen führen.

3. Virale Infektionen

Diese nehmen eine besonders wichtige Rolle ein. Männliche Homosexuelle stellen eine besondere Risikogruppe für Hepatitis-B dar, wobei die Übertragung vorwiegend durch infektiösen Samen erfolgt. Die Gefahr liegt also beim passiven Homosexuellen, während der aktive Homosexuelle weniger gefährdet ist (der Darm enthält keine infektiösen Viruspartikel). Im Gegensatz dazu wird Hepatitis-A auf der fäkal-oralen Route übertragen (Viruspartikel finden sich in den Fäces). Ferner ist die Durchseuchung der homosexuellen Population mit Zytomegalie-Virus erheblich höher als bei heterosexuellen Männern.

4. AIDS (Acquired Immuno-Deficiency Syndrome)

Definition. Ein durch das HTLV 3 (human T cell lymphoma virus 3) hervorgerufenes Syndrom von infauster Prognose, das durch schwer gestörte zelluläre Immunität (Verlust der T-Helfer Zellen), überwältigende opportunistische Infektionen und das Auftreten eines Kaposi-Sarkoms gekennzeichnet ist. AIDS ist in hohem Maße an homosexuellen Verkehr gebunden und besitzt epidemiologische Ähnlichkeit mit der Hepatitis B.

Allgemeines. AIDS ist ein erst 1981 erstmals diagnostiziertes Syndrom, das wegen seiner epidemischen Ausbreitung, seiner infausten Prognose und vor allem seiner Beziehung zum homosexuellen Milieu eine außerordentliche publizistische Aufmerksamkeit auch in der Laienpresse fand, die die tatsächliche Bedrohung der Population bei weitem überstieg.

Epidemiologie. AIDS wurde erstmals an der Westküste der USA beobachtet; die Inzidenz der neu gemeldeten AIDS-Fälle vermehrte sich exponentiell (Verdopplung alle 6 Monate – letzter Zeit Abflachung des Anstiegs); bis Jahresende 1984 wurden etwa 5000 Fälle gemeldet, von denen bislang etwa 45% tödlich endeten. Die Krankheit blieb in den USA fast ausschließlich auf die Großstädte der West- und Ostküste beschränkt und uferte 1982 auch auf die europäischen Großstädte (hauptsächlich Frankreich) über. AIDS ist zu etwa 80% auf Homosexuelle beschränkt; die restlichen 20% verteilen sich auf kleinere Risikogruppen wie die heterosexuellen Partnerinnen bisexueller Männer, Rauschgiftsüchtige, Haemophile und farbige Einwanderer aus Haiti. AIDS wurde auch in Einzelfällen bei Säuglingen von an AIDS erkrankten Müttern beobachtet. Männer sind etwa 14 mal so häufig betroffen wie Frauen.

Der Erreger. HTLV 3 ist ein humanes Retrovirus; *Retroviren* sind Viren, deren genetisches Material aus RNS besteht, das in der infizierten Zelle durch ein viruseigenes Enzym („Reverse transcriptase") in DNS transkribiert wird. Retroviren sind seit langer Zeit als Verursacher tierischer Neoplasien, insbesondere von Lymphomen, bekannt. Die Entdeckung menschlicher Retroviren durch Gallo (NIH, USA) stellte einen medizinischen Meilenstein von großer Bedeutung dar: diese Retroviren sind auf T-Lymphozyten spezialisiert, aus denen sie auch isoliert werden können; das zuerst entdeckte HTLV 1 erwies sich als Erreger eines in Japan, der Karibik und Afrika endemischen Lymphoms. HTLV 1 und das nahe verwandte HTLV 2 wandeln T-Helfer-Zellen in neoplastische, schnell proliferiende Zellen um; das gleichfalls von Gallo entdeckte HTLV 3 ist zwar morphologisch HTLV 1 und 2 weitgehend ähnlich, tötet die T-Helfer-Zellen aber ab. HTLV 3 kann aus dem Blut fast aller Patienten mit AIDS bzw. „prä-AIDS" (s. unten) isoliert werden, nicht jedoch aus dem Blut gesunder Homosexueller. Von der Gruppe von Gallo wurde auch eine Seroreaktion angegeben, mit der Antikörper gegen HTLV 3 in fast 90% von Patienten mit AIDS oder prä-AIDS nachgewiesen werden können.

Infektionsmodus. Wie aus den Risikogruppen ersichtlich, wird AIDS durch (vorwiegend homosexuellen) Geschlechtsverkehr und durch kontaminierte Blutderivate bzw. Blutreste an Injektionsnadeln (Rauschgiftsüchtige) übertragen. Die Infektiosität von AIDS ist streng auf die genannten Risikogruppen begrenzt; die Infektionsgefährdung der Umgebung ist gering, da Familienmitglieder und flüchtige (neutrale) Kontakte ungefährdet erscheinen. Tröpfchen- bzw. Schmierinfektion kommt offensichtlich nicht vor. Ob einmalige sexuelle Kontakte von einem hohen Infektionsrisiko begleitet sind, kann nicht mit Sicherheit bejaht werden, da AIDS-Patienten in der überwiegenden Mehrzahl außerordentlich zahlreiche homosexuelle Kontakte hatten. Insgesamt wird die Übertragbarkeit von AIDS als ähnlich der von Hepatitis-B angenommen; auch die hygienischen und Schutzmaßnahmen sind nach deren Muster organisiert. Die *Inkubationszeit* beträgt 6 Monate bis 3 (?) Jahre.

Pathogenese. HTLV 3 führt zu einem cytopathogenen Effekt der T-Helfer-Zellen und damit zur weitgehenden Ausschaltung des zellulären Immunosystems; das humorale Immunsystem ist nicht beeinträchtigt und zeigt oft sogar eine (kompensatorische) Überaktivität. Man nimmt an, daß das HTLV 3 in Blut und Körpersäften (Samen!) vorhanden ist; nicht ganz klar ist, worauf sich die so deutliche Prädilektion des homosexuellen Verkehrs gegenüber dem heterosexuellen gründet. Eine mögliche Erklärung ist, daß weniger die Übertragung durch den Samen sondern der Kontakt mit infektiösem Blut während des homosexuellen Verkehrs (der ja traumatischer verläuft als der heterosexuelle) die entscheidende Rolle spielt. Ungeklärt ist ferner, ob eine präexistente Schwäche des Immunsystems eine notwendige Voraussetzung zur Infektion mit AIDS darstellt. Eine solche wäre möglicherweise durch orgasmussteigernde Drogen („Poppers"; Amyl- bzw. Butylnitrit) und durch den homosexuellen Verkehr an sich gegeben: wiederholte Verbringung von Samen in den Darm hat im Tierexperiment eine Depression der zellulären Immunität zur Folge. Laut manchen Statistiken scheint eine gewisse Neigung zur Immunodefizienz bei der gesunden Homosexuellenpopulation zu bestehen.

Die Risikogruppe der Haemophilen bezieht sich auf jene Patienten, die mit dem Gerinnungsfaktor VIII substituiert werden müssen. Faktor VIII-Konserven entstehen aus Pools von Seren sehr vieler Spender, unter ihnen früher auch AIDS-Patienten in Inkubation. Eine völlig eigenständige Risikogruppe ohne erkennbare Verknüpfung zu Homosexualität, Rauschgiftsucht oder Haemophilie sind die USA-Einwanderer aus Haiti. Man vermutet, daß die Haitianer das ursprüngliche Reservoir des HTLV 3 darstellen. Erst durch den Kontakt haitianischer Patienten mit der amerikanischen Homosexuellenszene sei die derzeitige Epidemie entstanden; die in den USA sehr liberale Homosexualität und die leichte und frequente homosexuelle Kontaktnahme hätte eine biologische Nische zur epidemischen Ausbreitung des HTLV 3 abgegeben.

Klinik. AIDS ist ein Symptomenkomplex wechselnder Ausprägung und ohne pathognomonisches Merkmal. Hauptsymptomatik sind opportunistische Infektionen, das wichtigste Zweitsymptom das Kaposi-Sarkom. Daneben finden sich unspezifische Früh- und Begleitsymptome sowie typische Laborzeichen.

Krankheitsverlauf. Der Krankheitsbeginn ist schleichend; anfangs besteht kaum subjektives Krankheitsgefühl. Es stellen sich langdauerndes Fieber, Durchfälle, Gewichtsverlust, generalisierte Lymphadenopathie und ein beginnendes Leistungsdefizit ein (sogenanntes „prä-AIDS-Stadium"). Vorstellungsgrund beim Arzt ist gewöhnlich eine oder mehrere der opportunistischen Infektionskrankheiten; bei der Untersuchung ergeben sich oft erhebliche Leukopenie, die übrigen Laborparameter gestörter zellulärer Immunität und oft schon die ersten, meist noch unscheinbaren Herde des Kaposi-Sarkoms. Der weitere Verlauf ist durch wechselnde Erfolge in der Bekämpfung der mannigfaltigen Infektionen gekennzeichnet; der Patient stirbt schließlich an unbeherrschbarer Infektion, am Kaposi-Sarkom oder anderen malignen Tumoren (meist Lymphome).

Opportunistische Infektionen. Unter solchen versteht man Infektionen mit Erregern, die bei normaler Immunabwehr nicht oder zu nur milden und spontan-limitierten Infektionen führen. Bei AIDS sind folgende Infektionen häufig und höchst charakteristisch:

Protozoen- und Wurminfektionen. Besonders wichtig und in Europa eine hervorragende Todesursache sind Pneumocystis carinii-Pneumonien; typisch sind ferner Toxoplasmose, Cryptosporidiose (eine sonst selbstlimitierte Durchfallerkrankung, die bei AIDS mit schweren Durchfällen einhergeht und von langer Dauer ist); Strongyloidose (Pneumonie oder ZNS-Infektionen).

Pilzinfektionen. Mucocutane Candidiasis; besonders typisch ist die Candidaoesophagitis, häufig auch Candidasepsis. Asperigillose (Lunge, ZNS) und Cryptococcose (hauptsächlich in den USA).

Bakterielle Infektionen. Atypische Mykobakterieninfektionen, Legionellose.

Virusinfektionen. Zytomegalie (Lunge, Gastrointestinaltrakt, ZNS), progressive multifokale Leukenzephalopathie (hervorgerufen durch ein Papova-Virus), vegetierender Herpes simplex der Haut, Herpes simplex-Pneumonie oder -Encephalitis.
Selbstverständlich ist auch die Neigung zu Infektionskrankheiten durch die üblichen Krankheitserreger erheblich gesteigert; häufig findet sich Hepatitis-B, Staphylokokkeninfekte oder Infekte durch seltenere Erreger.

Kaposi-Sarkom

Definition des „klassischen" Kaposi-Sarkoms (bei Nicht-AIDS-Patienten): ein seltenes, vorwiegend bei Männern im fortgeschrittenem Alter auftretendes Angiosarkom von charakteristischem klinischem Bild, das multipel vorwiegend an den unteren Extremitäten auftritt und erst nach jahrelangem Verlauf zum Tod führt. In Afrika besteht eine foudroyant verlaufende Variante.
Bemerkung: Da die Vorväter der Haitianer aus Zentralafrika eingeschleppte Sklaven waren, ist die Verknüpfung des „afrikanischen" Kaposi mit AIDS ein naheliegender, wenn auch noch nicht nachgewiesener Gedanke.

Das Kaposi-Sarkom tritt in ¼ bis ½ der Fälle von AIDS auf. Die genaue Inzidenz ist deshalb schwer festzustellen, da das Kaposi-Sarkom selten als

Erstmanifestation, sondern üblicherweise erst nach monatelangem Verlauf auftritt und viele Patienten diesen Zeitpunkt nicht erleben. Hinzu kommt, daß die Frühstadien des Kaposi-Sarkoms bei AIDS als kleinste unauffällige, angiomähnliche, rotlivide Papeln erscheinen (Prädilektionsstelle untere Extremitäten, aber sehr bald auch disseminiert am Rumpf) und dadurch leicht der Aufmerksamkeit entgehen. Kaposi-Sarkom stellt aus den genannten Gründen selten die Todesursache bei AIDS dar, scheint aber dennoch zumindest gleich aggressiv zu verlaufen wie bei der klassischen europäischen Verlaufsform. Fälle von AIDS *mit* Kaposi-Sarkom scheinen weniger foudroyant zu verlaufen als solche *ohne*. Eine aggressive zytostatische Therapie des Kaposi-Sarkoms bei AIDS ist unangebracht, weil hiedurch die generell schlechte Abwehrlage noch weiter reduziert wird.

Laborbefunde. Neben den unspezifischen Merkmalen wie erhöhte Senkung, Hypergammaglobulinämie und oft sehr ausgeprägte Leukopenie ist der ausschlaggebende Laborbefund die Mengenrelation zwischen Helper- und Suppressor-T-Zellen. Diese – bei normalen Personen etwa 2:1 – ist bei AIDS-Kranken ins Reziproke gekehrt oder noch drastischer reduziert. Charakteristisch ist ferner die Anergie gegenüber Tuberkulin und die üblichen Recall-Antigene.

Therapie und Prognose. Eine wirksame Therapie ist nicht bekannt; antibiotische Therapie, falls bei der jeweils gegebenen opportunistischen Infektion möglich, führt nur selten zur Ausheilung des Infekts. Verabreichung von Immunmodulatoren wie Transferfaktor, Thymopoetin, Interferon und Interleukin 2 führten nur zu vorübergehenden Besserung der Abwehrsituation. Auch homologe Knochenmarkstransplantate führten nur zum zeitweiligen Anstieg der T-Helper-Zellpopulation. Aufgrund dieser therapeutischen Machtlosigkeit ist die Prognose äußerst ungünstig. Von den 1981 diagnostizierten AIDS-Patienten hat keiner überlebt; komplette Remissionen sind bislang nicht dokumentiert.

Andrologie

Einleitung

Andrologie ist eine interdisziplinäre medizinische Spezialität, die sich mit der Physiologie und Pathophysiologie der männlichen Fertilität beschäftigt. Ihr klinischer Schwerpunkt liegt bei der Diagnostik und Therapie männlicher Fertilitätsstörungen. Historisch hat sich die Andrologie im deutschsprachigen Raum aus der Dermato-Venerologie entwickelt, aber auch Gynäkologie, Urologie und Endokrinologie haben ihre moderne Entwicklung maßgeblich beeinflußt. Durch die Betreuung des kinderlosen Ehepaares ist die Andrologie mit der Gynäkologie besonders eng verknüpft, was international bereits zur Bildung reproduktionsmedizinischer Zentren geführt hat.
Der Bedarf an andrologischen Untersuchungen ist erheblich, da *jede 5. bis 6. Ehe ungewollt kinderlos* ist und die *Ursache* der Ehesterilität etwa *zu 40–50% beim Mann* liegt. Damit kommt der Andrologie eine nicht zu unterschätzende bevölkerungspolitische Bedeutung zu. Darüber hinaus beschäftigt sich die Andrologie auch mit Problemen der Potentia coeundi; Störungen der Sexualfunktionen machen immerhin bis zu 10% des betreuten Patientengutes aus.

Anatomie und Funktion des männlichen Genitalapparates

Das männliche Genitale besteht aus den beiden Hoden (Testes) und den Adnexorganen: Nebenhoden (Epididymis), Samenleiter (Ductus deferens), Bläschendrüsen (Glandulae vesiculosae), Vorsteherdrüse (Prostata) und Cowper'sche Drüsen (Abb. 34). Das äußere männliche Genitale besteht aus dem männlichen Glied (Penis) als Kopulationsorgan, der Harnsamenröhre (Urethra) und dem Hodensack (Skrotum).
Die männlichen Genitalorgane sind in ihrer Funktion von den Sexualhormonen abhängig: die Entwicklung des männlichen Individuums, Sexualität und Fertilität werden durch die endokrinen Organe Hypothalamus, Hypophyse und Hoden (Leydig-Zellen) gesteuert.

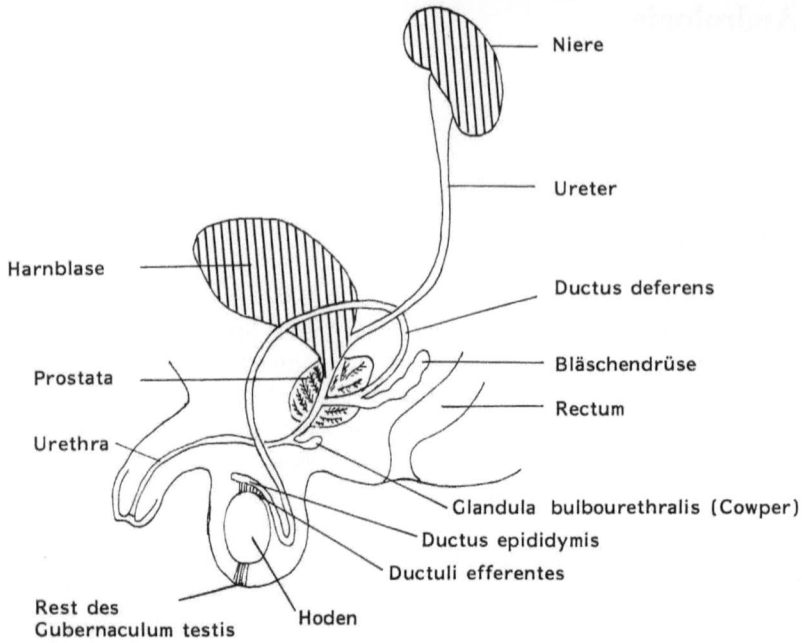

Abb. 34. Schematische Übersicht des männlichen Genitaltraktes (In Anlehnung an: Overzier, 1961)

A. Hoden

Die Testes sind eiförmig (Elipsoid) und besitzen ein Volumen zwischen 15–25 ml; ihr Längsdurchmesser beträgt ca. 5 cm. Ihre Konsistenz ist prall-elastisch, die Oberfläche glatt. Nach außen hin werden sie durch eine derbe Bindegewebshülle (Tunica albuginea) abgegrenzt und vom *Epi- und Periorchium* umgeben. An ihrer Rückseite liegt der Nebenhoden, der mit dem Hoden über 8–12 Ductuli efferentes verbunden ist. Hoden und Nebenhoden werden arteriell und venös über die Gefäßranke des Samenstranges versorgt, die überwiegend aus den Windungen der A. testicularis (Synonym: A. spermatica interna) besteht und von dem engmaschigen Venennetz des Plexus pampiniformis durchflochten ist. Die A. testicularis tritt im Bereich des Mediastinum testis an den Hoden heran und dringt in die Tunica albuginea ein. Eine zusätzliche Blutgefäßversorgung erfolgt über A. und V. ductus deferentis und A. und V. cremasterica. Der venöse Abfluß des Hodens und Nebenhodens erfolgt über den *Plexus pampiniformis,* der zahlreiche Anastomosen mit oberflächlich gelegenen Venen besitzt und im Bereich des Leistenrings in die V. testicularis übergeht. Die linke V. testicularis mündet fast senkrecht in die linke Nierenvene, während die rechte V. testicularis in einem spitzen Winkel (30–40°) *direkt in die V. cava inferior eingeht* (ca. 4 cm unterhalb der Einmündung der rechten Nierenvene). Der erweiterte Plexus pampiniformis stellt das anatomische Substrat der klinisch wichtigen Varikozele dar, die durch einen renotestikulären Reflux infolge ungenügender oder nicht schließender Venenklappen bedingt ist.

Der Hoden besteht aus zwei Kompartimenten: die Hauptmasse (90%) entfällt auf das *Tubuluskompartiment* mit den keimepitheltragenden Tubuli seminiferi (Hodenkanälchen). Jede Gonade besitzt etwa 500 Tubuli mit einer geschätzten Gesamtlänge von 150–300 m. Die Tubuli laufen auf das Rete testis zu und sind von dort über die Ductuli efferentes mit dem Nebenhodenkopf verbunden. Das zweite Kompartiment *(Leydigzellkompartiment)* stellt ein endokrines Organ dar, das aus den Leydig'schen Zwischenzellen im interstitiellen Hodengewebe besteht und für die Testosteronbiosynthese verantwortlich ist. Beide Hodenkompartimente sind eng miteinander verknüpft und beeinflussen einander in ihrer Funktion.

Die *Tubuli seminiferi* sind von peritubulären Zellen umgeben, die kontraktile Elemente enthalten und zusammen mit der Vis a tergo den Sekret- und Spermatozoentransport in den Nebenhoden bewirken. Im Lumen der Tubuli finden sich die *Sertoli-Zellen,* die als Stütz- und „Ammen"zellen der Spermatogenese engen Kontakt mit sämtlichen Stadien der Spermatogenese haben und eine intensive Stoffwechselaktivität aufweisen. Sie sind für die Aufrechterhaltung der Blut-Testis-Schranke verantwortlich, zur Phagozytose befähigt und synthetisieren eine Reihe spezifischer Substanzen (Enzyme, Steroide, Androgen-bindendes Protein, Inhibin) zur Regulation und Aufrechterhaltung der Spermatogenese.

Das *Keimepithel* besteht aus den verschiedenen Stadien der Spermatogenese (Abb. 35) mit A- und B-Spermatogonien, Spermatozyten I. und II. Ordnung, frühen und späten Spermatiden. Die *meiotische Reifeteilung* (zwischen dem Stadium der Spermatozyten I. und II. Ordnung) führt durch Reduktion des diploiden Chromosomensatzes zur Ausbildung einer haploiden Gamete; diese verwandelt sich während der *Spermiohistogenese* durch Kerndekondensation und Differenzierung des Akrosoms und des Geisselapparates in eine Spermatide, um schließlich den Verband des Keimepithels zu verlassen *(„Spermiation").* Die Spermatogenese erfolgt innerhalb der Tubuli in synchronen, spiralig (helikal) ablaufenden Wellen. Die Dauer der Spermatogenese bis zur Spermiation beträgt 74 Tage; hinzu kommt die Nebenhodenpassage von ca. 7–14 Tagen, sodaß die Entwicklung von den Spermatogonien bis zu den ausgereiften Spermatozoen in Ejakulat ca. 90 Tage in Anspruch nimmt.

Das *Spermatozoon* (Abb. 36) besitzt einen längsovalen Kopf (3–5 μm Länge und 2–3 μm Breite), ein zartes Mittelstück (5–7 μm Länge, 1 μm Breite) und einen axial verlaufenden Schwanz (ca. 50 μm Länge).

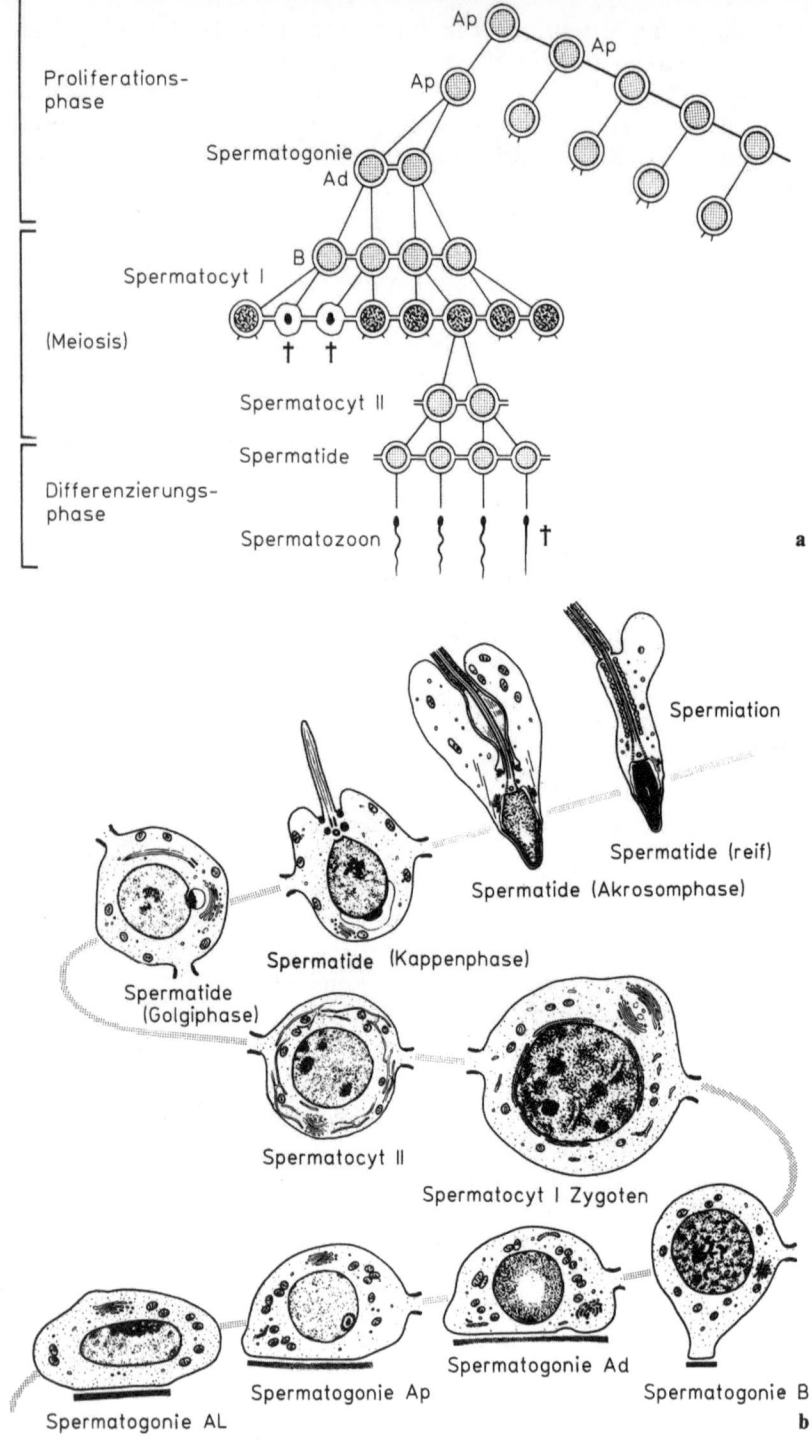

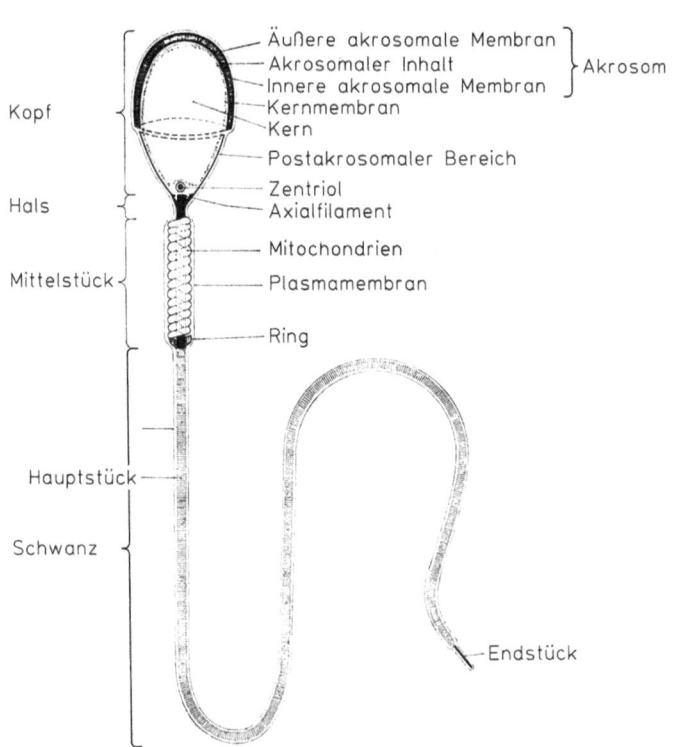

Abb. 36. Schematische Darstellung eines Spermatozoons (Aus: T. Mann, C. Lutwak-Mann (1981) Male Reproductive Funktion and Semen. Springer, Berlin Heidelberg New York

◄────────────────────────────────

Abb. 35. a Schematische Darstellung der Spermatogenese beim Menschen. Degenerierende Keimzellen sind mit einem schwarzen Kern versehen und durch ein Kreuz markiert (Aus: Bustos-Obregon et al. Andrologia 7: 142 [1975]) **b** Halbschematische Illustration der Ultrastruktur der einzelnen Spermatogenesestufen beim Menschen (Aus: Bustos-Obregon et al. Andrologia 7: 147 [1975])
Erklärung der Abkürzungen:
AL = Spermatogonie Typ A long; Ap = Spermatogonie Typ A pale; Ad = Spermatogonie Typ A dark; B = Spermatogonie Typ B

B. Nebenhoden

Der Nebenhoden besteht aus Nebenhodenkopf, -körper und -schwanz (Caput, Corpus und Cauda epididymidis). Ersterer umgreift den oberen Hodenpol, letzterer geht in den Samenleiter über. Der Nebenhoden besteht aus einem einzigen geknäuelt verlaufenden Gang von ca. 3–6 m Länge, in dem der Spermatozoentransport passiv erfolgt und die *Spermatozoenreifung* stattfindet. Der Reifungsprozeß der Spermatozoen im Nebenhoden erfolgt graduell und beinhaltet eine Reihe von biochemischen und biophysikalischen Veränderungen, durch die die Spermatozoen erst die Fähigkeit zur Progressivbeweglichkeit und ihre Befruchtungsfähigkeit erlangen. Unter anderem kommt es zu folgenden nachweisbaren Phänomenen, die durch einen regen Stoffwechsel- und Funktionsaustausch der Spermatozoen mit dem Nebenhodenepithel bedingt sind: Veränderungen im Phospholipid- und Proteingehalt der Spermatozoen, Änderung der Oberflächenladung, Verfestigung der Membranstrukturen, zunehmende Kernkondensation, Veränderungen des Energiemetabolismus, Veränderungen der Lektinrezeptoren (Abbau, Maskierung), Aufnahme androgenkontrollierter Antigene aus dem Nebenhoden sowie Ausbildung von Rezeptoren an der Spermatozoenoberfläche für die Eierkennung und Bindung an Zona pellucida und Vitellusmembran. Im Gegensatz dazu dient der Nebenhodenschwanz als *Spermatozoenreservoir:* von dort werden die Spermatozoen durch muskuläre Kontraktionen während der Emissionphase (siehe unten) in die hintere Harnröhre weitertransportiert. Das Nebenhodenepithel hat resorbierende Funktionen (z. B. tote Spermatozoen, testikuläre Flüssigkeit), sezerniert aber auch zahlreiche Substanzen, die für die funktionelle Reifung der Spermatozoen von Bedeutung sind (siehe unten).

C. Akzessorische Geschlechtsdrüsen

I. Der Ductus deferens tritt im Verbund des Samenstranges zusammen mit Arterien, Venen, Lymphgefäßen und Nerven nach Durchlaufen des Leistenkanals in die Bauchhöhle ein und erweitert sich in Prostatanähe zur Ampulla ductus deferentis. Der Ductus deferens ist von einer starken dreischichtigen Muskelschicht umgeben (je eine äußere und innere Längs- und eine mittlere Ringsfaserschicht). Die nervale Versorgung besteht aus einem weitmaschigen Nervenplexus mit überwiegend *alpha-adrenergen* und in geringerem Maße *cholinergen Rezeptoren*. Die Ampulle geht in den Ductus ejaculatorius über, der im Bereich des Colliculus seminalis in die hintere Harnsamenröhre eintritt. Zwischen Ampulle und Ductus ejaculatorius mündet die Bläschendrüse ein.

II. Bläschendrüse. Dieses paarig angelegte Organ stammt entwicklungsgeschichtlich vom Wolff'schen Gang ab und liegt hinter der Prostata unterhalb der Blase. Es handelt sich um einen ca. 5–12 cm langen, stark gewundenen, derben muskulären Schlauch, der durch Septen unterteilt ist und daher im Querschnitt gekammert erscheint. Das Sekret der Bläschendrüsen macht ca. 60% des Ejakulatvolumens aus, ist alkalisch und enthält *charakteristische Sekretionsprodukte* (z. B. Fructose, Prostaglandine, Trypsin-Inhibitoren, Lactoferrin). Die Funktion der Bläschendrüsen ist androgenabhängig; ihre Kontraktion wird durch sympathische Nerven des Plexus hypogastricus gesteuert.

III. Die Prostata ist ein kegelförmiger Drüsenkörper, der die durch sie hindurchlaufende Harnröhre umgreift. Die tubuloalveolären Drüseneinheiten münden mittels zahlreicher Ausführungsgänge im Bereich der Pars prostatica der Harnröhre um den Colliculus seminalis herum in die hintere Harnröhre ein. Das Stroma der Prostata besitzt zahlreiche Gefäße und glatte Muskelfasern, die während der Ejakulation durch Kontraktion zur Entleerung des Drüsensekretes führen. Dieses ist sauer (pH-Wert 6,4), macht ca. 30% des Spermaplasmas aus und enthält gleichfalls *spezifische Substanzen* (z. B. saure Prostataphosphatase, Spermin, Spermidin, Proteasen); unter Androgeneinfluß werden auch größere Mengen von Citrat, Zink, Magnesium und antibakteriellen Substanzen (Lysozym) ausgeschieden. Das Sekret der Prostata ist *für die Motilität* der Spermatozoen nach der Ejakulation *von großer Bedeutung;* Störungen der Prostatafunktion führen zu Motilitäts- und Verflüssigungsstörungen nach der Ejakulation.

IV. Cowper'sche Drüsen. Über die Funktion dieser Gebilde ist wenig genaues bekannt. Sie bereiten zusammen mit den Littré'schen Drüsen die Urethra auf die bevorstehende Ejakulation vor und unterstützen die Lubrikation der Glans penis.

D. Penis und Urethra

Der Penis besteht aus den paarig angelegten und im hinteren Bereich an den Ossa ischii fixierten Corpora cavernosa und der Pars urethralis, die die Urethra umhüllt. Die Corpora cavernosa stellen schwammartige, blutgefüllte Hohlräume dar, die von einer festen fibrösen Hülle (Tunica albuginea) umgeben sind und durch Drosselung des venösen Blutabflusses prall erweitert werden können (Erektion). Der *Erektionsvorgang* wird parasympathisch über die Nervi pelvici (Nn. erigentes) aus dem Sakralmark (S_2–S_4) gesteuert, wo sich das parasympathische Erektionszentrum befindet. Die Erektion kann sowohl reflexogen durch lokale genitale Reizung als auch psychogen über zerebrale Zentren aktiviert werden. Die Afferenzen gelangen auf sensiblen peripheren Bahnen des Nervus pudendus in das spinale Erektionszentrum, während die zentrale psychogene Erektionsauslösung direkt über sympathische Fasern der thorakolumbalen Rückenmarksegmenten $T_{11}-L_2$ vermittelt wird, die über Grenzstrang und Nervus hypogastricus zu den Schwellkörpern laufen. Abgesehen von den parasympathischen Nervenreizen ist die Erektion auch von einer ausreichenden peripheren Blutversorgung des Penis abhängig, die über die A. pudenda aus der A. iliaca interna gespeist wird.

Der *Ejakulationsvorgang,* also die Samenaustreibung, kann in drei Teilabschnitte untergliedert werden, die zeitlich koordiniert ablaufen: Samen-Emission, Blasenhalskontraktion und antegrade Ejakulation. Voraussetzung für eine Ejakulation ist aber ein *Orgasmus:* eine psychogene Sensation, bei der afferente Impulse vorwiegend genitaler Vorgänge – wie Kontraktionen glatter und quergestreifter Muskulatur – verarbeitet werden. Die *Emissionsphase* mit Entleerung der Samenspeicher (Nebenhodenschwanz) und der Sekrete der akzessorischen Geschlechtsdrüsen in die hintere Harnsamenröhre wird durch sympathische Nervenfasern aus dem Bereich des spinalen sympathischen Emissionszentrum $T_{11}-L_2$ ermöglicht. Diese Nervenfasern laufen über die lumbosacralen Grenzstrangganglien und den Plexus aorticus abdominalis und vereinigen sich unterhalb des Promontoriums zum Plexus bzw. Nervus hypogastricus, der dann die einzelnen Bereiche der akzessorischen Geschlechtsdrüsen und des Nebenhodens versorgt. Parallel dazu erfolgt reflektorisch der ebenfalls sympathisch gesteuerte *Blasenhalsschluß* (Kontraktion des Blasensphinkter), wodurch eine *retrograde Ejakulation* in die Harnblase verhindert wird. Die eigentliche *antegrade Ejakulation* mit Herausschleudern des Ejakulats kommt durch klonische Kontraktionen der Beckenbodenmuskulatur und der quergestreiften Musculi ischiocavernosi und bulbocavernosi zustande. Dieser Teil des Ejakulationsvorganges wird über das spinale parasympathische Ejakulationszentrum in den Sakralmarksegmenten S_{2-4} gesteuert und läuft über somatische Fasern des Nervus pudendus. Sobald das Ejakulat durch die Emissionsvorgänge in den prostatischen Teil der Urethra gelangt, lösen Dehnungsrezeptoren über den afferenten Schenkel eines Reflexbogens (Nervi pelvici) die antegrade Ejakulation aus.

E. Skrotum

Der Hodensack umschließt die außerhalb des Körpers gelegenen Hoden, Nebenhoden und Samenstränge. Er enthält reichlich glatte Muskelfasern, die durch Kontraktion die Skrotumoberfläche verändern können und zusammen mit dem Plexus pampiniformis maßgeblich an der *Wärmeregulation* der Hoden beteiligt sind.

Hormonelle Steuerung der Spermatogenese

Initiierung und Aufrechterhaltung der Spermatogenese setzt sehr hohe intratestikuläre Testosteronkonzentrationen, und diese wieder ein intaktes Hypothalamus-Hypophysenvorderlappen-Gonadensystem voraus. Die Regulation dieses Systems erfolgt über einen *negativen Feedback-Mechanismus*. Abb. 37 zeigt den endokrinen Regulationskreis zur Steuerung der endokrinen (Leydig-Zellapparat) und exokrinen (Tubuluskompartiment) Gonadenfunktion. Diese erfolgt durch die *gonadotropen Hormone Follikelstimulierendes Hormon (FSH) (Spermatogenese) und Luteinisierendes Hormon (LH) (Steroidogenese)* aus dem Hypophysenvorderlappen, deren Sekretion wieder durch ein einziges *Gonadotropin-Releasing-Hormon (GnRH)* aus dem Hypothalamus gesteuert wird. Die Regulation der LH- bzw. GnRH-Sekretion erfolgt durch die Steroidhormone Testosteron (T), Dihydrotestosteron (DHT) bzw. das Aromatisierungsprodukt des Testosterons, Östradiol (E_2). Die Regulation der FSH-Sekretion wird auf Hypophysenvorderlappenebene durch *Inhibin,* einem Proteohormon aus den Sertolizellen der Hodentubuli, gesteuert.

Die Rolle des FSH für die Aufrechterhaltung der Spermatogenese im Menschen ist noch nicht ganz geklärt, jedoch ist dieses Hypophysenvorderlappenhormon beim Mann zumindest zur Induktion einer vollständigen Spermatogenese erforderlich. Inwieweit andere Hormone wie Prolaktin und Östrogene einen direkten modulierenden Einfluß auf die Spermatogenese haben, muß zunächst offen bleiben.

GnRH ist ein Dekapeptid und wird aus dem Hypothalamus pulsatil freigesetzt. Die biologische Halbwertszeit liegt im Minutenbereich. Der Sekretionsablauf des FSH ist relativ stabil mit nur geringen Schwankungen. Im Gegensatz dazu finden sich starke Kurzzeitschwankungen der Serumkonzentrationen von LH, Testosteron und Prolaktin. Von Prolaktin wie von Testosteron ist eine *circadiane Biorhythmik* mit den höchsten Werten in den frühen Morgenstunden bekannt.

Über die Funktion von *Prolaktin* ist bisher wenig bekannt; wahrscheinlich hat es eine potenzierende Funktion am LH-Rezeptor der Leydigzellen. Eine Beeinflussung der Spermatogenese durch Prolaktin in physiologischen Konzentrationen wurde bisher nicht nachgewiesen.

Die Steuerung der Spermatogenese auf gonadaler Ebene erfolgt über *Hormonrezeptoren,* wobei sich an den Leydigzellen LH-Rezeptoren und an den Sertolizellen FSH-Rezeptoren nachweisen lassen. Im übrigen besitzen alle androgenabhängigen Zellsysteme Androgenrezeptoren. Der Mangel bzw. Verlust von Hormonrezeptoren bzw. deren Blockade führt zur Hemmung und zum Verlust der Spermatogenese bzw. zur hormonellen Dysfunktion. Die *Biosynthese des Testosterons* findet in den Leydig-Zellen

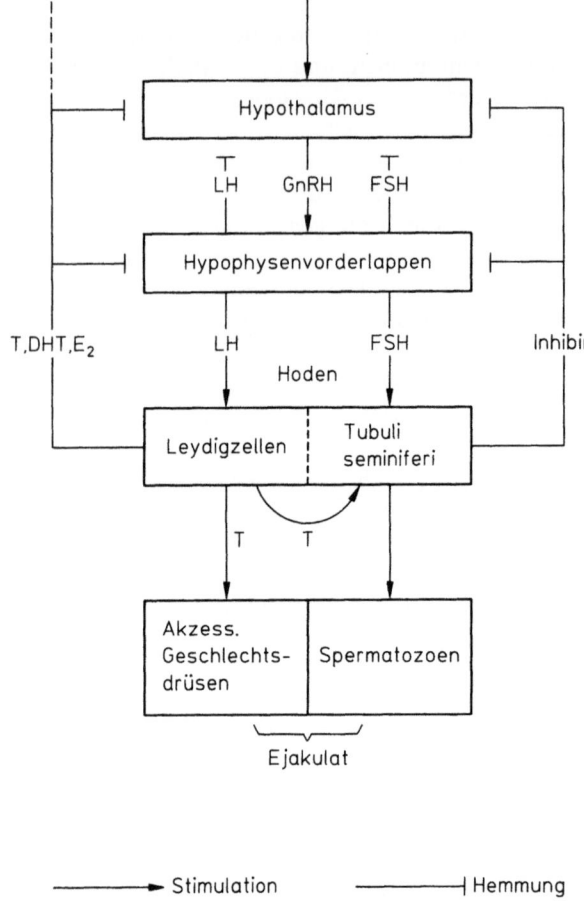

Stimulation ———————| Hemmung

Abb. 37. Hormonelle Steuerung der Hodenfunktion

statt und nimmt ihren Ausgang vom Cholesterin, das in den Mikrosomen aus Azetat synthetisiert und als Cholesterinester in den zytoplasmatischen Lipidtröpfchen gespeichert wird. LH stimuliert die Hydrolyse dieses Esters und stellt damit Cholesterin für die Steroidsynthese zur Verfügung. Cholesterin wird in den Mitochondrien der Leydig-Zellen in Pregnenolon umgewandelt und kann dann im endoplasmatischen Retikulum entweder auf dem Δ^4 – oder dem Δ^5-Syntheseweg über verschiedene Zwischenstufen zu Testosteron gebildet werden (Abb. 38). Testosteron kann in den Leydig-Zellen nicht gespeichert werden und entstammt daher immer einer

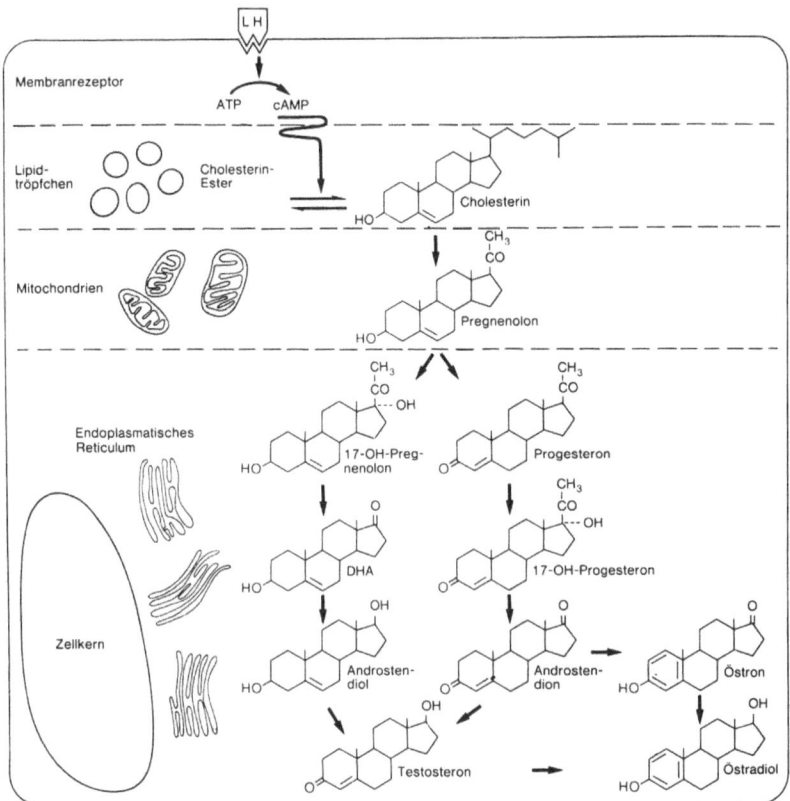

Abb. 38. Testosteron-Biosynthese in den Leydigzellen (Aus: Nieschlag (1981) In: Korting „Dermatologie in Praxis und Klinik". Thieme, Stuttgart)

De-novo-Synthese. Testosteron bzw. Androstendion werden durch eine Aromatase in Östradiol bzw. Östron metabolisiert. Diese Östrogene haben wichtige Funktionen bei der Regulation des negativen Feedback auf der Ebene des Hypothalamus inne. Testosteron selbst erreicht seine Zielorgane nach Bindung an das androgenbindende Protein direkt (Tubuli seminiferi, Nebenhoden) oder über den Blutstrom (Bindung an das Sexualhormon-bindende Globulin SHBG) und entfaltet seine Wirkung auf androgenrezeptorreiche Organe (Skelett, Muskel, Haare, Haut, Larynx, Genitalapparat, Spermatogenese, Erythropoese) sowie auf Libido und Potenz.

Testosteron dringt in die Zielzellen ohne aktiven Transport ein und entfaltet seine Funktionen auf folgenden alternativen Wegen (Abb. 39):
1. Testosteron wird an einen Androgenrezeptor gebunden. Der Testosteron-Rezeptor-Komplex dringt in den Zellkern ein und initiiert die

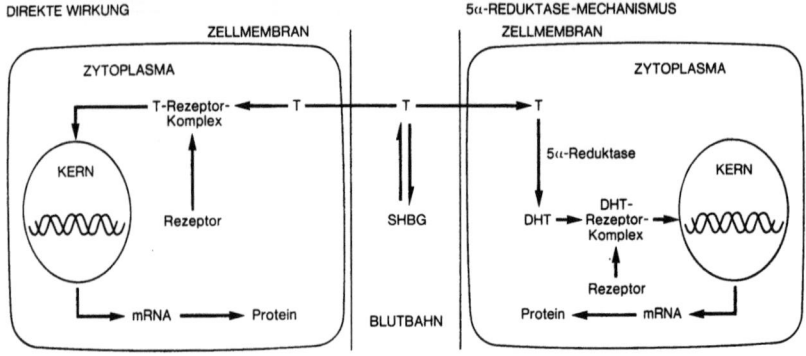

Abb. 39. Wirkungsmechanismus des Testosterons auf der Zellebene (T = Testosteron, SHBG = sexualhormonbindendes Globulin) (Aus: Nieschlag (1981) In: Korting „Dermatologie in Praxis und Klinik". Thieme, Stuttgart)

DNS- und RNS-Synthese. Diesem Wirkungsmechanismus unterliegen folgende Organe: Gehirn, Hypophyse, Muskulatur, Niere.
2. Um seine Wirkung zu entfalten muß Testosteron in der Zelle mit Hilfe der 5-alpha-Reduktase zu Dihydrotestosteron (DHT) umgewandelt werden. DHT wird danach an einen spezifischen Rezeptor gebunden und in den Kern eingeschleust. Dieser Wirkungsweg gilt für folgende Organe: Keimepithel, Nebenhoden, Ductus deferens, Bläschendrüsen, Prostata, Penis, Haarfollikel und Talgdrüsen der Haut.
3. Testosteron wird zu Östrogenen aromatisiert (Aromatase). Dieser Mechanismus spielt im Bereich der Rückkopplung des Gonaden-Hypophysen-Hypothalamus-Systems eine Rolle, kann jedoch auch durch Testosteron direkt bewirkt werden.

Physiologie der Befruchtung

Nach der *Spermiation* (siehe oben) gelangen die nunmehr differenzierten männlichen Gameten (Spermatozoen) passiv mit dem Sekretstrom in den Nebenhodenkopf und von hier aus in den Nebenhodenschwanz. Während der Nebenhoden-Passage unterliegen sie den oben erwähnten *Reifungsvorgängen; erst im Nebenhodenschwanz* werden die Spermatozoen befruchtungsfähig! Sie lagern bis zur Ejakulation im Bereich des Nebenhodenschwanzes und der nebenhodennahen Anteile des Ductus deferens.

Während der Ejakulation kommt es zur Vermischung des Spermatozoenhaltigen Nebenhodensekretes mit den Sekreten der akzessorischen Geschlechtsdrüsen. Dies bewirkt schlagartig (Sekundenbruchteile!) das *Einsetzen der Spermatozoenmotilität*. Gleichzeitig kommt es zu einer individuell unterschiedlich ausgeprägten *Spermakoagulation*, deren funktionelle Bedeutung beim Menschen unbekannt ist und die möglicherweise ein evolutionäres Relikt des sogenannten „vaginal plug" bei Nagern darstellt. Dabei werden große Mengen von Spermatozoen in einem dreidimensionalen schwammartigen Proteinnetz eingeschlossen, das aus Spermafibrin besteht und aus den Bläschendrüsen stammt. Nach wenigen Minuten beginnt die Verflüssigung dieses Koagels; Störungen der Sperma-Verflüssigung können zur Einschränkung der Fertilität führen. Durch den Kontakt der Spermatozoen mit dem Seminalplasma wird die Spermatozoenoberfläche mit sogenannten *Sperm-Coating Antigens* überzogen, unter anderem einem Faktor, der den ejakulierten Spermatozoen ihre Befruchtungspotenz nimmt (Dekapazitationsfaktor). Erst während des Einwanderns der Spermatozoen in den weiblichen Genitaltrakt wird dieser Faktor wieder abgelöst, und die Samenzellen erlangen damit ihre Befruchtungsfähigkeit wieder. Wenige Minuten nach der Ejakulation dringen bereits zahlreiche Spermatozoen in das alkalische Sekret des Zervixmukus ein, der im Bereich des Muttermundes eine physiologische Barriere bildet und nur periovulatorisch Spermatozoen passieren läßt. Bedingt durch diese *Zervixbarriere* und die intrauterine leukozytäre Phagozytose erreicht nur etwa jede 100000ste Samenzelle die Tube. 100–200 Spermatozoen müssen im Eileiter anwesend sein, damit das reife Ei nach der Ovulation schließlich durch eine Samenzelle befruchtet werden kann. Der *ovulatorische* Zervixmukus erlaubt den schnellen Durchtritt von Samenzellen in die Gebärmutter, dient aber gleichzeitig auch als *Spermatozoenreservoir* und gewährleistet dadurch die kontinuierliche Abgabe von Samenzellen in das Uteruslumen. Der Zervixmukus ist weiterhin als *Energiequelle* für die Spermatozoen von Bedeutung, bietet *Schutz vor Phagozytose* und stellt ein *Filterorgan* für fehlgeformte Spermatozoen dar.

Während der intrauterinen Migration laufen weitere funktionelle Reifungsprozesse im Bereich der Spermatozoenmembranen ab (z. B. Ablösung des Dekapazitationsfaktors); man bezeichnet diesen Prozeß als *Kapazitation* („to make the sperm capable to fertilize an egg"). Es handelt sich dabei insbesondere um komplexe Vorgänge der akrosomalen Membranen, die in die *akrosomale Reaktion* übergehen (Abb. 40), bei der es zu einer Fusion der Plasmamembran mit der äußeren akrosomalen Membran kommt („Vesikulation"). Diese bedingt, daß die Enzymausstattung des Akrosoms freigesetzt und an die Umgebung abgegeben wird, um das Eindringen der befruchtungsfähigen Samenzelle in die Eizelle zu ermöglichen.

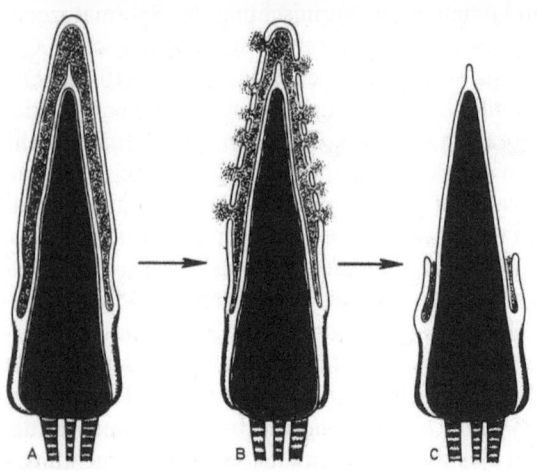

Abb. 40. Schematische Darstellung der Akrosomreaktion
A = Intaktes Akrosom mit dem enzymreichen elektronendichten akrosomalen Inhalt; B = Durch Verschmelzung der Zellmembran (Plasmamembran) mit der äußeren akrosomalen Membran unter Ausbildung von Bläschen („Vesikulation") kommt es zum Austritt des akrosomalen Inhalts; C = Vollständiger Verlust der Zellmembran in der vorderen Hälfte des Spermatozoen-Kopfes. Die innere akrosomale Membran und das Äquatorialsegment bleiben erhalten. Das im Bereich der inneren akrosomalen Membran lokalisierte Akrosin ist jetzt ungeschützt zugänglich und steht als Zonalysin für die Penetration der Zona pellucida zur Verfügung (Aus: Schill, 1978)

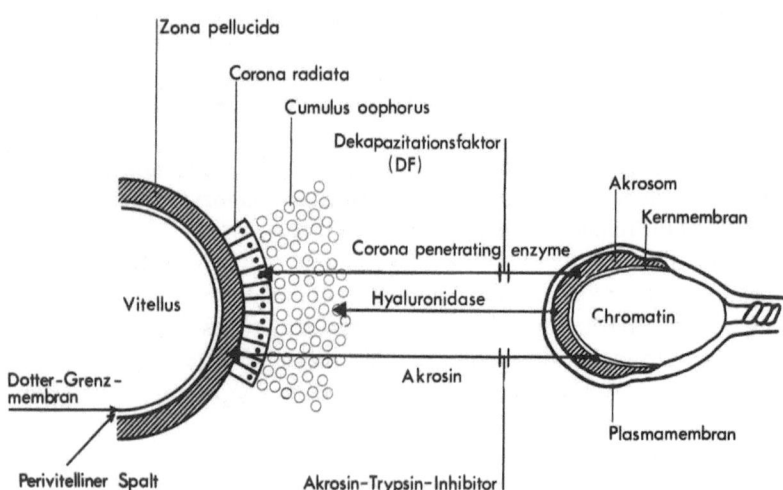

Abb. 41. Schematische Darstellung von Eizelle und Spermatozoon mit den akrosomalen Penetrationsenzymen und deren biologischen Substraten sowie den entsprechenden Spermaplasma-Inhibitoren (Aus: Schill, 1978)

Im *Akrosom,* das ein modifiziertes Lysosom darstellt und die vorderen zwei Drittel des Spermatozoenkopfes bedeckt, finden sich *drei Penetrationsenzyme,* die wie der Schlüssel zum Schloß für das Durchdringen der vorhandenen drei Eihüllen (Zona pellucida, Corona radiata, Cumulus oophorus) erforderlich sind: *Akrosin,* eine potente trypsin-ähnliche Proteinase, ist das Schlüsselenzym zur Penetration der Zona pellucida; das „*Corona-penetrating-enzyme*" zum Aufschließen der Corona radiata, und *Hyaluronidase* zur Dispersion der Interzellularbrücken des Cumulus oophorus (Abb. 41). Die Regulation der Enzymaktivitäten erfolgt zum Teil durch intraakrosomal gelegene Inhibitoren, zum Teil durch solche aus dem Seminalplasma. Beim Kontakt der Samenzelle mit der Eizelle läuft die akrosomale Reaktion mit Freisetzung der intraakrosomalen Enzymausstattung ab. Ein Teil des Akrosins bleibt jedoch an die innere akrosomale Membran gebunden und ermöglicht dadurch die Andauung der Glykoproteinstrukturen der Zona pellucida. Nach dem Durchdringen der Zona pellucida kommt es zur Verschmelzung der postakrosomalen Membran der Samenzelle mit der Zellmembran der Eizelle. Der Befruchtungsvorgang wird durch die nachfolgende *Kernverschmelzung* unter Ausbildung einer Zygote abgeschlossen.

Ursachen männlicher Fertilitätsstörungen

Die männliche Gonade reagiert außerordentlich empfindlich auf verschiedene exogene und endogene Noxen mit einer vorübergehenden oder permanenten Bremsung der Spermatogenese. Hinzu kommen Störfakto-

Tabelle 12. Ursachen von Störungen der männlichen Fertilität

primäre Hodenschäden
   angeborene
   erworbene

sekundäre Hodenschäden

extratestikuläre Störungen
   Störungen im Bereich der ableitenden Samenwege
   Störungen im Bereich der akzessorischen Geschlechtsdrüsen

Arzneimittelnebenwirkungen

immunologische Faktoren

psychosoziale Faktoren

Infertilität ohne Ursache

Impotentia coeundi

ren, die außerhalb des Hodens liegen und den Spermatozoentransport beeinträchtigen oder das richtige Einbringen des Spermas in den weiblichen Genitaltrakt verhindern können. Schließlich können Arzneimittel sowie immunologische und psychosoziale Faktoren die männliche Fertilität negativ beeinflussen. Folgende Ursachen für Störungen der männlichen Fertilität werden unterschieden (vgl. Tabelle 12; s. S. 165 unten).

A. Primäre Hodenschäden

Solche können isoliert ein Hodenkompartiment, entweder die exokrine oder die endokrine Hodenfunktion, betreffen; in vielen Fällen handelt es sich allerdings um Störungen beider Hodenkompartimente gleichzeitig.

Störungen des Tubulusapparates (tubuläre Hodeninsuffizienz) können herdförmig oder diffus sein und zu einer reduzierten oder völlig fehlenden Spermatogenese führen. Der Spermiogrammbefund reicht in diesen Fällen von Oligozoospermie, Oligoasthenoteratozoospermie bis zu Azoospermie.

Störungen der Leydigzellfunktion führen zu einer endokrinen Hodeninsuffizienz mit Androgenmangel. Sekundär kommt es zur Störung der Spermatogenese mit Oligo- bzw. Azoospermie.

I. Angeborene Störungen

1. Chromosomale Anomalien. Am häufigsten sind *Chromosomenaberrationen*, an erster Stelle (Häufigkeit ca. 1:500) das *Klinefelter-Syndrom* (XXY). Weitere Chromosomenaberrationen sind: XX-Mann, XYY-Syndrom, männliches Turner-Syndrom (XO/XY). Daneben sind *Translokationen der Autosomen* möglich, die auch im balancierten Zustand beim Mann zu Problemen führen können (Störungen der Spermatogenese, Neigung zu Frühaborten).

2. Spermatozoendefekte. Fehlbildungen bestimmter Organellen, die *alle* Samenzellen gleichmäßig betreffen. Typisches Beispiel: Die *Globozoospermie*, eine wahrscheinlich autosomal rezessive Störung, bei der es während der Spermatohistogenese zum Verlust des Akrosoms kommt. Im Nativ- und Ausstrichpräparat findet sich eine Teratozoospermie mit ausschließlich rundköpfigen Spermatozoen („Kugelkopfspermatozoen"), das Penetrationsenzym Akrosin fehlt.

Beim *Immotile-Cilia-Syndrom* fehlen die Dynein-Arme (ATPase haltiges Protein, verantwortlich für Schwanzbewegung) im Bereich der Schwanzfibrillen, was zur Immobilisation der Spermatozoen bei erhaltener Vitalität führt. Häufig ist dieser Defekt mit gleichartigen Veränderungen an den Cilien des Bronchialsystems kombiniert (chronisch-rezidivierende Infekte der oberen Luftwege). In 50% der Fälle ist ein Situs inversus assoziiert *(Kartagener-Syndrom)*.

3. Mißbildungssyndrome. Zu den *hereditär-degenerativen Syndromen* mit primärem Hypogonadismus zählt die Myotonia atrophicans Steinert, das Werner- und Rothmund-Thomson-Syndrom, das Laurence-Moon-Biedl-Syndrom, das Prader-Labhart-Willi-Syndrom, das Bloom-Syndrom und die Mucoviscidose.

4. Anorchie. Kongenitale Aplasie des Hodens: leeres Skrotum; differential-diagnostisch muß ein Kryptorchismus abgegrenzt werden (HCG-Test).

5. Hodenatrophie bzw. -hypoplasie. Kongenitale Störung, bei der sich im Skrotum gegenüber der Norm verkleinerte Testes finden. Erworbene Hodenatrophien bzw. -hypoplasien können als Folge einer postpartalen Hodenschädigung entstehen (Leistenhernien!) oder das Endstadium einer chronischen Orchitis sein.

6. Hodendystopie. Hierunter fallen alle Formen des Maldescensus testis sowie die Ectopia testis. Beim *Maldescensus testis* unterscheidet man den Kryptorchismus (Bauchhoden), den Leistenhoden und den Gleithoden (läßt sich ins Skrotum luxieren, springt jedoch sofort in die Leiste zurück). Eine Retentio testis ist bei 4–6% der Neugeborenen vorhanden und wird bis zum Ende des ersten Lebensjahres ebenso wie ein Pendelhoden zu den physiologischen Varianten gerechnet. Am Ende des 1. Lebensjahrs findet sich ein Leistenhoden nur noch bei 0,8% der männlichen Säuglinge. Beim ein- oder beidseitigen Maldescensus testis kann der Hodenschaden bereits primär bestehen, ist aber meist erst Folge einer Wärmeschädigung; auch der kontralaterale, normal descendierte Hoden kann über bisher undefinierte Mechanismen beeinträchtigt werden. Bei der *Hodenektopie* ist der Descensus in falscher Richtung erfolgt; der Hoden kommt penil, femoral, crural, perineal und transversal zu liegen. Der Anteil der Hodenektopien unter den Hodendystopien beträgt 1 bis 2%. Hodendystopien sind häufig mit anderen Mißbildungs-Syndromen kombiniert (Klinefelter-Syndrom, Noonan-Syndrom, Trisomie D und E, Gregg-Syndrom usw.)

7. Germinale Aplasie. Diese auch als Del-Castillo- oder *Sertoli-cell-only-Syndrom* bezeichnete Veränderung ist durch vollständiges Fehlen des Keimepithels bei vorhandenen Sertolizellen gekennzeichnet. Die Tubuli seminiferi sind zart, das Interstitium einschließlich der Leydigzellen jedoch unauffällig. Die Funktion der Sertolizellen kann gestört sein, worauf ein erhöhter Serum-FSH-Spiegel hinweist. Das Keimepithel ist entweder prä-, peri- oder postpartal zugrunde gegangen oder hat sich infolge einer Störung der Sertolizellfunktion völlig zurückgebildet.

8. Störungen der Testosteron-Biosynthese. Eine Gruppe von Störungen der Virilisierung von unterschiedlicher klinischer Ausprägung, die auf *autosomal rezessiv vererbten Enzymdefekten* innerhalb der Testosteron-Biosynthese beruhen. Das Ausmaß der Störung hängt von der Natur des jeweiligen Enzymdefekts (d. h. von der biologischen Wirksamkeit der von dem Enzymblock angehäuften Steroide) ab; das klinische Spektrum reicht vom phänotypischen Mann mit Hypospadie bis zum phänotypisch weiblichen Individuum. Folgende fünf Enzyme *der Testosteron-Biosynthese* können betroffen sein: 20,22-Desmolase, 3-Beta-Hydroxysteroid-Dehydrogenase, 17-Hydroxylase, 17,10-Desmolase und 17-Ketosteroidreduktase.

9. 5-Alpha-Reduktase-Mangel. Dieser autosomal rezessiv vererbten Form des familiären inkompletten männlichen Pseudohermaphroditismus (Typ II nach Wilson) liegt ein Defekt der 5-Alpha-Reduktase in den androgenen Erfolgsorganen zugrunde. Hierdurch läuft die *Bildung von Dihydrotestosteron aus Testosteron mangelhaft* ab, während die Testosteron-Biosynthese selbst und die Bindung von Dihydrotestosteron an das Rezeptorprotein ungestört ist. Das Krankheitsbild manifestiert sich als eine schwere Entwicklungsstörung des äußeren Genitales mit perinealer Hypospadie, Mikrophallus, klaffendem labienartigem Skrotum bzw. blind-endigender Vagina. Meist besteht ein Leistenhoden, selten finden sich die Hoden in labienartigen Skrotalwülsten. Die Individuen werden meist als Mädchen erzogen. Erst nach der Pubertät kommt es bei Einsetzen der Testosteron-Biosynthese zur Virilisierung mit deutlichem Peniswachstum und Hodendeszensus.

10. Androgen-Rezeptor-Defizienzen. Eine Gruppe von Fehlbildungssyndromen, denen das Fehlen oder Defekte des intrazellulären Androgenrezeptors in den Zielorganen bzw. die Unfähigkeit der Zielzelle, den 5-Alpha-Dihydrotestosteronrezeptorkomplex in den Kern zu transferieren, gemeinsam sind. Das Resultat ist eine *Androgenresistenz der Zielorgane,* die sich in verschiedenen Ausprägungsgraden (unterschiedliche Expressivität desselben Gendefektes) manifestieren kann. Unterschieden werden folgende Untergruppen:

a) Komplette testikuläre Feminisierung. Weiblicher Phänotyp mit blind-endigender Vagina. Die Hoden liegen in den großen Labien. Nebenhoden, Ductus deferens und akzessorische Geschlechtsdrüsen sind nicht angelegt. Durch ein defektes zytoplasmatisches Rezeptorprotein kann kein 5-Alpha-Dihydrotestosteron am Zielorgan gebunden werden, was eine defekte Virilisierung bedingt („hairless women").

b) Inkomplette testikuläre Feminisierung. Weiblicher Phänotyp mit einem gewissen Grad an Virilisierung, die meist in der Pubertät eintritt (Axillar- und Puberalhaarung, partielle Verschmelzung der Labien, Skrotalwülste und Klitorismegalie). Die Wolff'schen Gängen sind unterentwickelt und die Ductus ejaculatorii münden in die Vagina.

c) Familiärer inkompletter männlicher Pseudohermaphroditismus (Typ I nach Wilson). Diese Störung umfaßt 4 Syndrome, die geschlechtsgebunden rezessiv vererbt werden und das gesamte Spektrum vom weiblichen bis zum männlichen Phänotyp umfassen: das Lubs-Syndrom (weiblicher Phänotyp mit Labioskrotal-Fusion), das Gilbert-Dreifuß-Syndrom (männlicher Phänotyp mit Hypospadie, Mikrophallus und Gynäkomastie), Reifenstein-Syndrom (perineoskrotale Hypospadie, Skrotum bifidum, Gynäkomastie) und das Rosewater-Syndrom (normale Genitalorgane, Sterilität).

II. Erworbene Störungen

1. Tubulusinsuffizienz. Eine tubuläre Insuffizienz kann als Folge sehr unterschiedlicher Noxen auf das Keimepithel entstehen (Tabelle 13). Die Störung des Keimepithels kann vorübergehender Natur sein, sodaß nach Wegfall der Noxe die völlige Reversibilität der Spermatogenese gewährleistet ist. Andererseits kann die Noxe eine irreversible Schädigung des Tubuluskompartiments bewirken (inhomogene Tubulusschädigung, subtotales bzw. totales Depopulations-Syndrom). Am häufigsten führen Störungen der Wärmeregulation zu einer Schädigung des Keimepithels bedingt durch einen renotestikulären Reflux der V. spermatica interna mit Ausbildung einer Varikozele. Die Orchidopathia e varicocele kann neben allen Graden einer Schädigung des Keimepithels auch zur Tubulussklerose und Leydigzellinsuffizienz führen. Als Ursache einer irreversiblen Schädigung des Keimepithels ist die Mumpsorchitis besonders hervorzuheben. Aber auch eine Reihe anderer Virusinfekte vermögen im Rahmen einer bland verlaufenden Orchitis zu einer Degeneration des Keimepithels zu führen, ohne daß sich der Patient der Gonadenbeteiligung bewußt ist. Nicht unterschätzt werden dürfen Umweltschadstoffe (Schwermetalle, chlorierte Kohlenwasserstoffe etc.) und iatrogene Schäden der Gonaden nach operativen Eingriffen (Herniotomie, Orchidopexie) oder durch Verwendung potenter Pharmaka (Zytostatika etc.). Schließlich liegen bei einem erheblichen Anteil der Tubulusinsuffizienzen weder anamnestisch noch klinisch Anhaltspunkte für die mögliche Ursache der Störung vor.

2. Hodentumoren. Seminome, Teratokarzinome und Chorionepitheliome können zu einer Schädigung des Keimepithels auch im nichtbefallenen

Tabelle 13. Ursachen der Tubulusinsuffizienz

Infektionen
Virusinfektionen
  Mumps, Varicella, Masern, Grippe
bakterielle Infektionen
  Lues, Lepra, M. Bang

Intoxikationen
Kadmium, Blei, Quecksilber
Herbizide, Pestizide, chlorierte Kohlenwasserstoffe
Inhalationsanästhetika, Bakterientoxine
Genußgifte (Alkohol, Nikotin, Opiate)

Traumen
Verletzungen, Quetschungen, Herniotomie, Orchidopexie

Wärmeschäden
Varikozele, Leistenhoden, schwere Vernarbungen der Skrotalhaut

ionisierende Strahlen

Hypoxämie
Schock, chronische Anämie, Aufenthalt in großen Höhen und Tiefen (Piloten, Bergsteiger, Caissonarbeiter)

Durchblutungsstörungen
Gefäßverschlüsse, Arteriosklerose, Mikroangiopathien (Diabetes mellitus)

Ernährungsstörungen
Malabsorptionssyndrom, Alkoholismus

Medikamente (s. S. 176-178)

---

kontralateralen Hoden führen. Worauf diese „sympathische" Reaktion des kontralateralen Hodens zurückzuführen ist, ist unbekannt. Die kontralaterale Schädigung des Hodens beobachtet man jedoch in analoger Weise bei verschiedenen Störungen (Varikozele, Retentio testis, Tumoren). Im Falle des Maldescensus testis wird ein dysgenetischer Faktor immunologischer Natur diskutiert.

3. Leydigzell-Insuffizienz. Hier ist die postpuberale Leydigzell-Insuffizienz zu nennen, die sich in erster Linie durch eine Erniedrigung des Spermaplasmafruktosespiegels bei normalen Spermaparametern auszeichnet und ätiologisch uneinheitlich ist. Auch das sogenannte Klimacterium virile ist durch eine nach dem 50. Lebensjahr entstehende Leydigzell-Insuffizienz bedingt.

4. Kombinierte Tubulus- und Leydigzell-Insuffizienz. Ein klassisches Beispiel einer erworbenen primären Schädigung beider Hodenkompartimente ist die chemische Kastration durch Antiandrogene. Auch die postpuberal auftretende totale, progressive Hodenatrophie, deren Ursache nicht bekannt ist, und das sogenannte falsche Klinefelter Syndrom, das bis auf einen normalen männlichen Chromosomensatz (XY) dem Klinefelter-Syndrom gleicht, gehören hierzu. Im übrigen können Noxen, die zu einer isolierten Tubulusinsuffizienz führen, bei chronischer Einwirkung auch eine Leydigzell-Insuffizienz bewirken.

B. Sekundäre Hodenschaden

Sekundäre Hodenveränderungen werden durch Störungen der übergeordneten hormonellen Regulationszentren in Hypothalamus und Hypophysenvorderlappen verursacht. Man unterscheidet eine isolierte Leydigzell-Insuffizienz bedingt durch einen isolierten LH-Mangel *(Syndrom des fertilen Eunuchen)* und eine isolierte Tubulusinsuffizienz bedingt durch einen *isolierten FSH-Mangel* idiopathischer Genese bzw. infolge endogener oder exogener Östrogenzufuhr. In den meisten Fällen handelt es sich je-

Tabelle 14. Ursachen sekundärer Hodenschäden

---
idiopathischer hypogonadotroper Hypogonadismus
Kallmann-Syndrom
fertiler Eunuch
Pubertas tarda
partielle Hypophysenvorderlappeninsuffizienz
Panhypopituitarismus
Hypophysenadenome
  chromophobes Adenom
  Prolaktinom
  Cushing-Syndrom
  Acromegalie
hypothalamische Tumoren und Zysten
  Dysgerminom
  Craniopharyngeom
ZNS Infektionen
  Meningitis (bakterielle, Pilze)
  Encephalitis
Schädeltrauma
Sarkoidose
Hämochromatose
Histiozytosis X
Bestrahlungen der Hypophyse
Anorexia nervosa
Hunger, Kachexie
Störungen anderer endokriner Drüsen
  adrenogenitales Syndrom
  Hypo-, Hyperthyreose
---

doch um kombinierte Tubulus-Leydigzell-Insuffizienzen unterschiedlicher Ursache mit Mangel an Gonadotropin-Releasing-Hormon, Gonadotropinen und Testosteron (Tabelle 14).

Bei sekundären Hodenschäden ist der Zeitpunkt des Auftretens der mangelhaften hormonellen Gonadenstimulation von großer Bedeutung: bei einer *präpuberalen* Störung wird die körperliche und psychische Entwicklung gestört *(Eunuchoidismus);* bei einer *postpuberalen* Störung bleiben die Körperproportionen unbeeinträchtigt, doch bilden sich die sekundären Geschlechtsmerkmale (Terminalbehaarung) zurück und es resultiert eine Hemmung der Spermatogenese (pathologischer Ejakulatbefund mit hochgradiger Oligo- bzw. Azoospermie).

C. Extratestikuläre genitale Störungen

Hierunter versteht man Verschlüsse oder Stenosen der ableitenden Samenwege, Störungen der akzessorischen Geschlechtsdrüsen, Samentransport- und Entleerungsstörungen, Mißbildungen und Veränderungen der Genitalorgane und die Insuffizienz der Vena spermatica interna (Varikozele).

I. Verschlüsse der ableitenden Samenwege

Angeborene oder erworbene Verschlüsse im Bereich der Ductuli efferentes, der Nebenhoden, des Samenleiters und der Ductus ejaculatorii finden sich bei ca. 3% aller andrologischen Patienten und führen zur sogenannten *Verschlußazoospermie.*

Bei *angeborenen Verschlüssen* handelt es sich um Aplasien des Ductus deferens bzw. Agenesien des Nebenhodenschwanzes und der Samenleiter in Kombination mit fehlenden Bläschendrüsen als Folge einer Fehlbildung der gemeinsamen Anlage aus dem Wolff'schen Gang. *Erworbene Verschlüsse* sind meist Folge einer gonorrhoischen oder nicht-gonorrhoischen akuten bzw. chronischen Epididymitis, von Traumen oder chirurgischen Eingriffen (Herniotomie).

Inkomplette Verschlüsse (Stenosen) führen zu hochgradiger Oligozoospermie bei normaler endokriner Situation und regelrechten Spermatogenesebefunden in der Hodenbiopsie.

II. Störungen der Funktionen von Nebenhoden und akzessorischen Geschlechtsdrüsen

Diese treten *postinflammatorisch* als Folge einer männlichen Adnexitis auf und bedingen Störungen der Spermakoagulation und -verflüssigung sowie der Spermatozoenvitalität und -motilität. Ein besonders bedeutsamer Faktor scheint die Produktion eines biochemisch und funktionell minderwertigen Prostata- und Bläschendrüsensekretes für eine herabgesetzte Spermatozoenmotilität zu sein.

Postinfektiöse Funktionsstörung bzw. Fibrose der Bläschendrüsen kann zur Erniedrigung der Seminalplasmafruktose führen. Durch einen *Androgentest* (75 mg Mesterolon täglich über einen Zeitraum von 4 Wochen) kann eine androgenabhängige von einer androgenrefraktären *Bläschendrüseninsuffizienz* abgegrenzt werden (Anstieg bzw. fehlender Anstieg des Fruktosespiegels). Fehlendes Ansprechen des Bläschendrüsenepithels auf Androgenstimulation läßt an eine postinfektiöse Schleimhautatrophie bzw. Narbenbildung oder einen Verschluß der Bläschendrüsen denken, während bei Ansprechen ein relativer oder absoluter Androgenmangel in Frage kommt.

Abnorme Viskositätsverhältnisse. Fehlende Spermakoagulation läßt auf ein qualitativ minderwertiges Bläschendrüsensekret schließen (Fehlen des Spermafibrins); seltener ist ein pathologisches Prostatasekret die Ursache. Verzögerte oder ausbleibende Verflüssigung des postejakulatorischen Spermas findet sich hingegen bei erniedrigter Proteinaseaktivität im Prostatasekret (chronisch-entzündliche Adnexerkrankungen, Enzymdefekte, vegetativ-funktionelle Störungen).

III. Transport- und Entleerungsstörungen

Eine *Emissionsstörung* (Ejaculatio deficiens) liegt vor, wenn der Spermatozoentransport aus den Nebenhodenspeichern zusammen mit dem Sekret der akzessorischen Geschlechtsdrüsen in die hintere Harnröhre unterbleibt: es resultiert ein „trockener" Orgasmus (Aspermie). Ist lediglich der Blasenhalsverschluß gestört, resultiert eine *retrograde Ejakulation* des

Tabelle 15. Ursachen der Aspermie

1. *Angeboren*
   - Innervationsstörungen
   - Mißbildungen

2. *Erworben*
   - Urethralstrikturen (postinfektiös)
   - Trauma (Harnröhrenabriß)
   - neurogen (Diabetes mellitus, MS, Querschnittslähmung)
   - Alterungsvorgänge
   - mechan. Hindernisse (Prostatahypertrophie, ausgeprägte Phimose)
   - psychogen
   - iatrogen
     Blasenhalsstörungen (z.B. transurethrale Prostatektomie)
     lumbale Sympathektomie
     retroperitoneale Lymphadenektomie
     abdomino-perineale Resektionen
     chemische Sympathektomie (Antihypertensiva, Tranquilizer)

Spermas in die Blase. Als Ursache der Aspermie kommen die in Tabelle 15 zusammengestellten Faktoren in Frage. Weitere Ejakulationsstörungen sind die Ejaculatio praecox und die Ejaculatio retardata: Bei der *E. praecox* kommt es zu einem vorzeitigen Samenerguß (z. B. E. ante portas) bedingt durch einen zu früh unbeherrschbar eintretenden Orgasmus. Im Gegensatz dazu spricht man von einer *E. retardata,* wenn der Eintritt des Orgasmus verzögert ist und damit die Ejakulation nicht eintritt, obwohl die Beendigung des Koitus angestrebt wird.

IV. Pathologisch-anatomische Veränderungen der Genitalorgane

Mißbildungen oder entzündlich bzw. degenerativ bedingte Veränderungen des äußeren Genitales können den Koitus erschweren und verhindern, daß das Ejakulat im Bereich des Muttermundes und des hinteren Scheidengewölbes deponiert wird. Die häufigsten Genitalmißbildungen sind, neben angeborenen Phimosen, Hemmungsmißbildungen: die *Hypospadie* (Hypospadia glandis penis bis hin zur perineoskrotalen Hypospadie) und die viel seltenere *Epispadie.* Erworbene Kohabitationshindernisse sind sehr verschiedenartiger Natur: Phimose, Balanitis verschiedener Genese, Hämangiome, Lichen sclerosus et atrophicus, Schwellkörperverletzungen, Condylomata acuminata, Peniskarzinome und die Induratio penis plastica.

Varikozele. Eine der häufigsten Ursachen männlicher Fertilitätsstörungen (15–40%); hierbei handelt es sich um eine überwiegend linksseitige *Insuffizienz der Vena spermatica interna,* bedingt durch Insuffizienz der Venenklappen. Im Stehen bewirkt ein reno-testikulärer Reflux die Füllung und Ausweitung des linken Plexus pampiniformis. Dadurch fällt dessen Kühlfunktion aus, es resultieren Wärmeschäden des befallenen und auch des kontralateralen Hodens (Orchipathia e varicocele) sowie Funktionsstörungen der Nebenhoden. Ein möglicher zusätzlicher kausaler Faktor ist der Reflux von Katecholaminen, der zu Durchblutungsstörungen im Bereich der Testes führen könnte. Die Folge ist jedenfalls eine Spermatogenesehemmung mit Oligoasthenoteratozoospermie; diese kann zu einem Spermatogenesestopp, einer inhomogenen Tubulusschädigung oder sogar zu einem Depopulations-Syndrom (Azoospermie) überleiten.

D. Arzneimittelnebenwirkungen auf Sexualverhalten und Fertilität

Arzneimittel können die Potentica coeundi und Potentia generandi beeinträchtigen und damit zur Einschränkung der männlichen Sexualfunktionen führen. Zahlreiche Medikamente können Libido, Erektion, Ejakulation und/oder Orgasmus des Mannes negativ beeinflussen; die Erfahrung stützt sich allerdings weitgehend auf kasuistische Mitteilungen, während kontrollierte Untersuchungen nur vereinzelt vorliegen. Von entscheidender Bedeutung ist sicherlich die *individuelle Reaktionsbereitschaft*. Häufig ist schwer zu entscheiden, ob die sexuellen Funktionsstörungen durch die jeweils vorliegende Grunderkrankung, die medikamentöse Therapie oder durch das Bewußtsein ausgelöst sind, an einer behandlungsbedürftigen Erkrankung zu leiden, zumal die psychische Beeinträchtigung als solche zur sexuellen Versagungssituation führen kann.

Noch schwieriger als der Nachweis medikamentös induzierter Potenzstörungen ist der von arzneimittelbedingten Fertilitätsstörungen, da subjektive Beschwerden hier fehlen und der Schaden meist erst bei Kinderwunsch im Rahmen einer andrologischen Untersuchung festgestellt wird. Da das Keimepithel außerordentlich empfindlich auf die verschiedensten Noxen reagiert, muß man davon ausgehen, daß jedes Medikament in *Abhängigkeit von der Dosis und Dauer* der Einwirkung und einem individuellen Faktor die exkretorische Hodenfunktion vorübergehend oder permanent beeinflussen kann. Bei Männern im fortpflanzungsfähigem Alter sollte daher besonders auf Nebenwirkungen von Arzneimittel im Hinblick auf die Fertilität geachtet werden.

I. Beeinflussung des männlichen Sexualverhaltens durch Arzneimittel
Grundsätzlich ist mit Arzneimittelnebenwirkungen auf sexuelle Funktionen dann zu rechnen, wenn die Arzneimittel
- endokrin wirksam sind und den Testosteronspiegel verändern,
- zentralnervöse Angriffspunkte besitzen,
- mit Dopamin und/oder Serotonin interferieren,
- zur Änderung der Prolaktinsekretion führen,
- die periphere Durchblutung beeinflussen und/oder
- am peripheren vegetativen Nervensystem angreifen.

Die Potentia coeundi kann daher durch die in Tabelle 16 zusammengefaßten Substanzgruppen beeinträchtigt werden, die zu einer Beeinträchtigung von Libido, Erektion und Ejakulation führen können. Dabei kommt es durch exogen zugeführte Sexualhormone (Östrogene, Gestagene) über eine Hemmung der Gonadotropinsekretion zu einer *Erniedrigung des Testosteronspiegels,* während antiandrogen wirksame Substanzen wie Cyproteronazetat zu einer *kompetitiven Hemmung der Androgenrezeptoren* am Erfolgsorgan führen. Typisch sind Impotenz und Adynamie. Auch eine Erhöhung des Prolaktinspiegels kann zur Libidoreduktion und Erektionsschwäche führen. Psychopharmaka und Antihypertensiva können durch zentralnervöse Angriffspunkte Libido, Erektion und Ejakulation hemmen. Bei den Antihypertensiva bedingen zusätzlich zur Blutdrucksenkung periphere Wirkungen durch Ganglienblockade und Beeinflussung des

Sympathikus Libido-, Erektions- und Ejakulationsstörungen. Unter der Verabreichung von Betarezeptorblockern können Erektionsstörungen durch Abfall der peripheren Durchblutung im äußeren Genitale entstehen.

II. Arzneimittelnebenwirkungen auf die männliche Fertilität

Arzneimittel können eine vorübergehende Herabsetzung bzw. eine permanente Aufhebung der Zeugungsfähigkeit des Mannes durch Hemmung folgender Funktionen bewirken: Spermatogenese, Spermatozoenreifung im Nebenhoden, Spermatozoentransport, Spermatozoenstoffwechsel und -beweglichkeit, Spermaverflüssigung, Kapazitation und Ovumpenetration.

Am besten untersucht ist die Bremsung der Spermatogenese bis zum Eintritt einer Azoospermie durch Substanzen mit direkt *proliferationshemmenden Effekten* auf das Keimepithel. Demgegenüber bremsen hormonell aktive Pharmaka die Spermatogenese indirekt, in dem sie zu einer Hemmung der gonadotropen Partialfunktion *des Hypophysenvorderlappens* führen. Eine Beeinflussung des Spermatozoentransportes kann durch Hemmung der sympathisch gesteuerten Emissionsphase der Ejakulation erfolgen („chemische Sympathektomie"). Schließlich kann die Spermatozoenmotilität durch Beeinträchtigung von Zellmembranfunktionen gehemmt werden.

1. Hormone und Hormonantagonisten. Eine Spermatogenesehemmung ist durch Östrogene, Gestagene, Androgene, Anabolika, Antiandrogene und Glukokortikoide (ab 30–50 mg Prednisolon täglich bei Langzeittherapie) möglich.

2. Antispermatogene Substanzen. Eine direkte Proliferationshemmung der Spermatogenese bewirken *Zytostatika* (Alkylantien, Mitosehemmer, Antimetabolite, Antibiotika) und *Psychopharmaka* vom Typ der Antidepressiva, der Antiemetika und der Antiepileptika. Auch *Antibiotika* und *Chemotherapeutika* können in höherer Dosierung bei Langzeittherapie zum Spermatogenesestopp führen (Nitrofurantoin, Cotrimoxazol, Gentamicin und Niridazol). Insbesondere das zur Therapie der Colitis ulcerosa eingesetzte Chemotherapeutikum *Salazosulfapyridin* führt durch Resorption von toxischen Metaboliten (Sulfapyridin) zu einer direkten Hemmung der Spermatogenese.

3. Motilitätshemmende Substanzen. Pharmaka mit motilitätshemmenden Effekten in vitro sind: Nitrofurantoin, 2,6-diamino-3-Phenazopyridin, Tetracycline, Gentamicin, Metoclopramid, Imipramin, Chlorpromazin, Nortriptylin, Lithium, Trifluoperazin, Levamisol, Propranolol, Phenolamin, Dibenamin, Atropin und Bentropinmesylat.

4. Hemmung des Spermatozoentransports. Folgende alpha-adrenolytisch wirkenden Substanzen beeinflussen den Spermatozoentransport durch Blockierung der Emissionsphase („chemische Sympathektomie") des Ejakulationsreflexes: Antihypertensiva (Guanethidin, Reserpin, Methyldopa), Psychopharmaka (Thioridazin, Chlorprothixen, trizyklische Antidepressiva, Chlordiazepoxid), Ganglienblocker (Hexamethonium, Mecamylamin) und Alpharezeptorenblocker (Phentolamin, Phenoxybenzamin).

E. Immunologische Ursachen

Ein Teil der Fälle chronischer Orchitis wird auf eine Immunreaktion vom verzögerten Typ im Sinne einer *Autoimmunorchitis* zurückgeführt. Die am besten untersuchte Ursache immunologischer Sterilität ist das Vorkommen von zirkulierenden Autoantikörpern gegen Spermatozoenantigene (Nachweis im Serum und Seminalplasma). *Spermatozoen-Autoantikörper* können zur Asthenozoospermie und zu Agglutinationsphänomenen im Spermaplasma führen und dadurch das Eindringen der Spermatozoen in den Zervixmukus verhindern. Spermatozoenantikörper finden sich im Serum gehäuft nach entzündlichen männlichen Adnexprozessen, nach Hodentraumen und Verschlüssen der ableitenden Samenwege (Vasektomie!). Eine immunologisch bedingte Sterilität wird bei ausgewählten Patientenkollektiven in bis zu 20% der Fälle vermutet.

F. Psychosoziale Faktoren

Unter den Ursachen männlicher Fertilitätsstörungen wird emotionalen Faktoren *(Streß)* eine besondere Bedeutung zugeschrieben, die jedoch schwierig zu objektivieren sind. Folgende Faktoren sollen fertilitätsmindernd wirken: Todes- und Existenzangst, Furcht, Berufsstreß, Störung der Persönlichkeitsentwicklung, gestörte Partnerbeziehung, sexueller Leistungsdruck, ambivalentes Verhalten gegenüber Kinderwunsch und unerfüllter Kinderwunsch (Frustrationen).

G. Infertilität ohne nachweisbare Ursachen

Trotz den vielen bekannten kausalen Faktoren und den großen diagnostischen Fortschritten in der Andrologie bleibt nicht selten die Suche nach der Ursache männlicher Subfertilität erfolglos; bis zu 20% der infertilen Männer fallen in diese Patientengruppe mit *„idiopathischer"* Sterilität. Natürlich läßt sich bei solchen Patienten eine kausale Therapie nicht durchführen; allenfalls sind empirische Behandlungsmaßnahmen anzuwenden. In einem Teil der Fälle liegen wahrscheinlich funktionelle Störungen der Spermatozoen bei der Gameteninteraktion vor (z. B. Rezeptormangel). Vermutet werden auch Störungen im Ablauf der Kapazitation und der akrosomalen Reaktion.

H. Impotentia coeundi

Kohabitationsstörungen durch *psychische* oder *organische Ursachen* können durch das Unvermögen, das Sperma adäquat in den weiblichen Genitaltrakt zu inokulieren, zur Infertilität führen.

Die *psychischen Ursachen* für eine Kohabitationsstörung (Libido-, Erektions- und Ejakulationsstörungen) sind vielschichtiger Natur und häufig partnerabhängig. Dazu gehören Störungen der Persönlichkeitsentwick-

Tabelle 16. Arzneimittel mit möglicher Beeinträchtigung der Potentia coeundi

- Hormone und Hormonantagonisten
  Östrogene, Gestagene
  Antiandrogene
    Cyproteronacetat, Spironolacton, Cimetidin, Ketoconazol
  GnRH-Analoge
- Medikamentös induzierte Hyperprolaktinämie
  Neuroleptika
    Phenothiazine, Thioxanthene, Butyrophenone, Sulpirid, Metoclopramid
  Opiate, Beta-Endorphin
  Antihypertensiva
    Reserpin, Methyldopa
  Östrogene
  Arginin
- Antihypertensiva
  Rauwolfia-Alkaloide, Methyldopa, Clonidin,
  Hydralazine, Prazosin, Guanfacin, Labetalol,
  Benzothiadiazine, Guanethidin, Alpharezeptorenblocker
- Herzwirksame Pharmaka
- Betarezeptorenblocker
  Perhexilin, Propafenon, Diopyramid, Digoxin
- Verschiedene Pharmaka
  Lipidsenker
  Parasympatholytika
  Antibiotika
    Isoniazid, Etionamid, Demeclocyclin, Tiabendazol
  Antimykotika
    Ketoconazol

lung (Neurosen), Psychosen (Depression, Schizophrenie), Partnerschaftsprobleme, situationsbedingte Potenzstörungen, Versagensangst und sexueller Leistungsdruck, aber auch Störungen bedingt durch mangelhafte sexuelle Aufklärung und die primäre Anorgasmie.

Organische Ursachen der Impotentica coeundi sind: Allgemeinerkrankungen und Infektionen, Tumorleiden, Herz-Kreislauf- und Gefäßerkrankungen, Störungen der Leber- und Nierenfunktion, Störungen des ZNS und des peripheren Nervensystems, endokrine Störungen (Diabetes, Hyper- und Hypothyreose, NNR-Insuffizienz, Hypandrogenismus), das sogenannte Klimakterium virile (Klimakterischer Symptomenkomplex mit Abnahme der Androgenproduktion bei Leydigzellinsuffizienz), operative Eingriffe im kleinen Becken und Retroperitoneum, Fehl- und Mißbildungen, Traumatisierungen und entzündliche Erkrankungen des äußeren Genitale, Erkrankungen der männlichen Adnexe, chronischer Arzneimittelabusus (Tabelle 16), Umweltschadstoffe (Schwermetalle, chlorierte Kohlenwasserstoffe) und chronischer Genußmittelabusus (Alkoholismus, Nikotin, Drogen).

Andrologische Diagnostik

Die andrologische Diagnostik beruht auf klinischen und laboranalytischen Untersuchungsverfahren, wobei der Spermaanalyse eine zentrale Stellung zukommt.

Die *andrologische Labordiagnostik* beinhaltet zunächst eine orientierende Untersuchung des Ejakulates. Ergibt sich wiederholt ein pathologischer Spermabefund, kann gegebenenfalls eine aufwendige *interdisziplinäre Diagnostik* notwendig werden.

Das diagnostische Vorgehen läßt sich prinzipiell in drei aufeinander folgende Untersuchungsphasen gliedern, die in Tabelle 17 zusammengefaßt sind.

Tabelle 17.   Diagnostik männlicher Sterilitätsfaktoren

Phase 1: Anamnese, körperliche Untersuchung, *Spermiogramm*

Phase 2: Zusatzuntersuchungen: erweiterte Spermaanalysis, Hormondiagnostik, Mikrobiologie, Hodenbiopsie, Immunologie, Kerngeschlecht

Phase 3: Interdisziplinäre Kooperation mit Gynäkologie, Urologie, Endokrinologie, Psychiatrie, Zytogenetik

A. Klinische Untersuchung

Umfaßt die *anamnestische Befragung* und die *körperliche Untersuchung* des Patienten mit Inspektion und Palpation des Genitalapparates. Zusätzliche Informationen bieten *physikalische Untersuchungsverfahren* wie Thermographie, Doppler-Sonographie, Phlebographie und Röntgendiagnostik (z. B. Sella-Aufnahme).

I. Anamnese

Die Befragung des Patienten läßt häufig bereits Schlüsse auf die Ursache einer Fertilitätsstörung zu. *Kinderkrankheiten* (chronisch-rezidivierende Infekte, Hodenhochstand, Herniotomie, Diphtherie, Typhus) und *postpuberale Erkrankungen* (Geschlechtskrankheiten, Mumpsorchitis, Leberkrankheiten, Typhus, Malaria) können Hinweise auf eine herabgesetzte männliche Fertilität geben. Insbesondere sind erst in den letzten Monaten abgelaufene Krankheiten wichtig, die zu einer Bremsung der Spermatogenese führen können, wie: *Virusinfekte* (Masern, Hepatitis) oder allein *hohes Fieber* unterschiedlicher Ätiologie. *Verletzungen* und *operative Eingriffe* im Unterbauch und im Genitalbereich können Transport- und Entleerungsstörungen des Spermas bewirken. Zu fragen ist auch nach *Gefäßerkrankungen,* abgelaufenen *schweren Allgemeinerkrankungen* und *Stoffwechselstörungen* (Diabetes mellitus).

Wichtig ist die Erhebung der *Medikamenten-* und *Genußmittelanamnese* (Nikotin, Alkohol, Drogen, Arzneimittel – siehe oben). Bei der Erhebung der *Berufsanamnese* interessieren überdurchschnittlicher Berufsstreß und Umweltschadstoffe (Strahlen, Isotope, Anästhetika, organische Lösungsmittel, Kunststoffmonomere). Eingegangen werden muß auf die *sexuelle Entwicklung* des Patienten unter Berücksichtigung des *Sexualverhalten in der Ehe* (Häufigkeit des Geschlechtsverkehrs, Potenzstörungen, Ejaculatio praecox). Wichtig ist, ob bereits Kinder aus dieser oder einer anderen Verbindung existieren. Gefragt werden muß schließlich nach der Dauer der Ehe und des Kinderwunsches, nach gezielten Kohabitationen zum Ovulationstermin unter Einbeziehung der Methode der Basaltemperaturmessung und früher durchgeführten andrologischen Untersuchungen und Therapieversuchen.

Nicht vergessen werden sollten Fragen nach Alter und dem *gynäkologischen Befund* der Partnerin, insbesondere nach dem Ergebnis des Postkoitaltests nach Sims-Huhner, dem Nachweis ovulatorischer Zyklen, Fehl- und Frühgeburten und Kindern aus anderen Verbindungen.

II. Körperliche Untersuchung

Die körperliche Untersuchung besteht aus der Beurteilung der Körperproportionen (eunuchoider Hochwuchs?), der Muskel- und Fettverteilung und der Kopf-, Bart- und Terminalbehaarung (Feminisierung?). Besonders muß auf das Vorhandensein einer Gynäkomastie geachtet werden. Nach der Inspektion des Genitales wird das Präputium zurückgestreift (Phimose? Balanitis? Hypospadie?), die Hoden abgetastet (normale Größe?, glatte Oberfläche?, prall-elastische Konsistenz?) und die Nebenhoden und Ductus deferentes palpiert (zart? glatt?). Von besonderer Wichtigkeit ist der Ausschluß einer Varikozele bei stehendem Patienten mit Hilfe das Valsalva'schen Preßmanövers. Die anschließende rektale Untersuchung der Prostata gibt Auskunft über die Entwicklung dieses androgenabhängigen Organs, dessen Konsistenz, Abgrenzbarkeit und Verhärtungen.

III. Physikalische Untersuchungsverfahren

Die *Diaphanoskopie* im abgedunkelten Raum hilft Hohlraumbildungen (Hydrozele, Spermatozele oder Funiculozele) von soliden Tumoren zu unterscheiden. Hodentumoren werden durch *Sonografie* diagnostiziert und müssen unmittelbar der chirurgischen Therapie zugeführt werden.

Von großer Bedeutung und nur durch technische Hilfsmittel erfaßbar ist die Erkennung einer okkulten Varikozele. Als orientierende Untersuchung kann die *Kontaktthermographie* eingesetzt werden, die hypertherme Zonen beim Vorliegen einer Varikozele erkennen läßt. Am schnellsten und wenigsten aufwendig läßt sich der venöse Reflux im Rahmen eines Valsalva'schen Preßmanövers durch Ultraschalluntersuchung mit Hilfe der *Doppler-Sonde* erfassen. Zur Sicherung der Diagnose einer okkulten Varikozele ist jedoch eine transfemorale *selektive Phlebographie* der Vena spermatica interna erforderlich.

Bei eher urologischen Fragestellungen (z. B. mechanische oder funktionelle Blasenentleerungsstörungen), werden *urodynamische Untersuchungsverfahren* (Uroflowmetrie) und die *retrograde Urethrographie* herangezogen.

Eine Routineuntersuchung bei Verdacht auf Strikturen und Anomalien im Bereich der Harnröhre (Divertikel, Klappenbildung etc., Fremdkörper) ist die *Urethro-Zystoskopie*. Selten wird hingegen die instrumentelle *Spermatozystographie* mit urethroskopischer Sondierung der Mündungen der Samenleiter am Colliculus seminalis eingesetzt. Erektionsmessungen während des Schlafes können mit Hilfe der *Penisplethysmographie* durchgeführt werden.

Andrologische Untersuchungsverfahren im weiteren Sinne sind schließlich *Röntgenaufnahmen der Sella turcica*, Bestimmungen des *Knochenalters* und *internistische Untersuchungen* (Thoraxröntgen, Lungenfunktionsprüfungen, Abdominalsonographie und Schweißtest zum Ausschluß einer Mucoviscidose und des Kartagener Syndroms).

B. Labordiagnostik

Die *Spermaanalyse* umfaßt physikalisch-chemische, biochemische, morphologische und funktionelle Untersuchungen des Ejakulates. Zur Basisdiagnostik gehören weiterhin *endokrinologische* und *mikrobiologische,* in ausgewählten Fällen auch *immunologische* und *zytogenetische Untersuchungen.*

I. Spermaanalyse

Die Spermauntersuchung umfaßt das routinemäßig durchgeführte Spermiogramm und gegebenenfalls Zusatzuntersuchungen im Rahmen der erweiterten Spermaanalyse. Die Ejakulatgewinnung erfolgt durch Masturbation nach einer Karenzzeit von 4-5 Tagen. Um einen repräsentativen Eindruck vom Fertilitätsstand des Patienten zu erhalten, sind jedoch mindestens 2-3 Spermiogramme während eines Spermatogenesezyklus (3 Monate) erforderlich.

II. Spermiogramm

Unter einem Spermiogramm versteht man die Gesamtheit der Befunde, die sich aus einer Ejakulatuntersuchung ergeben. Es werden folgende Parameter bestimmt:

Physikalisch-Chemische Untersuchungen

Ejakulatvolumen. Das Ejakulat besteht zu 95% aus den Sekreten der akzessorischen Geschlechtsdrüsen; sein Volumen stellt ein Maß für die funktionelle Aktivität der androgenabhängigen akzessorischen Geschlechtsdrüsen dar. Normalwert: 2-8 ml. Von einer Aspermie spricht man, wenn keine Ejakulatflüssigkeit produziert wird; ein Ejakulatvolumen unter 2 ml wird als Hypospermie und über 8 ml als Hyperspermie bezeichnet. Ursachen für eine *Aspermie* sind: Emissionsstörungen (Transportaspermie), retrograde Ejakulation, Anorgasmie, Hypotestosteronismus. Ursachen für eine *Hypospermie* sind: Androgenmangel, chronisch-entzündliche Prostatovesiculitis, Bläschendrüsenaplasie, Verschluß im Bereich der Ductus ejaculatorii, partielle retrograde Ejakulation, Allgemeinerkrankungen, Hungerzustände, Medikamente (z.B. Belladonna-Präparate, Antihypertensive, Antiandrogene), fehlerhafte Ejakulatgewinnung, zu kurze Karenzzeit. Als Ursachen einer *Hyperspermie* wird eine sekretorische Fehlregulation der akzessorischen Geschlechtsdrüsen diskutiert, z.B. bei entzündlichen Adnexprozessen und infolge sexueller oder vegetativ-parasympathischer Überstimulation.

pH-Messung. Normalwert: 7,0-7,8. pH-Verschiebungen in den Bereich über 8,0 kommen bei akut entzündlichen Adnexerkrankungen vor. Bei chronisch-entzündlichen Adnexprozessen, insbesondere beim Verschluß der Ductus ejaculatorii, kann der pH-Wert bis 6,4 absinken.

Geruch und Farbe. Das Ejakulat erscheint durch korpuskuläre Elemente und Lipidtröpfchen aus der Prostata als *milchig-weiße Flüssigkeit.* Bei Blutbeimengungen (Hämospermie) wird der Farbton rötlich-bräunlich, bei Eiterbeimengungen (Pyospermie) gelblich-gallertig. Der Geruch wird mit dem Duft frischer Kastanienblüten verglichen. Bei bakteriellen Kontaminationen (z. B. E. coli) kann das Ejakulat süßlich-faulig riechen.

Koagulation und Verflüssigung des Ejakulates. Unmittelbar nach der Ejakulation besitzt das koagulierte Sperma eine gallertig-zähflüssige bis fadenziehende Konsistenz. Die Verflüssigung tritt innerhalb von 5-20 min. ein und sollte nach spätestens 30 min. abgeschlossen sein. Die *Spermaviskosität* wird mit Hilfe eines Glasstabs bestimmt. Eine erhöhte Viskosität findet man häufig bei *chronisch-entzündlichen Adnexerkrankungen* (s. S. 172, II.).

Morphologische Untersuchungen

30 Minuten nach der Ejakulatgewinnung wird ein *Nativpräparat* hergestellt. Unter dem Phasenkontrastmikroskop wird außer der Beurteilung der Spermatozoendichte und -beweglichkeit besonders auf unspezifische Verklumpungsphänomene der Spermatozoen (Agglomerationen) bzw. spezifische Agglutination (Kopf-zu-Kopf, Schwanz-zu-Schwanz, gemischte Agglutination) geachtet, ebenso wie auf Kontaminationen mit Erythrozyten, Epithelien, Bakterien, Trichomonaden und Rundzellen (Leukozyten, Spermatogenesevorstufen).

Motilitätsbestimmung. Der wichtigste Parameter für die Erfassung der Spermaqualität ist die Motilität der Spermatozoen. Für die Routinediagnostik hat sich die *Schätzmethode* mit Unterscheidung zwischen quantitativer und qualitativer Spermatozoenmotilität bewährt: unter *Globalmotilität* versteht man den Prozentanteil aller beweglicher Spermatzoen, während der Anteil lebhaft beweglicher Spermatozoen mit Raumgewinn als *Progressivmotilität* bezeichnet wird. Normalwerte: Globalmotilität $\geq 50\%$; Progressivbeweglichkeit $\geq 30\%$; die *mittlere Spermatozoengeschwindigkeit* beträgt $\geq 30\,\mu m/sec$. Für experimentelle Zwecke stehen photographische Meßverfahren zur Verfügung, z. B. die *„Multiple exposure"-Photographie* oder die *Laser-Doppler-Spektroskopie,* deren Prinzip darauf beruht, daß ein Laserstrahl abgelenkt wird, wenn er auf sich bewegende Spermatozoen trifft. Diese Methode erlaubt die Durchführung kinetischer Meßreihen.

Bestimmung der Spermatozoendichte. Nach Verdünnung des Ejakulates mit Aqua destillata (1:10 oder 1:20) wird die Anzahl der Spermatozoen pro ml Ejakulat in einer Zählkammer (Neubauer-Kammer) bestimmt. Normalwerte: $20-250 \times 10^6$/ml.

Eosintest. Die Supravital-Färbung mit 0,5% Eosin in physiologischer Kochsalzlösung (1 Tropfen Sperma + 1 Tropfen Eosinlösung) erlaubt nach 1-2 Minuten die Unterscheidung toter (Eosin-positiver) von vitalen (Eosin-negativen) Spermatozoen.

Spermatozoenmorphologie. Die lichtmikroskopische Differenzierung morphologisch normaler und pathologischer Spermatozoen erfolgt im gefärbten Ausstrichpräparat (Papanicolaou, Hämatoxylin-Eosin, Giemsa oder Hämalaun) unter Ölimmersion. Es werden 200 Spermatozoen ausgezählt und auf Kopf-, Mittelstück- und Schwanzveränderungen geprüft; besonders wird auf das gehäufte Vorkommen umschriebener Spermatozoendefekte geachtet (z. B. Rundkopfspermatozoen, kopflose Spermatozoen). Von besonderer Bedeutung ist die Beurteilung des Akrosoms (nur Spermatozoen mit intaktem Akrosom können in die Eizelle eindringen!). Normalwert: 50% morphologisch unauffällige Spermatozoen.

Biochemische Untersuchungen

Die biochemische Analyse der Spermabestandteile gibt Auskünfte über Funktionen der Spermatozoen und der akzessorischen Geschlechtsdrüsen (Beispiel: erhöhte Durchlässigkeit der Blut-Spermaplasma-Schranke weist auf chronisch-entzündliche Geschehen der männlichen Adnexe hin). Allerdings existieren bis heute leider keine spezifischen biochemischen Parameter zur Charakterisierung der männlichen Fertilität; es wurden zwar statistisch hochsignifikante Unterschiede zwischen fertilen und subfertilen Männern hinsichtlich des Penetrationsenzyms Akrosin, des ATP-Gehaltes der Spermatozoen und des Prostaglandinspiegels im Seminalplasma nachgewiesen, doch sind diese Parameter wegen erheblicher Streuung für praktisch-diagnostische Zwecke im Einzelfall nicht verwertbar. Zur Klärung spezieller Fragestellungen hat die Bestimmung folgender Substanzen diagnostische Bedeutung erlangt:

Fruktose. Diese wird von den Bläschendrüsen sezerniert und stellt daher eine *Markersubstanz* zur Charakterisierung der *Bläschendrüsenfunktion* dar. Eine Korrelation mit dem Testosteronspiegel besteht nicht (Alles-oder-Nichts-Gesetz). Die erniedrigte Seminalplasmafruktose kann eine Subfertilität bedingen. Die Fruktose wird kolorimetrisch (Resorcin) oder enzymatisch (Hexokinase/Phosphoglukoseisomerase/Glukose-6-Phosphat-Dehydrogenase) bestimmt. Normalwert: 1,2-5,0 mg/ml (Mittelwert 2,8 mg/ml). Die Differentialdiagnose der erniedrigten oder fehlenden Spermaplasmafruktose ist in Tabelle 18 wiedergegeben.

Tabelle 18. Differentialdiagnose der erniedrigten Spermaplasmafruktose

1. Androgenabhängige Bläschendrüseninsuffizienz
   (relativer oder absoluter Androgenmangel)

   a) Primärer Hypogonadismus
   sogenanntes Klimakterium virile
   Potenzstörungen bei Männern unter 40 Jahren
   Hodenhochstand
   Morbus Klinefelter
   beiderseitige Hodenatrophie
   andere primäre Störungen der Leydig-Zell-Funktion
   b) Sekundärer Hypogonadismus
   sogenannte postpuberale Leydig-Zell-Insuffizienz
   chronische Lebererkrankungen
   Diabetes mellitus
   andere Störungen des Hypothalamus-Hypophysen-Systems

2. Androgenrefraktäre Bläschendrüseninsuffizienz
   Entzündungen (akute und chronische)
   postinflammatorische Schleimhautatrophie (Narbenbildung)
   Verschluß
   Aplasie
   Enzymdefekt
   ungeklärt

3. Medikamentöse Ursachen
   Antiandrogene
   Zytostatika

4. Fehler bei der Ejakulatgewinnung
   unvollständiges Ejakulat
   Karenzzeit zu lange

5. Hohe Fructolyse

Saure Phosphatase. Ein *Markerenzym* zur Charakterisierung der *Prostatafunktion.* Bei Androgenmangel, entzündlichen Prostatopathien, Prostataatrophie und Prostatakarzinom fällt die Aktivität des Enzyms im Spermaplasma unter den Normbereich ab. Normalwert: 200–800 U/ml.

Carnitin. Carnitin scheint für die Spermatozoenreifung im Nebenhoden von Bedeutung zu sein. Einige Autoren sprechen dem Carnitin daher eine Rolle als Markersubstanz zur Charakterisierung der *Nebenhodenfunktion* zu. Normalwert: 4–10 mg%.

Die biochemische Analyse der genannten Marker für Nebenhoden-, Prostata- und Bläschendrüsensekret eignet sich besonders zur Eingrenzung *anatomischer Defekte* und *Lokalisation funktioneller Störungen im Genitaltrakt* (Tabelle 19). Am häufigsten kommen Bläschendrüsenstörungen vor (Aplasie, postinflammatorische Atrophie, Verschluß). Liegt beispielsweise

Tabelle 19. Biochemische Lokalisationsdiagnostik

Lokalisation der anatomisch-funktionellen Störung	biochemischer Spermaplasmaparameter		
	Carnitin	Fruktose	saure Phosphatase
Nebenhoden	+/−	+	+
Bläschendrüsen	+	−	+
Prostata	+ +	+	−

eine Azoospermie mit Hypospermie und pH-Erniedrigung vor, so läßt sich mit Hilfe der Markersubstanzen nachweisen, ob reines Prostatasekret vorliegt.

Komplementkomponente C'3. Entzündungen im Bereich der männlichen Adnexe führen zu erhöhter Durchlässigkeit der Blut-Spermaplasma-Schranke und dadurch zu einem vermehrten Übertritt von Serumproteinen in das Sperma. Insbesonders der quantitative Nachweis der Komplementkomponente C'3 hat sich als besonders geeignet erwiesen, funktionelle von chronisch-entzündlichen Adnexstörungen abzugrenzen. Normalwert: negativ (bis Spuren).

Granulozytenelastase. Die Bestimmung der in den Leukozyten enthaltenen Elastase mit Hilfe eines ELISA-Tests stellt einen außerordentlich empfindlichen und spezifischen Entzündungsparameter dar. Der Test eignet sich zur Abgrenzung chronisch-entzündlicher Genitalerkrankungen von vegetativ bedingten Störungen (anogenitaler Symptomenkomplex, vegetatives Urogenitalsyndrom) und zur Unterscheidung von entzündlich und nicht-entzündlich bedingten Hämospermie-Formen. Normalwert: < 500 ng/ml.

Akrosin. Die Messung der Akrosinaktivität ist zur Sicherung der Diagnose Globozoospermie (100% akrosomenlose Rundkopfspermatozoen) erforderlich, bestätigt aber auch bei anderen Malformationen des Spermatozoenkopfes (z.B. Stummelkopfspermatozoen) den Verlust von Penetrationsenzymen. Jüngste Befunde weisen darauf hin, daß auch bei einem Teil der Polyzoospermien die Akrosinaktivität stark erniedrigt ist. Normalwert: 3,2–7,2 mIU/10^6 Spermatozoen.

III. Erweiterte Spermaanalyse

Unter dieser versteht man weiterführende morphologische und biochemische Untersuchungen zur detaillierten Abklärung männlicher Fertilitätsstörungen. Dazu zählen: *Analyse des Urinsediments* zum Ausschluß einer retrograden Ejakulation, *Zytogramm* zur Differenzierung von Spermatogenesevorstufen, *zytochemische, immunologische* und *elektronenmikroskopische Untersuchungen* an Spermatozoen und Hodenbiopsiepräparaten, Bestimmungen des DNS-gehaltes der Spermatozoen mittels *Impuls-Zytophotometrie* oder *Ultramikrospektrophotometrie* und schließlich spezielle *biochemische Tests* wie z. B. die Bestimmung der Superoxiddismutase oder der spermatozoenspezifischen Laktatdehydrogenase X, die beide als empfindliche Indikatoren für die funktionelle Integrität und Vitalität der Spermatozoen gelten und bei deren Fehlen hochgradige Motilitätsstörungen resultieren.

IV. Funktionelle Spermaanalyse

Da die konventionelle Spermaanalyse lediglich die Spermaqualität zum Untersuchungszeitpunkt beschreibt und keine eindeutige individuelle Fertilitätsprognose erlaubt, sind zusätzliche *funktionelle* Untersuchungstechniken, insbesondere bei Patienten mit idiopathischer Sterilität, anzustreben. Man erhofft sich dadurch Aussagen über die Befruchtungsfähigkeit einer Spermatozoenpopulation und die Interaktion der Spermatozoen mit der Eizelle. Zur Zeit stehen folgende derartige Verfahren zur Verfügung:

a) Bestimmung der Überlebensfähigkeit der Spermatozoen. Der Motilitätsabfall innerhalb einer Beobachtungszeit von 4 h sollte nicht mehr als 15% betragen.

b) Zervixmukus-Penetrationstests. Diese geben wichtige Basisinformationen über das *Penetrationsverhalten* der Spermatozoen in den weiblichen Genitalsekreten. Bei Durchführung von *gekreuzten Penetrationstests* unter Hinzuziehen eines fertilen Spenderejakulates und eines fertilen Spendermukus wird die Differenzierung eines männlichen bzw. weiblichen Sterilitätsfaktors möglich.

Der am häufigsten praktizierte Test ist der *Postkoitaltest nach Sims-Huhner,* der das Penetrationsverhalten der Samenzellen zum Konzeptionsoptimum in vivo untersucht. Etwas aufwendiger, aber aussagekräftiger sind *In-vitro-Zervixmukus-Penetrations-Tests nach Kurzrok-Miller* bzw. *Kremer.*

c) Spermatozoen-Stimulationstest. Durch *Zusatz motilitätsstimulierender Faktoren* (z. B. Kallikrein, Coffein) wird überprüft, ob eine Verbesserung der Spermatozoenbeweglichkeit möglich ist (zwecks eventueller therapeutischer Nutzung durch instrumentelle Insemination).

d) Splitejakulat-Untersuchung. Durch die Gewinnung von mindestens zwei Spermahälften während der Ejakulation wird bei den meisten Patienten eine Konzentrierung der Spermatozoen in der ersten Splitfraktion erreicht, die hauptsächlich aus den Sekreten der Hoden-Nebenhoden und der Prostata besteht, während die zweite Hälfte des Ejakulats überwiegend Bläschendrüsensekret enthält. Auch die Motilität ist in der ersten

Fraktion häufig besser als im Gesamtejakulat. Andere Verfahren der Spermaanreicherung zur Verbesserung der Ejakulatqualität (z. B. Zentrifugation, Millipore-Filter, Glassäulen-Filtration) haben sich bisher nicht durchgesetzt.

e) Beurteilung der Gefrierfähigkeit. Die Überprüfung der individuellen Gefrierfähigkeit von Spermaproben wird vor Langzeitlagerung von Sperma bei Tumor- und Risikopatienten erforderlich. Der durchschnittliche Motilitätsverlust nach dem Einfrieren und Auftauen beträgt 40%.

f) Beurteilung der Befruchtungsfähigkeit. Technisch aufwendige Verfahren zur Erfassung der Befruchtungsfähigkeit von Spermatozoen sind Methoden zur Überprüfung des Eindringverhaltens von kapazitierten Spermatozoen in Zona pellucida-freie Hamstereizellen (= *heterologer Ovumpenetrationstest;* HOP) bzw. die *In-vitro-Fertilisation.* Die Aussagefähigkeit das HOP-Tests ist jedoch begrenzt; die In-vitro-Fertilisation ist aus ethischen Gründen nur zu „therapeutischen" Zwecken erlaubt. Weitere Testverfahren zur Erfassung von Dysfunktionen der Gameteninteraktion sind in Entwicklung.

V. Beurteilung des Spermiogrammbefundes

Das Ziel der andrologischen Diagnostik ist die Erstellung einer *Fertilitätsprognose* mit Zuordnung des Patienten in eine der folgenden Gruppen: *normale Fertilität, Subfertilität* und *Infertilität.* Allerdings läßt das Spermiogramm nur bedingt derartige Prognosen zu, da es letztlich nur ein Symptom beschreibt (etwa vergleichbar dem der Anämie in der Inneren Medizin) und nur selten die Diagnose eines eigenständigen Krankheitsbildes ergibt (z. B. das der Globozoospermie). Das entscheidende Kriterium für die Beurteilung der Fertilität eines Mannes ist daher nach wie vor die Erzeugung einer *Schwangerschaft.*

Tabelle 20. Normalwerte des Spermiogramms (nach 4–5 tägiger sexueller Karenz)

Sperma		
Volumen:	2–8 ml	
pH (sofort nach Gewinnung):	7,0–7,8	
Verflüssigung:	<30 min	
Initialfruktose:	⩾1,2 mg/ml	
Spermatozoen		
Zahl:	⩾20 Mill./ml	
normale Morphologie	⩾50%	
Mobilität	⩾50%	
qualitative Mobilität:	sehr gut beweglich	⩾30%
	mäßig beweglich	20%
	nicht beweglich	⩽50%

Tabelle 21. Terminologie pathologischer Ejakulatbefunde

Aspermie	kein Sperma
Hypospermie	zu wenig Sperma (<2 ml)
Hyperspermie	zu viel Sperma (>8 ml)
Azoospermie	kein Spermatozoen im Samen
Kryptozoospermie	vereinzelt Spermatozoen im Spermazentrifugat
Oligozoospermie	<20 Mill. Spermatozoen/ml
Polyzoospermie	>250 Mill. Spermatozoen/ml
Asthenozoospermie	herabgesetzte Motilität (<50%) bei normaler Morphologie und normaler Spermatozoenzahl
Teratozoospermie	>50% abnormale Spermatozoen bei normaler Spermatozoenzahl
Nekrozoospermie	alle Spermatozoen tot (durch Eosintest gesichert)

Die *Mindestanforderungen an ein normales Spermiogramm* sind:
- Spermatozoendichte ⩾20 Millionen pro ml,
- Globalmotilität ⩾50%
- Morphologie ⩾50% normale Spermatozoen.

Tabelle 20 faßt die Normalwerte, Tabelle 21 die Nomenklatur des Spermiogrammbefundes zusammen.

C. Hormondiagnostik

Endokrinologische Untersuchungen sind von großer diagnostischer, therapeutischer und prognostischer Bedeutung und gehören daher beim Vorliegen eines pathologischen Spermiogrammbefundes (Spermatozoendichte <5 Mill/ml) zur andrologischen Basisdiagnostik. Folgende Sexualhormone werden radioimmunologisch im Serum bestimmt: Testosteron, LH, FSH und Prolaktin. Diese Bestimmungen erlauben, Störungen des Leydigzell-Kompartiments (T, LH) und des Tubuluskompartiments (FSH) zu differenzieren und zwischen einem *primären und sekundären Hypogonadismus zu unterscheiden*. Bei Patienten mit Impotentia coeundi und sekundärem Hypogonadismus ist zusätzlich eine Messung des Prolaktinspiegels im Blut erforderlich, um eine Hyperprolaktinämie als Ursache einer Potenzstörung bzw. einer gebremsten GnRH-Ausschüttung auszuschließen.

Normalwerte: Testosteron 3-10 ng/ml, LH 0,9-3,5 ng/ml bzw. 5-18 mIU/ml, FSH 0,9-3,5 ng/ml bzw. 4-14 mIU/ml, Prolaktin <25 ng/ml.

Bei der *Keimepithelinsuffizienz bzw. einer Leydigzell-Insuffizienz* kommt es zu einem signifikanten *Anstieg des Basiswertes für FSH bzw. LH*. *Erniedrigte Gonadotropin- und Testosteronspiegel* finden sich beim *sekundären Hypogonadismus*. Im Gegensatz dazu liegt bei einer *Azoospermie mit nor-*

malen Gonadotropinwerten der Verdacht auf einen *Verschluß der ableitenden Samenwege* nahe.

Die Bestimmung der Basiswerte der genannten Hormone kann durch die Überprüfung der funktionellen Reservekapazität der Hypothalamus-Hypophysen-Gonadenachse mit Hilfe von *dynamischen Funktionstests* ergänzt werden. Hierfür stehen der HCG-Test, der GnRH-Test und der Antiöstrogen-Test zur Verfügung.

Der *HCG-Test* (3 Tage 5000 IE HCG i. m.) erlaubt die Erfassung der funktionellen Reservekapazität der Leydig'schen Zwischenzellen: normalerweise folgt ein Testosteronanstieg nach 4 Tagen um einen Faktor 2–2.5; erniedrigter oder fehlender Testosteronanstieg spricht für eine latente oder manifeste Leydigzellinsuffizienz. Der HCG-Test erlaubt auch *Differenzierung zwischen Anorchie* (kein Anstieg des Testosteronspiegels bei erniedrigtem Basiswert) und *Kryptorchismus* (Anstieg des Testosteronspiegels).

Mit Hilfe des *GnRH-Tests* wird nach intravenöser Bolusinjektion von 100 µg GnRH die Freisetzung von LH und FSH aus dem Hypophysenvorderlappen überprüft. *Normalwerte:* Stimulationsfaktor nach 30 Minuten: für LH: 2–5, für FSH: 1,5–2,0. Ein *überschießender Anstieg von LH bzw. FSH* spricht für eine gesteigerte funktionelle Reservekapazität des Hypophysenvorderlappens und findet sich bei einer *beginnenden gonadalen Insuffizienz*. Sind die *Stimulationswerte erniedrigt,* liegt eine *hypophysäre Störung* vor.

Durch den *Antiöstrogen-Test* mit Clomiphen (50 mg pro die für 2 Wochen) oder Tamoxifen (40 mg pro die für 6 Tage) lassen sich die Steroidrezeptoren im Hypothalamus blockieren. Es kommt zu einer signifikanten Freisetzung von GnRH und damit zu einem Anstieg des Serumspiegels von LH, FSH und Testosteron. Bei einer *Störung auf hypothalamischer Ebene unterbleibt die GnRH-Freisetzung.*

Die Hormondiagnostik ermöglicht, das Patientengut unter endokrinologischen Gesichtspunkten in drei Gruppen zuzuordnen:
- *hypergonadotroper Hypogonadismus* (primärer Hodenschaden): die Basissekretion von FSH ist erhöht.
- hypogonadotroper Hypogonadismus (sekundärer Hodenschaden): die Gonadotropin-Basissekretion ist erniedrigt oder grenzwertig normal.
- *eugonadotrope Störung* (endokrinologisch unauffällig): überwiegend extratestikuläre Fertilitätsstörungen (z. B. Varikozele, Verschlußazoospermie, retrograde Ejakulation, Störungen der Spermatozoenlagerung und -reifung im Nebenhoden, akute und chronische Adnexprozesse, vegetativ-funktionelle Störungen) einschließlich der idiopathischen Oligozoospermie.

D. Hodenbiopsie

Die Hodenbiopsie als invasive diagnostische Maßnahme ist heute weitgehend durch die Hormondiagnostik abgelöst worden. Eine absolute Indikation zur Durchführung einer beidseitigen Hodenbiopsie liegt bei *Verdacht auf Verschlußazoospermie* (Azoospermie bei normalen Hormonwerten und unauffälligen Hoden und Nebenhoden) vor. Auch eine *hochgradige Oligozoospermie* (<5 Mio./ml) *bei normalen FSH-Basiswerten* stellt eine Indikation zur Hodenbiopsie dar, um einen inkompletten Verschluß gegenüber einer Spermatogenesestörung abzugrenzen.

Die Hodenbiopsie wird in Leitungsanästhesie oder Vollnarkose unter strenger Aspesis und exakter Blutstillung durchgeführt. Es ist darauf zu achten, daß der Nebenhoden während des operativen Eingriffs nicht verletzt wird. Ein reiskorngroßes Hodengewebsstück wird unter Vermeidung von Quetscharctefakten in das Fixiermedium eingebracht (Bouin'sche Lösung, Stieve- oder Zenker-Lösung; *Formalinlösung darf nicht verwendet werden!*).

Beurteilt werden die *Hodentubuli* (Durchmesser 170–300 µm) mit dem Keimepithel, den Sertolizellen und den Tubuluswandstrukturen (Basalmembran, peritubuläres Gewebe) sowie im *Interstitium* des Hoden die Leydig'schen Zwischenzellen, die Gefäße und die Bindegewebsstrukturen. Bei normalem Keimepithel sind alle Stadien der Spermatogenese im Tubuluslumen regelrecht angeordnet; man findet mindestens 15 bis 20 späte Spermatiden pro Tubulusquerschnitt. Eine semiquantitative Erfassung der Spermatogenese und ihrer Störungen ist mit Hilfe des sog. Johnsen-Score oder nach der von Holstein angegebenen Score Count-Methode möglich.

Die histopathologische Untersuchung kann zu folgenden Ergebnissen führen:
- *Normalbefund:* regelrecht ablaufende Spermatogenese, zarte Tubuluswandungen und unauffälliges Interstitium.
- *Spermatogenesehemmung* (Hypospermatogenese)
- *Desorganisation und Desquamation* des Keimepithels.
- *Spermatogenesestopp* (komplett oder inkomplett)
- *Sertoli-Cell-Only-Syndrom* (ausschließlich Sertolizellen im Tubuluslumen) bzw. *Depopulationssyndrom.*
- *Inhomogene Tubulusschädigung* bei erworbener, herdförmiger Schädigung der Hodentubuli, die mit Arealen normaler Spermatogenese abwechseln.
- *Tubulussklerose, -fibrose, -hyalinose.*
- *Interstitielle (peritubuläre) Fibrose*

E. Mikrobiologische Untersuchungen

Bei Verdacht auf einen entzündlichen männlichen Adnexprozeß bzw. einen Samenwegsinfekt (Symptome: pH $\geqslant 8,0$, Agglomerationen, Leukospermie, Hämospermie, Bakteriospermie, Viskosipathie, Asthenozoospermie, positiver Cytur-Test, Fruktoseerniedrigung) sind *bakteriologische Untersuchungen* des steril gewonnenen Ejakulates mit Resistenzbestimmungen notwendig. Eine *Bakteriospermie* wird als pathologisch eingestuft, wenn $> 10^5$ pathogene Keime (meist E. coli, Streptococcus faecalis, Proteus) pro ml Ejakulat nachgewiesen werden können. Infektionen des Genitaltraktes mit *Mykoplasmen* (Ureaplasma urealyticum, Mycoplasma hominis) und *Chlamydien* werden durch entsprechende Kulturverfahren oder mit Hilfe monoklonaler Antikörper, *Trichomonaden* mikroskopisch oder kulturell nachgewiesen.

F. Immunologische Untersuchungen

Durch Kontakt des Immunsystems mit den Spermatozoen, die durch Trauma, Verschlüsse der ableitenden Samenwege oder entzündliche Adnexprozesse extravasal gelangen, kann es beim Mann zur Ausbildung von *Spermatozoen-Autoantikörpern* bzw. bei der Frau zur Bildung von Isoantikörpern gegen männliche Samenzellen kommen. Sie sind als Infertilitätsursache dann von klinischer Bedeutung, wenn sie mit der Zervixmukus-Penetration der Spermatozoen interferieren und dadurch das Eindringen der Samenzellen in den weiblichen Genitaltrakt verhindern. Der Nachweis der Spermatozoen-Antikörper erfolgt im Serum, Seminalplasma und im ovulatorischen Zervixmukus. Zum Nachweis von Spermatozoenantikörpern können folgende Verfahren verwendet werden:
Zu den *Screening-Verfahren* zählt der Sims-Huhner-Test, der Kurzrok-Miller-Test, der *Spermatozoen-Zervixmukus-Kontakttest* (SCMC-Test) und der Mixed-Antiglobulin-Reaction-Test (MAR). Ist der Antikörper-Nachweis positiv, erlauben *spezifische Testverfahren* (Agglutinationstest nach Kibrick und Immobilisationstest nach Isojima), den Antikörper-Typ und -Titer festzustellen. Neuerdings stehen auch sehr empfindliche und reproduzierbare radioimmunologische und ELISA-Techniken zum Antikörpernachweis aus Serum- und Genitalsekreten zur Verfügung.

G. Zytogenetische Untersuchungen

Kerngeschlechtsbestimmung

Bei *Verdacht auf eine chromosomale Störung* als Ursache männlicher Infertilität bedingt durch ein überzähliges X-Chromosom (Klinefelter-Syndrom, XX-Mann) empfiehlt sich die *Kerngeschlechtsbestimmung (Chromatintest)* im Epithel der Mundschleimhaut bzw. in den Zellen der Haarwurzelscheide.
Normalwert: Mundschleimhautabstrich bei Männern: 0–3% Barrkörperchen.

F-Body

Eine weitere Möglichkeit der kernmorphologischen Geschlechtsbestimmung ist die *Darstellung des Y-Chromatins (F-Body)* mit Hilfe fluoreszierender Farbstoffe (Quinacrinmustard). Bei Verdoppelung des Y-Chromosoms (XYY) lassen sich zwei F-Körper nachweisen, was bei 1,5‰ aller männlichen Neugeborenen der Fall ist.

Chromosomenanalyse

Die *Chromosomenanalyse* erlaubt die exakte Bestimmung chromosomaler Aberrationen. Durch sie können *numerische Aberrationen* und lichtmikroskopisch sichtbare *Strukturanomalien* der Chromosomen ausgeschlossen werden. Chromosomale Strukturanomalien entstehen durch Chromosomenbrüche mit z. B. nachfolgenden Stückverlusten (Deletion) oder Translokationen.
Indikationen zur Durchführung einer Chromosomenanalyse bei männlicher Infertilität sind der begründete Verdacht auf Chromosomenaberration (Barr-Body positiv, zwei F-Körper), schwere therapieresistente Oligozoospermien und Azoospermie mit Verdacht auf einen genetisch bedingten Hodenparenchymschaden. 2% aller infertilen Männer haben eine kongenitale Chromosomenaberration, Patienten mit Oligozoospermie in 6–12%, bei Azoospermie sogar in 15–20% der Fälle.

H. Diagnostisches Vorgehen

Die Vielzahl der Einzelbefunde, die sich aus den Ergebnissen der Spermaanalyse und der Zusatzuntersuchungen ergeben, führen zusammen mit dem klinischen Befund zur Diagnose. Um das diagnostische Vorgehen unter ätiologischen Gesichtspunkten und im Hinblick auf therapeutische Konsequenzen zu vereinfachen, haben Lunenfeld und Glezerman (1977) *algorithmische Tafeln* eingeführt (Abb. 42, 43, 44, 45), die eine Standardisierung der Diagnostik ermöglichen.

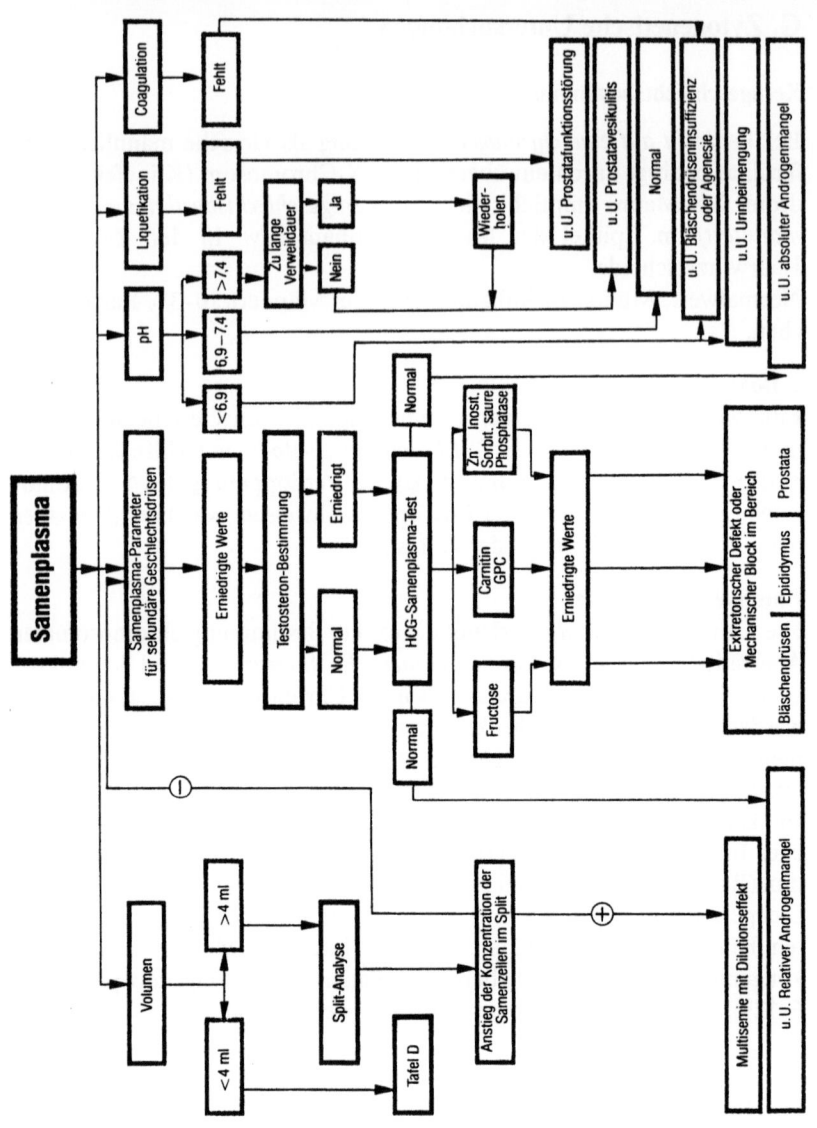

Abb. 42. Algorithmische Tafeln zur Erleichterung der Diagnosestellung (Aus: Lunenfeld und Glezerman (1981) Diagnose und Therapie männlicher Fertilitätsstörungen Grosse, Berlin)

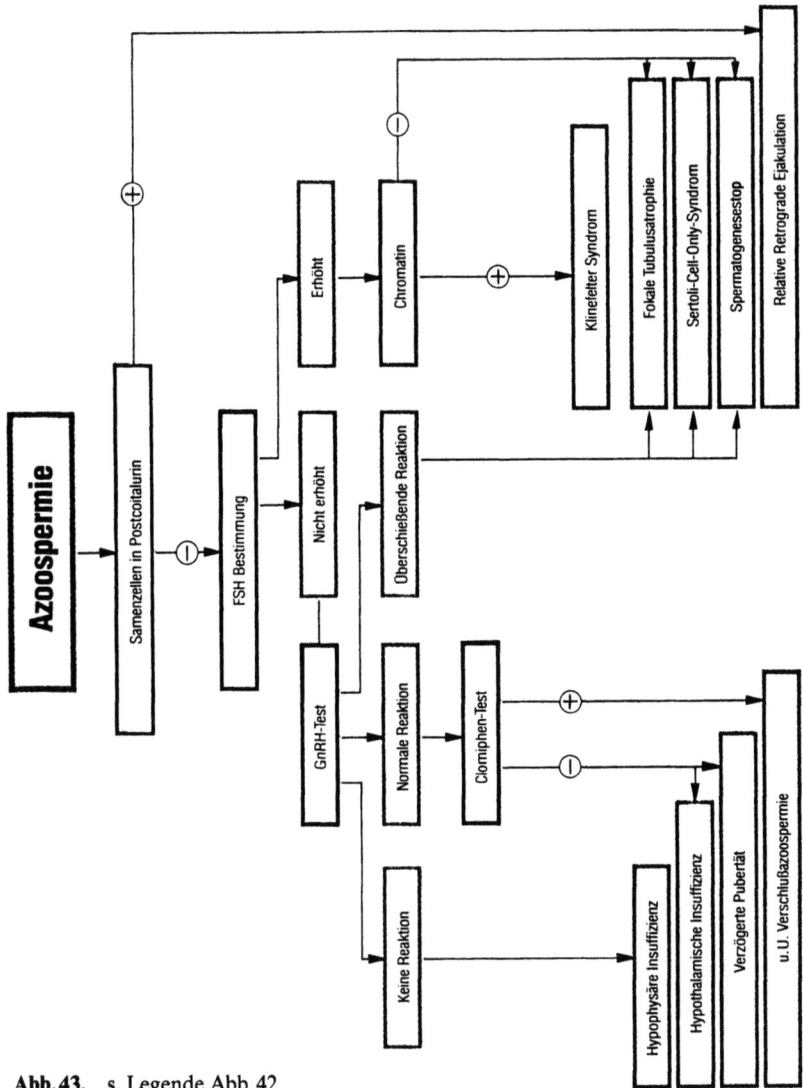

Abb. 43. s. Legende Abb. 42

Therapie männlicher Fertilitätsstörungen

Die Therapie männlicher Fertilitätsstörungen hat zum *Ziel, die Fertilität des männlichen Individuums zu verbessern* oder zu normalisieren, um die *Konzeptionschance* eines Paares innerhalb eines definierten Zeitraumes, z. B. eines Jahres, zu erhöhen, bzw. die Zeit bis zum Eintritt einer Schwan-

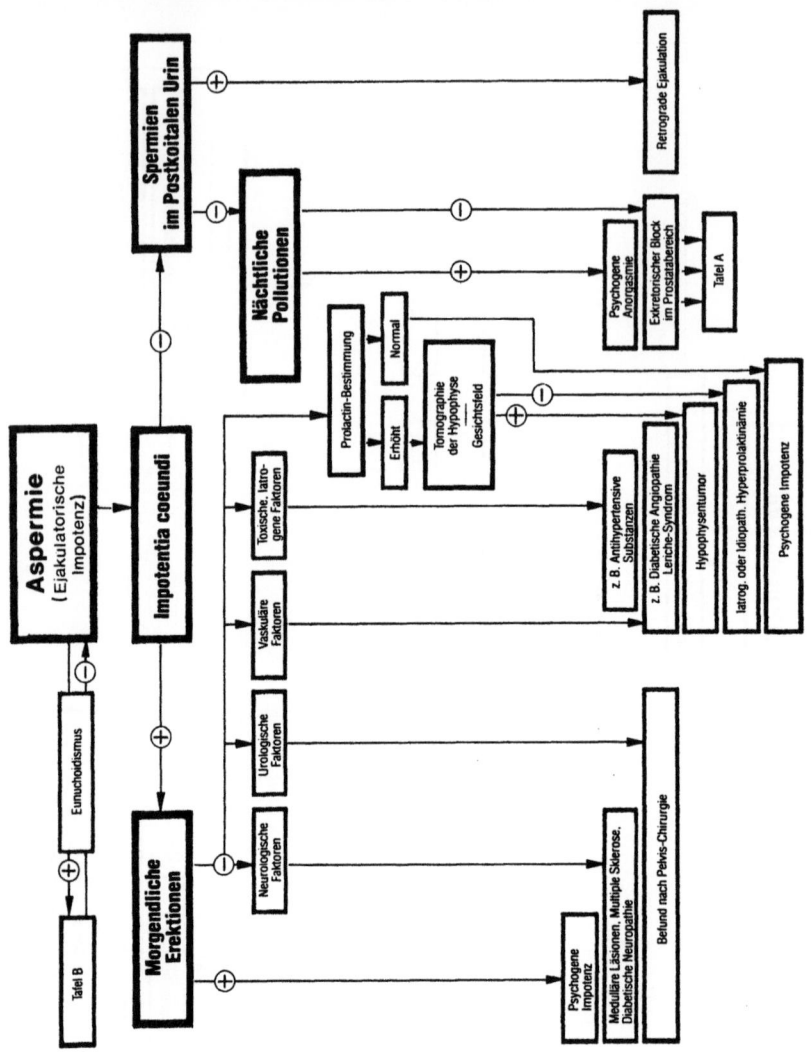

Abb. 44. s. Legende Abb. 42

gerschaft zu verkürzen. Dieses Ziel ist bei irreversibler Fertilitätsstörung nicht erreichbar (z.B. Chromosomenaberrationen, Depopulationssyndrom); diese Patienten müssen daher *von der Therapie ausgeschlossen* werden. Ein kleinerer Teil des Patientengutes wird der *operativen Behandlung* zugeführt (z.B. Verschlußazoospermien, Varikozelen). Alle übrigen Patienten müssen sich einer *medikamentösen Therapie* unterziehen, die je nach Ursache der Fertilitätsstörung entweder kausal oder empirisch

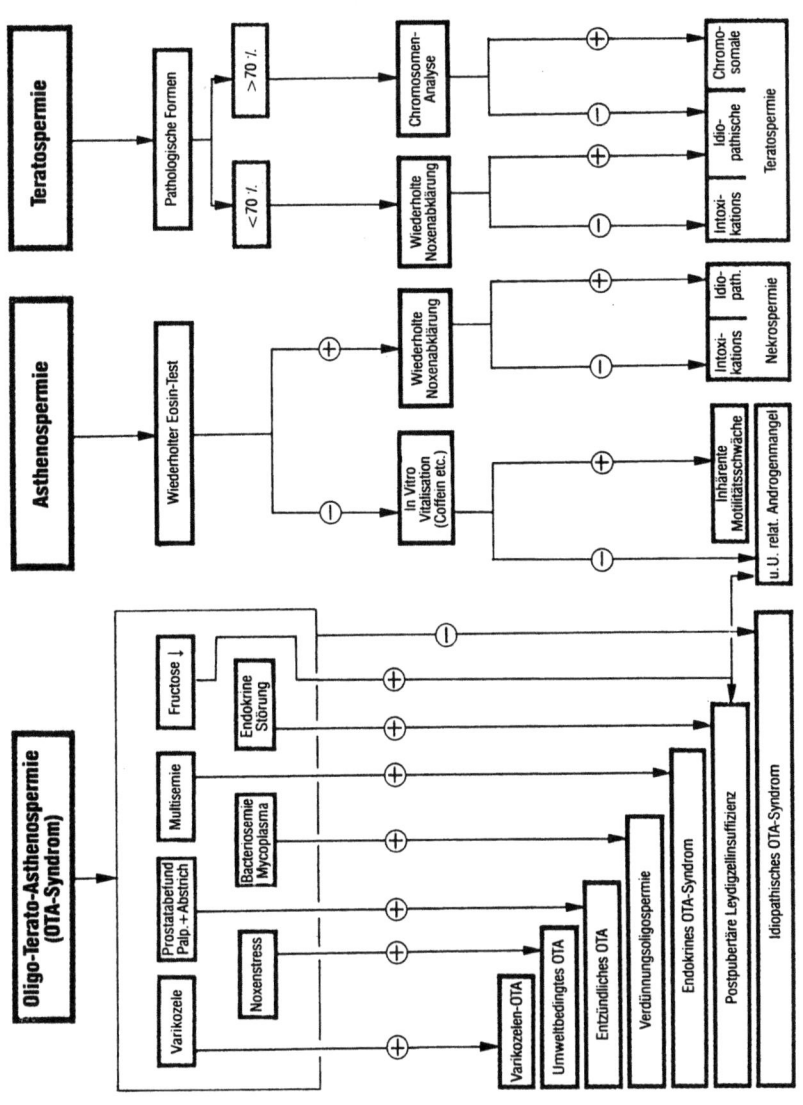

Abb. 45. s. Legende Abb. 42

durchgeführt wird. In ausgewählten Fällen wird überprüft, ob eine Verbesserung der Spermaqualität in vitro möglich ist, um *instrumentelle Inseminationen* durchzuführen. In Zukunft wird sicherlich auch die Methode der *In-vitro Fertilisation* für die Therapie des männlichen Sterilitätsfaktors an Bedeutung gewinnen.

Die *endokrinologische Zuordnung* der Patienten stellt die Basis für die einzuschlagende Therapie dar:
(a) *Hypergonadotroper Hypogonadismus* (primärer Hodenschaden): eine Behandlung ist bei diesen Patienten gewöhnlich erfolglos. In seltenen Fällen kann die Spermaqualität durch die Splitejakulat-Technik oder durch Spermatozoen-stimulierende Substanzen verbessert werden.
(b) *Hypogonadotroper Hypogonadismus* (sekundärer Hodenschaden): Substitution mit Gonadotropinen ist meist erfolgreich.
(c) Eine *eugonadotrope Hormonsituation* weist auf die verschiedenartigsten andrologischen Krankheitsbilder hin (s. S. 190). Je nach Ätiologie werden diese Patienten einer operativen oder medikamentösen Therapie zugeführt; der Behandlungserfolg ist gut bis zufriedenstellend.

A. Operative Therapie

Maldescensus testis

Der Maldescensus testis wird primär operativ mit Funikuloorchidolyse und nachfolgender Orchidopexie behandelt, wenn der *Hoden narbig fixiert* ist bzw. ein *Leistenbruch* oder eine *Hodenektopie* vorliegt. Alle übrigen Formen des Leistenhodens werden zunächst einer medikamentösen Therapie (HCG bzw. GnRH-Nasenspray) unterzogen. Allen Behandlungsformen gemeinsam ist das *Prinzip der Frühbehandlung* bis zum Abschluß des 2. Lebensjahres.
Die medikamentöse Therapie mit HCG wird wie folgt durchgeführt: Säugling: 2 × 250 IE HCG/Woche, Kleinkind bis 6 Jahre: 2 × 500 IE HCG/Woche, Schulkind: 2 × 1000 IE HCG/Woche. Behandlungsdauer: 5 Wochen; gegebenenfalls ist eine Wiederholungskur möglich.
Die *Therapie mit Gonadotropin-Releasing Hormon als Nasenspray* schreibt die tägliche Gabe von 1,2 mg Gonadorelin in Form von 6 Sprühstößen von je 200 µg vor. Behandlungsdauer: ein Monat, Wiederholung gegebenenfalls nach 3 Monaten. Bei *Kryptorchismus* muß der retroperitonal gelegene Hoden *wegen exhöhten Tumorrisikos* und infolge fehlender Kontrollierbarkeit extirpiert werden.

Hydrozele und Spermatozele

Größere Hydrozelen werden operativ nach Winkelmann angegangen. Bei der operativen Beseitigung von Spermatozelen im fortpflanzungsfähigen Alter sollte man bedenken, daß durch die Abtragung der Spermatozele meist ein Verschluß des Nebenhodenganges mit Sub- bzw. Infertilität resultiert.

Varikozele
Die operative Behandlung der Varikozele erfolgt durch *hohe Ligatur der Vena spermatica interna* und führt in 40–80% der Fälle zu einer Verbesserung oder Normalisierung der Spermaqualität mit Schwangerschaftsraten zwischen 25 und 55%. Neue Behandlungsmöglichkeiten ergeben sich durch die selektive Katheterisierung der Vena spermatica interna und nachfolgende *Okklusion des insuffizienten Gefäßes durch Sklerosierung* (Aethoxysklerol, Varicocid) *oder* Verwendung eines *Kunststoffimplantats* (Embolisation). Der Eingriff ist ambulant durchführbar und stellt eine echte Alternative zur Operation dar.

Verschlüsse im Bereich der ableitenden Samenwege
Beim Vorliegen angeborener oder erworbener Verschlüsse im Bereich der ableitenden Samenwege kann durch die *Epididymovasostomie* die Durchgängigkeit zwischen dem proximalen Bereich des verschlossenen Nebenhodenschwanzes und dem Lumen des Samenleiters wieder hergestellt werden. Die Durchgängigkeitsquoten nach Ablauf eines Jahres werden mit maximal 50% angegeben, der Prozentsatz der Schwangerschaften liegt bei 15%. Wesentlich günstigere Resultate werden bei reinen Samenleiterverschlüssen nach *Vasovasostomie* berichtet (Durchgängigkeitsquoten zwischen 80 und 90% und Schwangerschaftsquoten um 50%).
Bei Aplasie des Ductus deferens stellt die *alloplastische Spermatocele* die einzige Möglichkeit zur Gewinnung von Spermatozoen dar. Dieses Verfahren – Implantation einer Kunststoffpelotte im Bereich des Nebenhodens – erlaubt in einem begrenzten Zeitraum (3–28 Wochen) Nebenhodenspermatozoen perkutan zu gewinnen und der entsprechend vorbereiteten Ehefrau zum Ovulationstermin zu inseminieren.
Weitere mögliche operative Verfahren zur Wiederherstellung der männlichen Fertilität und Kohabitationsfähigkeit sind die *Zirkumzision* zur Beseitigung einer Phimose, *plastisch-operative Korrekturen* bei Hypospadie bzw. Epispadie und die Wiederherstellung der Erektionsfähigkeit des Penis mit Hilfe der *„Small-carrion"-Prothese* oder durch *Revascularisationsoperationen*.

B. Medikamentöse Therapie

Es werden kausale und empirische Therapieverfahren unterschieden. Die *kausale Behandlung* beruht auf einem bekannten pathophysiologischen Konzept und setzt eine strenge Patientenauswahl voraus. Die Voraussagbarkeit des Behandlungserfolges ist ausgezeichnet. Im Gegensatz dazu erlaubt die *empirische Behandlung* keine Patientenauswahl, daher ist der Behandlungserfolg auch nicht voraussagbar.

Die *kausale Therapie* beinhaltet in erster Linie die *Substitutionsbehandlung* bei Hormonmangelzuständen mit *Humangonadotropinpräparaten*. In speziellen Fällen läßt sich auch *Gonadotropin-Releasinghormon* einsetzen. Ein weiteres therapeutisches Prinzip zielt auf die *Hemmung einer erhöhten Prolaktinsekretion* durch Bromocriptin. Werden Spermatozoenautoantikörper nachgewiesen, kann mit *immunsuppressiven Substanzen* (Kortikosteroide, Azathioprin) ein Behandlungsversuch unternommen werden. Bei Emissions- und Ejakulationsstörungen ist eine Therapie mit *Alpha-Sympathomimetika* und *Anticholinergika* meist erfolgreich. Akute und chronische Entzündungen im Bereich des männlichen Genitaltraktes müssen schließlich einer *antibiotisch-antiphlogistischen Behandlung* zugeführt werden.

Die *empirische Therapie* verfügt über ein breites Spektrum von Möglichkeiten: breiten Raum nimmt die *Stimulationstherapie* mit Antiöstrogenen und Humangonadotropinen ein, daneben mit Androgenen und Testosteronaromatase-Hemmern. Die Stimulationstherapie geht von der Vorstellung eines relativen Mißverhältnisses des männlichen Hormonspiegels und seiner Zielzellen aus und bezweckt durch Erhöhung des intratestikulären Testosteronspiegels eine verbesserte Funktion des Keimepithels (Stimulation der Spermatogenese).

Ein klassisches empirisches Therapieprinzip ist die Induktion eines *Rebound-Phänomens* durch Applikation hoher Androgendosen. Diese führt zunächst zur Suppression der Gonadotropinsekretion und damit zur vollständigen Hemmung der Spermatogenese; nach Absetzen des Androgens kann es jedoch zu einer überschießenden Produktion von Gonadotropinen und nachfolgend von Spermatozoen kommen. Allerdings wird gelegentlich eine weitere Verschlechterung der tubulären Hodenfunktion beobachtet, sodaß diese Therapie nicht ohne Risiko ist. Ein weiteres empirisches Behandlungsprinzip beruht auf der *Freisetzung von Gewebshormonen (Kinine)* nach systemischer Gabe der Pankreasproteinase Kallikrein. Kallikrein setzt aus ubiquitär vorkommendem Kininogen Kinine frei; in der Folge kommt es in erster Linie zur Verbesserung der Spermatozoenmotilität, oft auch zu einer solchen der Spermatogenese. Eine *Verbesserung der testikulären Blutzirkulation* kann durch Pentoxifyllin erreicht werden. Unterstützende therapeutische Maßnahmen stellen *psychotrope und spasmolytische Medikamente* dar, die die Emission des Spermas begünstigen können.

I. Richtlinien für medikamentöse Behandlung

1. Hormonpräparate

Gonadotropin-Releasinghormon (GnRH). Das im Handel erhältliche synthetische Produkt kann intravenös, intramuskulär und intranasal verabreicht werden. Da die biologische Halbwertszeit sehr kurz ist (ca. 4–9 min.), versucht man in Imitation des physiologischen Sekretionsmodus eine *pulsatile niedrigdosierte GnRH-Behandlung* durch Einsatz kleiner, tragbarer, automatischer Infusionspumpen zu ermöglichen. Diese Behandlung scheint sich besonders für Männer mit idiopathischem hypogonadotropen Hypogonadismus zu eignen. Behandlungsdosis: 1–5 µg/ 90 min., Behandlungsdauer: ½–1 Jahr.

Antiöstrogene (Clomiphen, Tamoxifen) binden kompetitiv an Steroidrezeptoren im Bereich des Hypothalamus und führen dadurch zu einer Erhöhung des GnRH-Spiegels mit einem Anstieg des Serumspiegels von FSH, LH und Testosteron. *Clomiphen* kann nur in niedriger Dosierung (25–50 mg täglich) verwendet werden, da es in höherer Dosis auch östrogen Potenzen besitzt. Im Gegensatz dazu weist das Antiöstrogen *Tamoxifen* in einer Dosierung von 20 mg täglich praktisch keine Östrogenaktivität auf. Tamoxifen führt zu einer signifikanten Verbesserung der Spermatozoenzahl und weniger stark auch zu einer Verbesserung der Spermatozoenmotilität.

Humangonadotropine (LH, FSH). Für therapeutische Zwecke wird LH aus Schwangerenurin gewonnen (human chorionic gonadotropin *(HCG)* = LH aktiv), während FSH aus dem Postmenopausenurin (human menopausal gonadotropin *(HMG)* = FSH + LH aktiv) extrahiert wird. Nach einmaliger HCG-Gabe beobachtet man eine verlängerte biphasische Antwort des Plasmatestosteronspiegels mit einem ersten Gipfel nach 2–8 Stunden und einem zweiten Gipfel nach 2–3 Tagen. Bei der *Substitutionsbehandlung* infolge eines sekundären Hypogonadismus wird zunächst die Leydigzellreifung durch HCG-Gaben (5000 IE/Woche) ermöglicht. Nach 4–6 Wochen wird HMG (2–3 × 75 IE FSH/Woche) kombiniert. Bei laufender Spermatogenese kann auf eine Monotherapie mit HCG umgesetzt werden. Die Länge der Behandlung kann zwischen 2 und 24 Monaten betragen. Tritt eine Schwangerschaft ein, so wird auf ein Testosterondepot-Präparat umgesetzt. Bei der *idiopathischen normogonadotropen Oligozoospermie* wird folgendes Behandlungsschema empfohlen: wöchentlich 5000 IU HCG und täglich 1 Ampulle HMG oder 2 Ampullen HMG 3 × wöchentlich für 3 Monate.

Androgene. Oral verabreichte Androgene werden in der Leber sofort inaktiviert und eignen sich daher nicht für Therapiezwecke. Neuerdings empfiehlt man die Gabe von *Testosteronundecanoat*, das mit den Chylomikronen über den Ductus thoracicus in den Blutkreislauf gelangt und daher die Zielorgane ohne Passage der Leber erreichen kann. Bewährt hat sich die parenterale (i.m.) Verabreichung von *Testosteron-Depot-Präparaten*, z. B. 250 mg Testosteronönanthat alle 2–4 Wochen. Diese Behandlung eignet sich ausschließlich zur Substitutionstherapie bei Leydigzellinsuffizienz. Bei Oligo- und Asthenozoospermie wird mitunter eine Verbesserung der Spermiogrammparameter durch die orale Verabreichung des synthetischen Androgens *Mesterolon* (3 × 25 mg) erzielt (wahrscheinlich über eine Steigerung der funktionellen Aktivität der akzessorischen Geschlechtsdrüsen und des Nebenhodens). Bei der *hochdosierten Testosterontherapie* zur Induktion eines Rebound-Phänomens werden zweimal wöchentlich 250 mg Testosteron-Depot unter häufigen Spermiogrammkontrollen bis zur Azoospermie verabreicht, was eine Therapiedauer von 3 Monaten entspricht. Danach wird das Testosteronpräparat abgesetzt. Das Behandlungsergebnis ist nicht vorhersehbar, eine Tubulusfibrose ist mitunter nicht auszuschließen (siehe oben). Unter Langzeittherapie mit Androgenen sollten regelmäßig *Prostatakontrollen* stattfinden.

Prolaktinhemmer. Bei Oligozoospermie infolge Hyperprolaktinämie führt die tägliche Gabe von 2,5 bis 10 mg *Bromocriptin* zur Normalisierung des Prolaktinspiegels. Bei normoprolaktinämischer Oligozoospermie ist die Bromocriptin-Behandlung *nicht* indiziert!

Testosteron-Aromatasehemmer. Ein neues Behandlungsprinzip ist die Blockade der Testosteron-Aromatisierung von Testosteron zu Östradiol. Es wird angenommen, daß Östradiol bei der lokalen Regulation der menschlichen Spermatogenese von Bedeutung ist. Die Hemmung der testikulären Östradiol-Bildung soll die Spermatogenese begünstigen. Empfohlen wird die tägliche Gabe von 1 g *Testolacton* über mindestens 3 Monate.

2. Antibiotisch-antiphlogistische Behandlung
Ca. 10–20% der andrologischen Patienten weisen entzündliche Veränderungen im Bereich des männlichen Genitaltraktes auf, die mit Antibiotika bzw. in Kombination mit Antiphlogistika behandelt werden müssen. *Tetrazykline* stellen das Mittel der ersten Wahl dar. Bei den Antiphlogistika haben sich *Acetylsalicylsäure* (Aspirin, täglich 3–6 g) und *Indomethacin* (Amuno, täglich 100–150 mg) bewährt. Bei chronischer nicht-erregerbedingter Orchitis sind 30 mg *Prednisolon* für 2 Wochen mit anschließendem stufenweisen Abbau über 4 Wochen häufig erfolgreich.

3. Vasoaktive Substanzen
Kallikrein wird ein positiver Effekt auf die Spermatogenese, insbesondere aber eine Begünstigung der Spermatozoenmotilität zugeschrieben. Unterschieden wird die *systemische Kallikrein-Behandlung* und der direkte Zusatz von *Kallikrein* zum Ejakulat *für Inseminationszwecke*. Die systemische Behandlung sieht eine tägliche orale Gabe von 600 E Kallikrein oder wöchentlich 3 × 40 E Kallikrein intramuskulär für 3–6 Monaten vor.

Methylxanthine. Der Phosphodiesterase-Hemmer *Pentoxifyllin* (1,2 g täglich für 3 Monate) begünstigt die Mikrozirkulation im Bereich der Hoden und Nebenhoden und beeinflußt damit die Spermaparameter, insbesondere die Spermatozoenmotilität, positiv.

4. Immunsuppressiva

Die Behandlung der immunologischen Sterilität beim Mann mit Immunsuppressiva erscheint sinnvoll, wenn der Spermatozoen-Antikörperspiegel im Serum einen Agglutinationstiter von 1:64 oder mehr erreicht. Bevorzugt wird die Gabe von 96 mg Methylprednisolon parallel zum 15.–21. Zyklustag der Ehefrau über 3 aufeinanderfolgende Monate. Theoretisch ist auch die Gabe von Azathioprin (100 mg täglich) für 1–3 Monate denkbar, sollte jedoch wegen der nicht sicher auszuschließenden Gefahr der mutagenen Wirkung und des kindlichen Mißbildungsrisikos nicht eingesetzt werden.

5. Emissions- und ejakulationsfördernde Pharmaka

Beim Vorliegen einer retrograden Ejakulation bzw. einer Ejaculatio deficiens infolge einer Emissionsstörung ist der Einsatz von Alpha-Sympathomimetika oder Anticholinergika angezeigt, z. B. Midodrin (5–15 mg i. v.), Imipramin (25–50 mg/täglich) oder Brompheniramin (3 × 8 mg täglich).

6. Psychopharmaka

Positive Effekte auf Spermatozoenzahl und Ejakulatvolumen bei Oligozoospermie werden dem Antidepressivum *Amitryptylin* (3 × 10 mg für 4–6 Wochen) zugeschrieben. Spasmolytika und Tranquilizer eignen sich zur adjuvanten Therapie bei Patienten mit *Störungen* im Bereich *des vegetativen Nervensystems* und bei funktionellen Störungen bedingt durch *Streß*.

C. Optimierung der Spermaqualität in vitro und Insemination

Bei Therapieresistenz gegenüber Medikamenten kann der Versuch unternommen werden, die Spermaqualität mit Hilfe der Splitejakulattechnik und/oder durch Zusatz von motilitätsstimulierenden Substanzen gegenüber dem Nativsperma zu verbessern. Ist dies möglich, sind *instrumentelle Inseminationen* („Befruchtungshilfe") bei der Partnerin sinnvoll. Der Vorteil dieser Methode besteht darin, das spermatozoenfeindliche *saure Vaginalsekret* zu umgehen, einen *Spermareflux* zu vermeiden und dadurch allen Samenzellen die Chance zu geben, in den weiblichen Genitaltrakt einzudringen. Ein entscheidender Punkt ist weiterhin das exakte *Ovulationstiming* im Rahmen einer gezielten Inseminationstherapie. Es wird zwischen der *homologen Insemination* (instrumentelle Übertragung von Sperma des Ehemannes auf die Ehefrau) und der *heterologen Insemination* (Übertragung von Spendersperma bei einem Ehepaar mit irreversibler männlicher Sterilität) unterschieden.

Die Insemination wird mit einer *Portiokappe* bzw. dem *Portioadapter* nach Fickentscher-Semm durchgeführt, wobei entweder frisch gewonnenes Ejakulat *(Nativsperma)* oder kältekonserviertes Sperma *(Kryosperma)* verwendet wird. *Intrauterine Inseminationen* sind vor allem bei Vorliegen eines therapieresistenten Zervixfaktors angezeigt, aber auch in Fällen, wo seminalplasmafreie Spermatozoen zum Einsatz kommen. Die *Erfolgsquoten der homologen Insemination* liegen zwischen 20 und 40%, die der heterologen Insemination zwischen 50 und 70%.

D. Spermakonservierung

Die Konservierung von Sperma mit Hilfe von flüssigem Stickstoff ($-196\,°C$) stellt eine Methode dar, um Humansperma unter optimalen Voraussetzungen zu sammeln und zu einem späteren Zeitpunkt für Inseminationszwecke zur Verfügung zu stellen. Das Anlegen von Kryospermadepots ist einfach: als Kryoprotektivum wird Glyzerin-Eidotter-Verdünner zugegeben, um die extra- und intrazelluläre Eiskristallbildung zu verhindern. Das Spermagemisch wird in Pailetten oder Kunststoffröhrchen aufgenommen, luftdicht verschlossen abgekühlt und kann in tiefgefrorenem Zustand über Monate und Jahre gelagert werden. Eine kontinuierliche Versorgung mit Stickstoff muß gewährleistet sein.

Der Nachteil der Spermakonservierung ist die *Qualitätsminderung des Spermas*. Der durchschnittliche Motilitätsverlust beträgt 30-50%. Diese Qualitätsminderung kann bei hochfertilem Sperma in Kauf genommen werden, bei ausgeprägten Oligozoospermien allerdings nicht. Vor Anlegen von Spermakonserven muß daher die *individuelle Gefrierfähigkeit* des Spermas überprüft werden. Kommt es zu einem starken Motilitätsverlust, ist das Anlegen von Spermakonserven nutzlos.

Indikationen für die Anlage von Spermakonserven sind: die Konservierung von *Spendersperma* im Rahmen einer Samenbank und die prophylaktische Spermakonservierung als *Zeugungsvorsorge* bei absehbarem Verlust der Zeugungsfähigkeit durch Entzündungen, Tumoren, Zytostatika, Röntgenbestrahlung, gefährdete Berufe und vor Vasektomie. Kryosperma bietet sich auch unter besonderen Umständen für die Familienplanung an, wenn Eheleute örtlich getrennt leben müssen und trotz dringendem Kinderwunsch zum optimalen Konzeptionstermin nicht kohabitieren können (Fernfahrer, Entwicklungshelfer, Seeleute).

E. In vitro Fertilisation (IVF)

Seit den Pionierarbeiten von Steptoe, Edwards und Lopata steht die Möglichkeit der extrakorporalen Befruchtung für *spezielle Indikationen* zur

Verfügung. Diese sind in erster Linie die *tubarbedingte Sterilität* bei der Frau, in seltenen Fällen schwere Formen der *Endometriose, idiopathische Sterilität* und ein *ungünstiger andrologischer Befund*. Mögliche andrologische Indikationen der IVF sind:
- Hochgradige Oligozoospermie bei erworbenen Fertilitätsstörungen (z. B. durch einen subtotalen Verschluß, Varikozele, Mumpsorchitis, idiopathische Oligozoospermie)
- Kryosperma von Patienten mit eingetretenem Fertilitätsverlust (z. B. Hodentumorpatienten, Zytostatikatherapie etc.)
- Ductus deferens-Aplasie mit Anlage einer alloplastischen Spermatozele oder der direkten Punktion des Nebenhodens zur Gewinnung vitaler Samenzellen.

F. Adoption

Besteht eine irreversible Störung der männlichen Fertilität, muß das Ehepaar auf die Möglichkeit der Adoption hingewiesen werden. Die Adoption eines Kindes bedeutet, daß das Kind wie ein eheliches voll in die Familie eingegliedert wird (Volladoption) und ganz aus seinem ursprünglichen Familienverband herausgelöst wird. Gegenwärtig besteht ein Mißverhältnis zwischen adoptivwilligen Eltern und der kleinen Zahl der zur Adoption anstehenden Kinder, so daß aus diesem Grunde meist der Fremdspermainsemination der Vorzug gegeben wird.

G. Therapie der Impotentia coeundi

Bei den organisch bedingten Sexualstörungen steht im Vordergrund der Bemühungen die *Beseitigung der zugrunde liegenden somatischen Störung* (z. B. Einstellung eines Diabetes, Blutdruckregulation, Verbesserung der peripheren arteriellen Durchblutung, Tumorentfernung, Vermeidung von Arznei- und Genußmitteln). Nur im Falle eines Androgenmangels ist eine *Substitutionsbehandlung mit Androgenen* bzw. eine HCG-Therapie sinnvoll (z. B. täglich 40–120 mg Testosteronundecanoat oral oder 100–250 mg Testosteronönanthat i. m. alle 2–4 Wochen bzw. 1 × wöchentlich 5000 IE HCG. Nebenwirkungen sind selten (Gewichtszunahme, Akne); regelmäßige Prostatakontrollen (¼ bis ½ jährlich) müssen durchgeführt werden! Unterstützende Maßnahmen sind: *Verbesserung der zerebralen Durchblutung* mit Anhebung der Vigilanz (3 × 800 mg Piracetam). *Tranquilizer* und *Belladonna-Präparate* wirken entkrampfend und begünstigen damit das Sexualverhalten, *hyperämisierende Maßnahmen (Sitzbäder, Zäpfchen)*, proteinreiche Kost, Bewegung, gesunde Lebensweise. Gabe von *Aphro-*

disiaka (Yohimbin, Strychnin) ist umstritten, soll jedoch durch Induktion einer Hyperämie im Bereich der Genitalorgane bzw. durch eine generelle Steigerung der Reflexe und Tonisierung der Muskulatur, Libido und Erektion verbessern.

Bei peripheren Durchblutungsstörungen (angeboren, erworben) erscheint in geeigneten Fällen eine operative Verbesserung der örtlichen Blutversorgung die Methode der Wahl *(Revascularisationsoperationen)*. Falls der Leidensdruck erheblich ist und Therapieresistenz (z. B. diabetische Mikroangiographie, Paraplegie, amyotrophe Lateralsklerose) vorliegt, können in ausgewählten Fällen durch das Einsetzen von *Penisprothesen* in die Corpora cavernosa (z. B. Small-Carrion-Prothese) befriedigende Resultate erzielt werden.

Bei psychogen bedingten Sexualstörungen kommen folgende Therapiemaßnahmen in Frage: *Sexualberatung* und *Sexualtherapie* unter Einbeziehung des Partners, *Partnertherapie*, *Psychoanalyse*, *Verhaltenstherapie* nach Masters und Johnson, *Squeezing-Technik* bei Ejaculatio praecox und die Stimulation mit dem Elektrovibrator bei primärer Anorgasmie.

Weiterführende Literatur

Venerologie

I. Lehr- und Handbücher

Barlow D (1981) Sexually transmitted diseases. The facts. Oxford University Press, Oxford
Braun-Falco O, Plewig G, Wolff HH (1984) Dermatologie und Venerologie, 3. Auflage. Springer, Berlin Heidelberg New York Tokyo
British Medical Bulletin, vol 39, nr 2, April 1983: Chlamydial disease. Churchill Livingstone, London
Catterall RD, Nicol CS (1976) Sexually transmitted diseases. Academic Press, London.
Felman YM (1983) Symposium on sexually transmitted diseases. Dermatologic Clinics, vol 1. WB Saunders, Philadelphia London Toronto Mexico City Rio de Janeiro Sydney Tokyo
Fitzpatrick TB, Eisen AZ, Wolff K, Freedberg IM, Austen KF (1979) Dermatology in general medicine, 2nd edn. McGraw-Hill, New York
Gottron HA, Schönfeld W (1961–1970) Dermatologie und Venerologie, Bd I–V. Thieme, Stuttgart
Jadassohn J (1922–1931) Handbuch der Haut- und Geschlechtskrankheiten, Bd I–XXIII. Springer, Berlin
King A, Nicol C, Rodin P (1980) Venereal Diseases, 4th Edition. Ballière Tindall, London
Korting GW (1979–1981) Dermatologie in Praxis und Klinik, Bd I–IV. Thieme Stuttgart
Luger A (1982) Genitale Kontaktinfektionen. Thieme, Stuttgart New York
McCormack WM (1983) Diagnosis and treatment of sexually transmitted diseases. John Wright, PSG Inc, Boston Bristol London
Moschella SL, Pillsburg DM, Hurley HJ (1975) Dermatology, vol I, II. Saunders, Philadelphia London Toronto
Rook A, Wilkinson DS, Ebling FJG (1979) Textbook of dermatology, 3rd Edition. Blackwell Scientific Publications, Oxford Edinburgh
Schell R, Musher D (1983) Pathogenesis and immunology of treponemal infection. Marcel Dekker, Inc., New York Basel
Thin RN (1982) Lecture notes on sexually transmitted diseases. Blackwell Scientific Publications, Oxford London Edinburgh Boston Melbourne

II. Periodika

Acta Dermato-venerologica, Almqvist & Wiksell Periodical, Stockholm, Schweden
Archives of Dermatological Research, Springer, Berlin Heidelberg New York
Archives of Dermatology, American Medical Association, Chicago, USA
British Journal of Dermatology, Alden, Oxford, UK
Genitourinary Medicine, British Medical Association, London, UK
Dermatologica, Karger, Basel, Schweiz

European Journal of Sexually Transmitted Diseases, Churchill Livingstone, London.
Hautarzt, Springer, Berlin Heidelberg New York
International Journal of Dermatology, Lippincott, Philadelphia, USA
Journal of the American Academy of Dermatology, Mosby, St. Louis, USA
Journal of Investigative Dermatology, Williams & Wilkins, Baltimore, USA
Sexually Transmitted Diseases, Lippincott, Philadelphia, USA

Andrologie

I. Klinische Andrologie

Bain J, Hafez ESE (1980) Diagnosis in Andrology. Martinus Nijhoff Publishers, The Hague, Boston London
Bain J, Schill W-B, Schwarzstein L (1982) Treatment of Male Infertility. Springer, Berlin Heidelberg New York
Bandhauer K, Frick J (1982) Disturbances in Male Fertility. Springer, Berlin Heidelberg New York
Brunner H, Krause W, Rothauge CF, Weidner W (1983) Chronische Prostatitis. FD Schattauer Verlag, Stuttgart New York
Frajese G, Hafez ESE, Conti C, Fabbrini A (1981) Oligozoospermia: Recent Progress in Andrology. Raven Press, New York
Hadziselimovic C (1983) Cryptorchidism. Management and Implications. Springer, Berlin Heidelberg New York
Heite H-J, Wokalek H (1980) Männerheilkunde. Andrologie. Lehrbuch der Krankheiten und Funktionsstörungen des männlichen Genitale. Gustav Fischer Verlag, Stuttgart New York
Jecht EW, Zeitler E (1982) Varicocele and Male Infertility. Recent Advances in Diagnosis and Therapy. Springer, Berlin Heidelberg New York
Kaden R (1980) Allgemeine Pathologie der Sexualfunktionen. Störungen der Reproduktion und der Kohabitation. Deutscher Ärzte-Verlag, Köln Lövenich
Krause W, Rothauge C-F (1981) Andrologie. Krankheiten der männlichen Geschlechtsorgane. Ferdinand Enke Verlag, Stuttgart
Lunenfeld B, Glezerman M (1981) Diagnose und Therapie männlicher Fertilitätsstörungen. Grosse Verlag, Berlin
Schill W-B, Bollmann W (1985) Spermakonservierung, Insemination, in vitro Fertilisation. Urban & Schwarzenberg, München Wien Baltimore
Schirren C (1982) Praktische Andrologie. 2. überarbeitete Auflage, S Karger Verlag, Basel München Paris London New York Sydney
Zander J (1983) Die Sterilität. Fortschritte für das diagnostische und therapeutische Handeln. Urban & Schwarzenberg, München Wien Baltimore

II. Potenzstörungen

Bennett AH (1982) Management of Male Impotence. Williams & Wilkins, Baltimore London
Eicher W (1980) Sexualmedizin in der Praxis. Gustav Fischer Verlag, Stuttgart New York
Tollison CD, Adams HE (1979) Sexual Disorders. Treatment, Theory, Research. Gardner Press, New York

III. Kontrazeption

Cunningham GR, Schill W-B, Hafez ESE (1980) Regulation of Male Fertility. Martinus Nijhoff Publishers, The Hague, Boston London

IV. Reproduktionsbiologie/-biochemie

Beier HM, Lindner HR (1983) Fertilization of the Human Egg in vitro. Biological Basis and Clinical Application. Springer, Berlin Heidelberg New York Tokyo

Hafez ESE (1980) Human Reproduction. 2nd Edition. Harper & Row, Publishers, Hagerstown

Kaiser R, Schumacher GFB (1981) Menschliche Fortpflanzung. Georg Thieme Verlag, Stuttgart New York

Mann T, Lutwak-Mann C (1981) Male Reproductive Function and Semen. Springer, Berlin Heidelberg New York

Negro-Vilar A (1983) Male Reproduction and Fertility. Raven Press, New York

V. Periodika

Andrologia, Grosse, Berlin
International Journal of Andrology, Scriptor, Copenhagen, Dänemark
Journal of Andrology, Lippincott, Philadelphia, USA
Archives of Andrology, Hemisphere, Washington, USA
Fortschritte der Andrologie, Grosse, Berlin

Fertility and Sterility, American Fertility Society, Birmingham, USA
International Journal of Fertility, Allen Press Inc., Lawrence, Kansas, USA
Fortschritte der Fertilitätsforschung, Grosse, Berlin
Fertilitas, Libreria Scientifica gia Ghedini, Milano, Italien
Fertilität, Sterilität, in-vitro-Fertilisation, Sexualität und Kontrazeption, Springer, Berlin Heidelberg New York
Infertility, Dekker, New York, USA
Journal of Reproduction and Fertility, Soc. of the Study of Fertility, Cambridge, UK
Biology of Reproduction, Soc. for the Study of Reproduction, Campaign, USA
Gamete Research, Alan R. Liss, Inc., New York, USA
Journal of Reproductive Medicine, American Academy of Reproductive Medicine, Chicago, USA
Contraception, Geron-X, Inc., Los Altos, USA
Sexualmedizin, Medical Tribune, Wiesbaden

Sachverzeichnis

Abklatsch-Sklerose 23
Abszeß, Cowper'scher 83
-, periproktitischer 83
Acyclovir 138
Adnexitis, gonorrhoische 71, 80-82
Adoption 205
Adult chlamydial ophthalmia (ACO) s. Paratrachom des Erwachsenen
Agglutinationen, Agglomerationen von Spermatozoen 183
Agglutinationstest nach Kibrick 192
AHU-Typ 86
AIDS 145-149
-, Epidemiologie 145, 146
-, Verlauf 147, 148
Akrosin 165, 184, 186
Akrosom 163, 165, 184
Albuminquotient 60
Alkalinisierungstest 136
Alopecia areolaris specifica 35
5-Alpha-Reduktase 168
- -Mangel 162
Alpha-Sympathomimetika 200, 203
Alte-Welt-Theorie 11
Amitryptylin 203
Analfissur 83
Androgene 201
Androgenmangel, s. Leydig-Zellinsuffizienz
Androgentest 173
Androgenrezeptoren 161, 175
Androgen-Rezeptor-Defizienz 168
Andrologie, Definition 151
Angina specifica 34
Anomalien, chromosomale 166
Anorchie 167, 190
Anorgasmie, primäre 206
Anticholinergika 200
Antikörper, unspezifische

bei Syphilis s. Lipoidantikörper
Antiöstrogene 201
- -Test 190
Antispermatogene Substanzen 176
Aortenaneurysma bei cardiovasculärer Lues 44
Aorteninsuffizienz bei cardiovasculärer Lues 44
Aplasie, germinale 167, 168, 191
Aphrodisiaka 205
Argyll-Robertson-Phänomen 42
Aromatase 162
Arthritis-Dermatitis-Syndrom 85
- gonorrhoica 86
-, reaktive 114
Arzneimittelnebenwirkungen auf Gonadenfunktion 174-177
Aspermie 173, 182
Autoimmunorchitis 177
Autoinokulation bei Ulcus molle 98
Azoospermie 174, 186, 189, 193

Bakterioides fragilis 134
Bakteriospermie 192
Balanoposthitis gonorrhoica 76, 138
- herpetica 138
Barrkörperchen 193
Bartholin'scher Abszeß 81
- Drüse 81
- Zysten 82
Bartholinitis bei Chlamydieninfektion 110
- chronisch-rezidivierende 81, 82
- gonorrhoica 81, 82
- bei Trichomoniasis 131
Bauchhoden 167
Bedsonien s. Chlamydien

Befruchtung, Physiologie 162-165
Befruchtungsfähigkeit, Beurteilung 188
Behandlung, prophylaktische bei genitalen Kontaktinfektionen 9, 10
Behandlungspflicht, allgemeine bei Geschlechtskrankheiten 8
Behandlungsrichtlinien, medikamentöse in der Andrologie 200-202
Bejel 69
Belehrungspflicht bei Geschlechtskrankheiten 8
Benzathin-Penicillin 61-64
Biorhythmik, circadiane 159
Blasenhalsschluß 158
Bläschendrüsen 151, 157
Bläschendrüseninsuffizienz 173, 185
Blepharoconjunctivitis, gonorrhoische 84, 116
Bloom-Syndrom 167
Blut-Spermaplasmaschranke 184
- -Testisschranke 153
Bonjour-Tropfen 78
Bromocriptin 200, 202
Bubonen 99, 117

Calymmatobacterium granulomatis s. Donovania granulomatosis
Candida albicans 126-129, 132-134
- -vaginitis 132-134
-, Nachweis 134
-, Therapie 134
Candidiasis, genitale des Mannes 133, 134
-, mucocutane 148
Caput natiforme 49, 51
Cardiolipin 54, 58
- -Tests 58, 59

211

Carnitin 185, 186
Cervicitis, gonorrhoische 71, 80
Chancroid s. Ulcus molle
Chankroid, transientes 96
Charcot-Gelenke 42
Chlamydia psittacii 104, 105
- trachomatis 98, 104, 125-127
- -, Klassifikation 101, 104, 105
- -, Vermehrungszyklus 103
Chlamydieninfektionen, Assoziation mit Gonorrhoe 4, 13, 74, 82-84, 91, 108, 110
- genitale 74, 101-128, 130, 132, 191
- Nachweismethoden 118-122
- Therapie 123, 124
Chlamydien-Bronchitis, -Cervicitis 109-111
- -Epididymitis 108, 109, 122
- -Pneumonie 116
Chlamydieninfektion, ascendierende oculogenitale 106-116
- beider Geschlechter 114-115
- Epidemiologie 106
- der Frau 109-114
- des Mannes 106-109
- perinatale 114-115
Chlamydien-Perihepatitis 113
- -Proctitis 108
- -Rhinitis 116
- -Salpingitis 111-113
- -Urethritis des Mannes 106-107
- - der Frau 110-111
Chromosomenanalyse 193
Clavi syphilitici 32, 33
Clomiphen 190, 201
clue cells 136
Columbus, Christoph 12
Condylomata acuminata 138-140
- lata 32, 48
Corona-penetrating-enzyme 165
Corona veneris 32
Coryza neonatorum (syphilitica) 48
Cowperitis 77, 79

Cowper'sche Drüse 151, 152, 157
Credé'sche Prophylaxe 70, 72, 84, 115
Crotamiton 142
Cryptosporidiose 148

Dekapazitationsfaktor 163
Depopulationssyndrom 174, 191
Desorganisation des Keimepithels 191
Desquamation des Keimepithels 191
Diagnostik, andrologische 179-194
Diaphanoskopie 181
Dihydrotestosteron (DHT) 162, 168
Diphtheroide 128
Döderlein'sche Stäbchen 128
Dolores osteocopi nocturni 28
Donovania granulomatis 98, 99
Donovaniose s. Granuloma venereum
Donovankörperchen 100
Doppelbubonen 117
Doppler-Sonde 181
Dreigläserprobe 75
Ductuli efferentes 152, 153
Ductus deferens 151, 152, 156
Dunkelfeldmikroskopie 14, 16, 26, 27, 131, 132
Dysmenorrhoe 82
Dyspareunie 82, 131

Effluvium, diffuses, luetisches 34, 35
Ehrlich, Paul 14
Einschlußkörperchen 101, 102, 118
- -Konjunktivitis 113-114
Ejaculatio deficiens 173, 202
- praecox 174
- retardata 174
Ejakulation, antegrade 158
- Physiologie 158
- retrograde 158
Ejakulatvolumen 182
Elementarkörperchen 102, 103, 118, 119
Elephantiasis bei Lymphogranulome inguinale 118

Elfenbeinknochen 40, 49
ELISA bei Chlamydieninfektionen 123
- bei Spermatozoenantikörpern 192
Embolisation bei Varicocele 199
Emissionsphase 158
-, Störungen, s. Ejaculatio deficiens
Endangitis, obliterierende 19, 41, 44
Endocarditis bei Gonokokkensepsis 85
Endotoxine aus Treponema pallidum 65
Entamoeba histolytica 145
Entleerungsstörungen (Ejakulation) 173, 174
Eosintest 184
Epididymis, s. Nebenhoden
Epididymitis, gonorrhoische 78, 79
Epididymovasostomie 199
Epispadie 174
Erektion, Physiologie 157
Erregernachweis, direkter bei Chlamydieninfektionen 119-122
-, - bei Gonorrhoe 87-89
-, - bei Syphilis 20, 26, 27, 36
-, - bei Ulcus molle 97
Erosion, cervikale 109
Erstlingsexanthem 21, 29
Eunuch, fertiler, s. LH-Mangel, isolierter
Eunuchoidismus 172
Exanthema, syphilitische 29, 30
-, -, Differentialdiagnose 30

F-body 193
Feedback-mechanismus der Hormonsteuerung 159
female urethral syndrome s. Chlamydienurethritis der Frau
Feminisierung, inkomplette testikuläre 169
-, komplette testikuläre 168
Fertilitätsstörungen beim Mann, eugonadotrope 190
- -, immunologische Ursachen 177

- -, psychosoziale Faktoren 177
- -, Therapie 195-206
- -, Ursachen 165-179
Feuersteinleber s. Hepatitis, interstitielle
Fibrose, interstitielle (peritubulär) 191
Filzlaus, s. Pediculus pubis
Fischzugformation 95, 97
Fitz-Hugh-Curtis-Syndrom s. Perihepatitis, gonorrhoische und Chlamydien-Perihepatitis
Fluor albus 129
Fluorescent-Treponema pallidum-Antikörper (Absorptions-) Test (FTA, FTA-ABS) 14, 56, 57, 65-67
Follikelstimulierendes Hormon (FSH) 159, 160, 167, 189, 190, 201
Fracastoro, Girolamo 13
Frambösie 68
Frühlatenz bei Syphilis 18, 28, 30
Frühsyphilis 20-36
-, Definition 20
Fruktose im Spermaplasma 184-186
FSH-Mangel, isolierter 171
Funktionstest, dynamischer 190

Gallo, Robert 146
Gardnerella vaginalis 126, 127, 129, 134-136
- - -Vaginitis 134-136
- - -Vaginitis, Diagnostik 135, 136
- - -Vaginitis, Therapie 136
gay bowel syndrome 108, 143
Gefrierfähigkeit des Sperma 188, 204
Gemisch, fusospirilläres 26
Genußmittelanamnese 180
Geschlechtsdrüsen, akzessorische 156, 157
Geschlechtskrankheiten, s. Venerea
Geschlechtskrankheitengesetz 8
Gesetzesvorschriften bei Venerea 8, 9
Giardia lamblia 145

Giemsafärbung von Ausstrichpräparaten bei Chlamydieninfektionen 119
Gilbert-Dreifuß-Syndrom 169
Glandulae vesiculosae, s. Bläschendrüsen
Gleithoden 167
Globalmotilität der Spermatozoen 183
Globozoospermie 166, 184, 188
„Glockenschwengelpenis" 24
Glomerulonephritis, syphilitische 28
Gonadotropin-releasing-Hormon (GnRH) 159, 160, 190, 198, 200
Gonoblennorrhoe, s. Blepharoconjunktivitis, gonorrhoische
Gonokokken, s. Neisseria gonorrhoeae
Gonokokkensepsis 84-86
-, Diagnose 90
Gonorrhoe 3, 4, 8, 13, 69-93, 106, 107, 112, 113, 116, 124, 127, 143
-, anorektale 83
- Assoziation mit genitaler Chlamydieninfektion 4, 13, 74, 82-84, 91, 108, 110
-, chronische 78, 79, 82, 83
-, Diagnostik 87-90
-, Epidemiologie 70-72
-, extragenitale 83
-, -, Therapie 92
-, der Frau 79-83
-, des Mannes 75-79
-, metastatische 84
-, oropharyngeale 83
- -, Penicillin-resistente 70, 91-93
-, -, Therapie 91-94
Gramfärbung von Ausstrichpräparaten bei Gonorrhoe 88
Granuloma venereum 98-100
Granulozytenelastase 186
Gravidität, extrauterine, siehe Schwangerschaft, extrauterine
„graue Salbe" 13
Guajakholz 13
Gummen 19, 39-41
-, Differentialdiagnose 40

Haematospermie 77
Haematurie, terminale 77
Haemophilus Unna-Ducrey 94, 97
„hairless woman", s. Feminisierung, komplette testikuläre
Haiti 12, 146
Hämospermie 183
HCG-Test 190
Hepatitis-A, -B 145
-, interstitielle bei Lues connata präcox 49
- syphilitica 28
Hexachlorzyklohexan 142, 143
Herpes genitalis 137-138
- -, rezidivierender 138
- simplex-urethritis 126, 127
- -Pneumonie, -Encephalitis 148
Hochsinger'sche Infiltrate 48
Hoden, Anatomie und Funktion 151, 152-155
Hodenatrophie 167
Hodenbiopsie 191
Hodenektopie, -dystopie 167
Hodenhypoplasie 167
Hodeninsuffizienz, endokrine 166
- , tubuläre 166
Hodenkanälchen, s. Tubuli seminiferi
Hodensack, s. Skrotum
Hodenschäden, primäre 166-171
-, sekundäre 171, 172
Hodentorsion 78
Hodentumoren 169-170
Hoffmann, Erich 14
Homosexuelle 7, 83, 108, 143-149
Honeymoon-urethritis s. Chlamydiaurethritis der Frau
Hormondiagnostik 189, 190
Hormonrezeptoren 159
Hormonsubstitution 200
Human chorionic gonadotropin (HCG) 190, 198, 201
Humangonadotropin 200, 201
Human T cell lymphoma-Viren (HTLV) 146

213

HTLV-3 145-147
Hunter, John 13
Hutchinson'sche Trias 51
Hutchinson-Zähne 51
Hyaluronidase 165
Hydrosalpinx 83
Hydrozele 198
Hyperprolaktinämie 189
Hyperspermie 182
Hypogonadismus, hypergonadotroper 190, 198
-, hypogonadotroper 190, 198
-, primärer 185, 189
-, sekundärer 185, 189, 201
Hypospadie 174
Hypospermie 182, 186

IgM-Antikörper, spezifische bei Syphilis 54-58
Imidazolpräparate 134
Immobilisationstest nach Isojima 192
Immotile-Cilia-Syndrom 166
Immunfluoreszenznachweis von Chlamydien 101, 119-121
Immunglobuline, unspezifische bei Syphilis s. Lipoidantikörper
Immunsuppressiva 203
Impotentia coeundi 178, 179
- -, Therapie 205, 206
Impuls-Zytophotometrie 187
Inclusion conjunctivitis (IC) s. Einschlußkörperchen-Konjunktivitis
- - of the newborn (ICN) 115, 116
Indomethacin 202
Infektion, latente mit Chlamydia trachomatis 102-104
Infektionen, opportunistische 148
Infertilität, s. Sterilität
Infusionspumpe bei GnRH-Therapie 201
Inhibin 153, 159, 160
Initialkörperchen 102, 118
Insemination, instrumentelle 203
intermediate bodies 102
In-Vitro-Fertilisation 188, 204

Iridozyklitis, gonorrhoische 87
-, syphilitische 28
Ito-Reenstierna-Reaktion 97

Jarisch-Herxheimer-Reaktion 65
Jodfärbung bei Chlamydien 104, 121

Kalilauge-Präparat bei Candidiasis 133
Kallikrein 202
Kapazitation 163
Kaposi-Sarkom 147-149
Karl VIII von Frankreich 12
Kartagener-Syndrom 167
Keimepithel 153
Keratitis, luetische interstitielle 50
Kerngeschlechtsbestimmung 193
Kernverschmelzung 165
Klappphänomen 22
Klinefelter-Syndrom 166, 193
Knickbewegung von Treponema pallidum 26
Komplementbindungsreaktion bei Chlamydieninfektionen 104, 121
Komplementkomponente C'3 im Spermaplasma 186
Kontaktinfektionen, genitale, Definition 1
-, -, Epidemiologie 6, 7
-, -, Erregereigenschaften 3, 4
-, -, bei Homosexuellen 143
-, -, Infektionsketten 7
-, -, pathologische Grundmuster 3
-, -, psychologische Konfliktsituation 5, 6
-, -, Risikogruppen 6, 7
Kontaktthermographie 181
Kontrazeptiva, mechanische 7
Krankheiten, sexuell übertragene s. Kontaktinfektionen, genitale
Krätzmilbe, s. Sarcoptes hominis

Kryosperma 204
Kryptitis 83
Kryptorchismus 167, 190, 198
Kulturtreponemen 15
Kurzrok-Miller-Test 192

Lactobazillen 128
Laser-Doppler-Spektroskopie 183
Latenzphasen bei Syphilis 18, 19, 21
Laurence-Moon-Biedl-Syndrom 167
Leistenhoden 167
Leukoderm, luetisches 35
Leydig'sche Zwischenzellen 151, 153, 159
Leydig-Zellinsuffizienz 166, 170, 171, 185, 189
Leydig-Zellkompartiment 153
LH-Mangel, isolierter 171
Libido 161
Lindan 143, 144
Lingelsheim-Reihe 90
Lipoidantikörper 42, 54, 55, 58, 59
Liquorelektrophorese 43
Liquorserologie 60
Littritis, gonorrhoische 76, 79
Lubs-Syndrom 169
Lues acquisita des Neugeborenen 47
- cerebrospinalis, s. Neurosyphilis
- connata, Diagnostik 51-52, 54
- - präcox 47-50
- -, Stigmata 45, 51
- - tarda 45, 47, 50-52
- innocentium 23
- maligna 13
Lues venerea, s. Syphilis
Luger, Anton 60
Luo-Test (Luetin-Test) 19, 60
Luteinisierendes Hormon (LH) 159, 189, 190, 201
Lymphknotenpunktion in der Syphilisdiagnostik 27
Lymphknotenschwellung, generalisierte 29
Lymphogranuloma inguinale 98, 101, 116-118, 120
- - Primärstadium 116

- -, Sekundärstadium 116
- -, Tertiärstadium 116, 118

Malariatherapie der Syphilis 14, 15
Maldescensus testis 167, 198
Mal perforant du pied 42
Marsupialisation 81
McCoy-Zellen 104
Medikamentenanamnese 180
Medikamententherapie bei Fertilitätsstörungen 200-202
Meldepflicht, beschränkte, bei Geschlechtskrankheiten 8, 9
Meningealkatarrh s. Meningitis, frühsyphilitische
Meningitis, frühsyphilitische 28, 64
-, gonorrhoische 85
-, spezifische (Lues III) 41
Menorrhagien bei Gonorrhoe 82
Mesterolon 173, 202
Methylgrün-Pyroninfärbung von Ausstrichen bei Ulcus molle 97
Methylenblaufärbung von Ausstrichpräparaten bei Gonorrhoe 87
Metronidazol 132, 136
Mikroimmunfluoreszenzmethode 121
Milbenbefund 142
„Mimea"-Formen 89
mixed-antiglobulin-reaction (MAR) 192
Miyagawanellen, s. Chlamydien
Molluscum contagiosum 140
Moon-Zähne 51
Morbus Gallicus 13
Morbus Reiter, s. Arthritis, reaktive
Morgagnitis, gonorrhoische 76
Motilitätsbestimmung 183
Mucoviscidose 167
Müller-Oppenheim-Reaktion 69, 90
Multiple exposure-Photographie 183
Mumpsorchitis 169

Mycoplasmen 125
Mycoplasma hominis 125
Myotonia atrophicans Steinert 167

Nativpräparat des Ejakulats 183
- zum Erregernachweis 26, 131, 133
Nativsperma 204
Nebenhoden, Anatomie und Funktion 151, 152, 156
Negative-stain bei Herpes simplex 138
Neisser, Albert 69
Neisseria catarrhalis 89, 90
- gonorrhoeae 72, 88, 89, 107, 110, 111, 114
- -, β-lactamase-bildende (penicillin-resistente) 70, 91-93, 136
- -, Kultur 89
- meningitidis 89, 90
Nelson-Mayer-Test, s. TPI-Test
Neue-Welt-Theorie 11
Neurolabyrinthitis, luetische 51
Neurolues, s. Neurosyphilis
Neurosyphilis 40-43
-, asymptomatische 41
-, Diagnostik 42, 43, 58, 60
-, gummöse 41, 42
-, meningovasculäre 41, 42
-, Nachkontrollen 60
-, parenchymatöse 41, 42
-, Therapie 61-63
Nichols-Stamm von Treponema pallidum 15
Nickerson-Medium 133
Nystatin 134

Ödema indurativum 23, 24, 27
Oligozoospermie, idiopathische normogonadotrope 201
Olympierstirn, s. Caput natiforme
Ophthalmia, adult chlamydial 114
- neonatorum 84
Ophthalmie, gonorrhoische s. Blepharoconjunktivitis, gonorrhoische 116

Orchidopathie e varicocele 169, 174
Orgasmus 158
Ornithose 104
Osler, Thomas 14
Oslo-Studie 19, 38, 41
Osteochondritis dissecans Wegener 49
Osteomyelitis syphilitica 49
Otitis media 115
Ovulationstiming 203
Ovumpenetrationstest, heterologer (HOP) 188
Oxydasetest 90

Papeln, bowenoide 139
-, lokalisierte bei Lues II 21, 30-34
-, -, Differentialdiagnose 34
-, -, luxurierende 48
Papillomviren, humane 138, 139
Paralyse, progressive 14, 15, 41-43
Paralysis imminens 41
Paratrachom des Erwachsenen 113
Paraurethritis gonnorrhoica 76
Parrot'sche Furchen 48, 49, 51
Partnertherapie 206
Pediculosis pubis 142, 143
Pediculus pubis 142
Pelveo-Peritonitis, gonorrhoische 81
Pelvic inflammatory disease (PID) s. Adnexitis, Salpingitis
„Pemphigus" palmoplantaris syphiliticus 48
Penetrationsenzyme 165
Penis, Anatomie und Funktion 151, 152, 157
Penisplethysmographie 181
Penisprothesen 206
Penthouse 5
Pentoxifyllin 202
Perforation, Nasenseptum und Gaumen 40, 51, 52
Perihepatitis, durch Chlamydia trachomatis 112
-, gonorrhoische 87
Periostitis, spezifische (syphilitische) 40, 49
Periurethralabszeß, gonorrhoischer 76

215

Periurethritis gonorrhoica 76
Perlèche, syphilitische 34
Phasenkontrastmikroskopie 16, 132
Phimose 199
Phlebographie, selektive 181
pH-Messung 182
Phosphatase, saure 185, 186
„Ping-Pong" Infektionen 10
Pinta 68
Piracetam 205
Plaques muqueuses 32, 33
Plexus pampiniformis 152
Pneumocystis carinii-Pneumonie 148
Pneumonia alba 49
Podophyllin 140
Polyzoospermie 186
Portioadapter 204
Portioerosion, chronisch-rezidivierende bei Gonorrhoe 82
Portiokappe 204
Postkoitaltest nach Sims-Huhner 180, 187, 192
Post-partum-Endometritis 112
prä-AIDS-Stadium 147
Prader-Labhart-Willi-Syndrom 167
Prehn'sches Zeichen 78
Preßmanöver, Valsalva'sches 181
Primäraffekt, Differentialdiagnose 25
-, syphilitischer 18, 20
-,-, extragenitaler 23
-,-, Morphologie 22
-,-, Sonderformen 23
Primärkomplex, syphilitischer 20
Probenecid 92
Proctitis gonorrhoica 80, 83
- herpetica 138
- bei Lymphogranuloma inguinale 119
Prodromalsymptome der Lues II 28
Progressivmotilität der Spermatozoen 183
Prolaktin 159, 189, 190
Prolaktinhemmer 202
Prostaglandine 157, 184
Prostata, Anatomie und Funktion 151, 152, 157
Prostataabszeß, gonorrhoischer 77, 83

Prostatitis, bakterielle 109
-, gonorrhoische 77, 79
Prostituierte 6, 7
Protein, Androgen-bindendes 153
Pruritus ani 83
Pseudohermaphroditismus, familiärer, inkompletter, männlicher 169
Pseudoparalyse, Parrot'sche 49
Psittakose, s. Ornithose
Psychoanalyse 206
Psychopharmaka 176, 203
Pyospermie 183

Quecksilber 13, 19

Rapid-Plasma-Reagin-Card-Test (RPRC) 58
„Reagine", s. Lipoidantikörper
Reaktion, akrosomale 163, 164
Rebound-Phänomen 200
Reifenstein-Syndrom 169
Reifeteilung, meiotische 153, 154
Reinfektion bei Gonorrhoe 93
- bei Syphilis 66, 67
„Reizsekret" 26
Rete testis 153
Retroviren 146
Revascularisationsoperationen 199, 206
Reverse transcriptase 146
Rezidivexantheme bei Syphilis 29, 30
Ricord, Philippe 13
Riesen-Condylomata acuminata (Buschke-Löwenstein) 140
Riesen-Ulcus molle 96
Roseola syphilitica 29
Rosewater-Syndrom 169
Rupia syphilitica 29, 30

Säbelscheidentibia 51, 68
Salazosulfapyridin 176
Salmonellen 144
Salpingitis, Begriffsbestimmung 110
-, durch „endogene" Keime 111

- gonorrhoica, s. Adnexitis gonorrhoica
Salvarsan 11, 14
Samenleiter, s. Ductus deferens
Sänger'scher Fleck 81
Sarcoptes hominis 141
Sattelnase, syphilitische 40, 48, 49, 68
Scabies 141, 142
-, gepflegte 141
-, noduläre 141
- norvegica 141
Schanker, harter s. Primäraffekt, syphilitischer
-, weicher, s. Ulcus molle
„Schankerimmunität" 17
Schaudinn, Fritz 14
Schemen der Nachkontrollen bei Syphillis 65
Schwangerschaft, extrauterine 83, 112
Schweigepflicht bei Geschlechtskrankheiten 9
Serologische Tests bei Syphilis, spezifische 53-58, 60
- - -, unspezifische 54, 58-60
„Seronarbe" bei Syphilis 54
Seroreaktionen, biologisch falsch-positive bei Syphilis 59
Sertoli-cell-only-Syndrom, s. Aplasie, germinale
Sertoli-Zellen 153, 159
Sexualberatung 206
Sexualhormon-bindendes Globulin (SHBG) 161
Sexually Acquired Reactive Arthritis (SARA) s. Arthritis, reaktive
Sexually Transmitted Diseases (STD) s. Kontaktinfektionen, genitale
Shigellen 144
Skenitis gonorrhoica 80
- bei Trichomoniasis 131
Skleradenitis 20, 25
Sklerosierung bei Varikocele 199
Sklerosis in phimosi 24, 27
Skrotum, Anatomie und Funktion 151, 158
small-carrion-Prothese 199
Solid-Phase-Häm-Adsorptionstest (SPHA) 57, 58, 60, 65, 66

Sonographie 180
Spätlatenz bei Syphilis 18, 36
Spätsyphilis 36–44
–, benigne 38–40
–, Definition 36
– des Zentralnervensystems, s. Neurosyphilis
Spectinomycin 92, 93
Spermaanalyse 182
–, erweiterte 186, 187
–, funktionelle 187, 188
Spermakoagulation 163, 173
Spermakonservierung 204
Spermaqualität, Optimierung in vitro 203
Spermareflux 203
Spermatide 153–155
Spermatocele, alloplastische 199
Spermatocyt 153, 154
Spermatogenese 153, 154, 159
–, hormonelle Steuerung 159–162
Spermatogenesehemmung, -stopp 176, 191
Spermatogonie 153, 154
Spermatozele 198
Spermatozoen 155, 162
–, -Autoantikörper 177, 192
Spermatozoendefekte 166–167
Spermatozoendichte, Bestimmung 183
Spermatozoengeschwindigkeit, mittlere 183
Spermatozoenreifung 156, 162, 163
Spermatozoenreservoir 156, 163
Spermatozoen-Stimulationstest 187
–, Überlebensfähigkeit 187
– -Zervixmukus-Kontakttest (SCMC) 192
Spermaverflüssigung 163
Spermaviskosität 183
Sperm-coating-Antigens 163
Spermiation 153, 162
Spermiogramm 182–186, 188–189
–, Normalwerte 188
Spermiohistogenese 153
Spirochäta refringens 26
Splitejakulat-Untersuchung 187

Spontanheilung bei Syphilis 19
Squeezing-Technik 206
Sterilität 78, 83, 108, 111, 132
Sterilität des Mannes, idiopathische 177
Stimulationstherapie 200
Symptomenkomplex, genitoanorektaler 116
Syndrom, psychoorganisches 42
Syphilide 21, 38, 39
–, Differentialdiagnose 39, 40
Syphilis (s. auch Lues) 3, 11–69
–, cardiovasculäre 43, 44
–, connata (s. auch Lues connata) 17, 44–52, 60, 64, 66
– d'emblée 17, 24
–, endemische 68
–, Epidemiologie 16–18
–, Infektionsmodus 16, 17
–, Latenzphasen 18
–, Primärstadium 18–27
–, Serologie 27
– in der Schwangerschaft 44–47, 62, 64
–, Sekundärstadium 27–36
–, Serologie 52–60
–, Tertiärstadium 36–44
–, Therapie 61–67
–, –, Behandlungsschemen 63, 64
–, Therapieversagen 66

Taches bleues 142
Tabes dorsalis 41–43
Tafeln, algorithmische zur andrologischen Diagnostik 194–197
Tamoxifen 201
Testes, s. Hoden
Testosteron 159–162, 168, 189, 190, 202
– -Aromatasehemmer (Testolacton) 202
–, Biosynthese 159, 161
–, –, Störungen 168
– -Depot-Präparate 201
Testosteronundecanoat 201
Thayer-Martin-Nährboden 69, 89
Therapie, operative bei Fertilitätsstörungen des Mannes 198–199

–, medikamentöse bei Fertilitätsstörungen des Mannes 199–203
T(tiny)-Mycoplasmen 125
TPHA-Index 60
Trachom 101, 105
Trachoma of sexual transmission 114
Tranquillizer 205
Transfusionssyphilis 17
Transportstörungen (Ejakulation) 173
Treponema carateum 68
– macrodentium 14
– microdentium 14, 26
– pallidum 11, 13–14, 26, 27, 45, 52, 56, 61, 67–69
– pallidum-Hämagglutinations-Test (TPHA) 14, 43, 55, 60–67
– pallidum-Immobilisations-Test (TPI) 14, 58
– pertenue 68
Treponematosen, tropische, endemische 14, 67–69
Treponemen, Reiter'sche 15
TRIC agent punctate keratoconjunctivits 113
Trichloressigsäure 140
Trichomonaden-Vaginitis 128–132
Trichomonas hominis (faecalis) 131
– tenax (buccalis) 131
– vaginalis 126, 128–132
Trichomoniasis der Frau, s. Trichomonaden-Vaginitis
– des Mannes 131, 132, 192
–, Nachweis 132
–, Therapie 132
Tubenschwangerschaft 83
Tubuli seminiferi 153
Tubulusfibrose 191
Tubulushyalinose 191
Tubulusinsuffizienz 169–171, 189
– isolierte 171
Tubuluskompartiment 153
Tubulusschädigung, inhomogene 191
Tubulussklerose 191
Turner-Syndrom, männliches (XO/XY) 166
Tuskegee-Studie 19
Tysonitis gonorrhoica 76
Tzanck-Test 138

Ulcus durum, s. Primäraffekt, syphilitischer
- molle 94-98
- -, Differentialdiagnose 98
- - elevatum 96
- -, phagedänisches 96
- -, serpiginöses 96
- -, Therapie 98
Ultramikrospektrophotometrie 187
Untersuchungsmethoden, immunologische, in der Andrologie 192
-, mikrobiologische in der Andrologie 192
Ureaplasma urealyticum 125-127
Urethra, Anatomie und Funktion 151, 152, 157
Urethralstrikturen 79, 108
Urethritis anterior gonorrhoica 74, 75, 76
- gonorrhoica der Frau 71, 80
-, non-gonococcal 124
- posterior gonorrhoica 75, 77-79
-, postgonorrhoische 4, 74, 93, 107
-, unspezifische des Mannes 107, 124-128, 131
-, - -, Diagnostik 127
-, - -, Epidemiologie 125, 126
-, - -, Erreger 124
-, - -, Therapie 128
Urethro-Zystoskopie 181

Uveitis, gonorrhoische 87

Vagina, Physiologie 128, 129
Vaginalflora 128, 129
Vaginitis, atrophe (senile) 129
-, „unspezifische", s. Gardnerella vaginalis-Vaginitis
Varicella syphilitica 29
Varikozele 153, 174, 199
Vasovasostomie 199
Vena spermatica interna 153
- - -, Insuffizienz 174
- testicularis, s. Vena spermatica interna
Venerea, Charakterwandel 8
-, Definition 1
Venereal Disease Research Laboratory Test (VDRL) 42, 54, 58, 59, 65-67
Verhaltenstherapie 206
Verschlüsse der ableitenden Samenwege 172, 183, 190, 199
Versilberungsmethode (Levaditi) 16
Vesiculitis seminalis 77-79
Vesikulation 163
Viruswarzen, genitale 138-140
Vulvovaginitis gonorrhoica infantum 70

Vulvovaginitis 128-136
-, herpetica 138
Vulvitis bei Gonorrhoe 80
- bei Trichomoniasis 131

Wagner von Jauregg, Julius 14
Wassermann, August 14
Wassermann-Reaktion 14, 54, 59
Werner- und Rothmund-Thomson-Syndrom 167
Wolfsrachen 40, 68

XX-Mann 166, 193
XYY-Syndrom 166

„Zeitalter der Verwirrung" 13
Zervixbarrière 163
Zervixmukus, ovulatorischer 163
- -Penetrationstest 187
Zirkumzision 199
Zonierung, oligoklonale 43
Zuckervergärung bei Gonokokkenkulturen 90
Zweigläserprobe 75
Zwergchankroid 96
Zysten, tuboovarielle 83
Zystitis 81
Zytogramm 186
Zytomegalie 145, 148
Zytostatika 176

MIX
Papier aus verantwortungsvollen Quellen
Paper from responsible sources
FSC® C105338

If you have any concerns about our products,
you can contact us on
ProductSafety@springernature.com

In case Publisher is established outside the EU,
the EU authorized representative is:
**Springer Nature Customer Service Center GmbH
Europaplatz 3, 69115 Heidelberg, Germany**

Printed by Libri Plureos GmbH
in Hamburg, Germany